D1697866

Personalisierte Medizin & Informationstechnologie
Innovative Konzepte, realisierte Anwendungen, gesellschaftliche Aspekte

Wolfgang Niederlag, Heinz U. Lemke, Otto Rienhoff

Wolfgang Niederlag, Heinz U. Lemke,
Otto Rienhoff

Personalisierte Medizin & Informationstechnologie

Innovative Konzepte
Realisierte Anwendungen
Gesellschaftliche Aspekte

Health Academy 15

Editors

Prof. Dr. rer. nat. Wolfgang Niederlag
Dresden-Friedrichstadt General Hospital
Friedrichstraße 41
01067 Dresden, Germany

Prof. Dr.-Ing. Heinz U. Lemke
University of Southern California Los Angeles (USA)
and IFCARS Office
Im Gut 15
79790 Kuessaberg, Germany

Guest Editors

Prof. Dr. med. Otto Rienhoff
Georg-August-University Göttingen
Institute of Medical Informatics
Robert-Koch-Straße 40
37075 Göttingen, Germany

Impressum

Health Academy is a scientific book series for technical, organizational, economic, legal and ethical aspects in the field of high technology medicine. Health Academy is published twice yearly by Wolfgang Niederlag and Heinz U. Lemke.

Graphic and Layout: ArtConText, Berlin, Germany (info@artcontext-berlin.de)
Printing: Union Druckerei Dresden GmbH, Dresden, Germany (info@udd-dd.de)

Web-Edition: http://www.health-academy.org

Health Academy, Dresden 2010

ISSN 1617-8874
ISBN 978-3-00-030352-4

Inhalt

Potenzielle Anwendungen

Gesellschaftliche Auswirkungen

Im Gespräch

Contra Punctus

Anhang

Vorwort

Individualisierung und Globalisierung stehen in der modernen Gesellschaft für zwei gegenläufige Trends, die auch in der Medizin und der Gesundheitsversorgung ihre Ausprägungen haben. Die Globalisierung zeigt sich beispielsweise in multinational angelegten klinischen Studien an großen Populationen oder an der grenzüberschreitenden Telemedizin, während sich andererseits mit der sogenannten Personalisierten Medizin ein deutlicher Trend zur Individualisierung abzeichnet. Die Informationstechnologie macht beide Entwicklungsrichtungen überhaupt erst möglich – sie ist die Voraussetzung und der Motor der Umgestaltung.
Welche Anforderungen stellt die Personalisierte Medizin an die Informationstechnologie und welche treibende Funktion kommt der Informationstechnologie gegenüber der Personalisierten Medizin zu? Haben sich Gesundheitswesen, Pharma-, Medizintechnik- und IT-Industrie schon auf diese Entwicklung eingestellt? Welchen Einfluss hat die Personalisierte Medizin auf die IT-Strukturen und deren Management im deutschen Gesundheitswesen? Welche Anforderungen stellt die Personalisierte Medizin an Elektronische Patientenakten, Archive, Biobanken, an die Patienten-Arzt-Kommunikation und den Datenschutz? Welche Auswirkungen hat die Personalisierte Medizin auf die klinische Forschung? Wie sieht die Statistik klinischer Studien in der Zukunft aus? Welche ökonomischen, standortpolitischen und ethischen Aspekte sind zu beachten?
Das 4. Symposium „Innovationen und Visionen in der medizinischen Bildgebung", das im September 2009 wieder im frühbarocken Palais des Großen Gartens zu Dresden stattfand, hatte unter dem Thema „Personalisierte Medizin und Informationstechnologie" nahezu 140 Experten und Interessierte versammelt, um gemeinsam eine Antwort auf diese Fragen zu finden.
Acht Beiträge und die Podiumsdiskussion dieses Symposiums wurden in das vorliegende Buch aufgenommen und um zehn eingeladene Beiträge ergänzt. Nach einigen Übersichtsartikeln zu den Grundlagen und informationstechnologischen Voraussetzungen für die Personalisierte Medizin werden unterschiedliche potenzielle Anwendungen und gesellschaftliche Auswirkungen aufgezeigt.
Schließlich wird „Im Gespräch" zwischen den Referenten und den Teilnehmern des Symposiums nochmals die Rolle der Informationstechnologie für die Personalisierte Medizin herausgearbeitet, insbesondere werden Möglichkeiten und Grenzen ausgelotet. Der Contra Punctus hingegen beschäftigt sich mit der interessanten Begriffsgeschichte der Personalisierten Medizin bzw. der Individualmedizin.

Die Herausgeber danken allen, die zum Gelingen des Symposiums und der vorliegenden Buchpublikation beigetragen haben. Dank gilt den Autoren für die Mühen und die Zeit, die sie in das Projekt investiert haben; Dank auch an die Gesellschaften und Unternehmen für die ideelle und oft auch materielle Hilfe.
Das Krankenhaus Dresden-Friedrichstadt hat sowohl das Symposium als auch das Buchprojekt großzügig unterstützt. Ein ganz besonderer, herzlicher Dank gilt deshalb der Verwaltungsdirektorin dieses Krankenhauses, Frau Gisela Speiser. Der Dank gilt ebenso Frau Constanze Teschke und Frau Raymonde Figula, die mit großer Einsatzbereitschaft und bewundernswerter Umsicht Veranstaltung und Buchpublikation begleitet haben. Den Mitarbeitern des Zentralen Klinikservice, insbesondere Herrn Norbert Lutzner, Herrn Jens Berger und Frau Pia Schulz sei herzlich für die technische Unterstützung bei der Veranstaltung gedankt.
Das Berliner Graphikbüro ArtConText hat wieder mit außergewöhnlichem Engagement die Gestaltung des Buches in bewährter Qualität vorgenommen und insbesondere die vielen unterschiedlichen Abbildungen und Tabellen der Autoren in eine einheitliche, verständliche Form gebracht. Herzlichen Dank dafür.

Dresden, im Juni 2010

W. Niederlag
Im Namen der Herausgeber

Grundlagen

Personalisierte Medizin – Grundlagen und Entwicklungstendenzen

B. Hüsing

Fraunhofer-Institut für System- und Innovationsforschung, Breslauer Straße 48, D-76139 Karlsruhe

1. Personalisierte Medizin – Begriffsbestimmung und Konzepte

Zukunftsstudien benennen die Personalisierte Medizin als einen wichtigen Entwicklungstrend, der die Gesundheitsversorgung in den kommenden zwanzig Jahren entscheidend prägen und die medizinische Leistungserbringung auf allen Stufen von der Prävention über Frühdiagnose, Diagnose, Therapie, Nachsorge und Rehabilitation beeinflussen könnte [1–4]. Personalisierte Medizin hat die Konnotation einer dem einzelnen Menschen besonders zugewandten, an dessen spezieller Situation und individuellen Präferenzen orientierten Medizin – was allerdings so neu nicht wäre: Es entspricht dem Selbstverständnis praktizierender Ärztinnen und Ärzte, die Situation des einzelnen Patienten, der einzelnen Patientin in die klinische Entscheidungsfindung mit einzubeziehen. So wird beispielsweise auch die evidenzbasierte Medizin so umrissen, dass erst der Dreiklang aus bestmöglicher externer Evidenz, klinischer Erfahrung des Arztes und Berücksichtigung der patientenindividuellen Situation eine für den einzelnen Patienten bedarfsgerechte Therapieentscheidung ermöglicht [5].

Daher mag es ernüchternd erscheinen, dass unter dem Begriff der Personalisierten Medizin vor allem die Erforschung der molekularen Ursachen und Zusammenhänge des Krankheitsgeschehens vorangetrieben wird: Basis unserer heutigen evidenzbasierten Medizin ist es, dass der Nachweis der Wirksamkeit von Therapien an größeren Patientengruppen geführt wird. Diese statistisch gesicherten Erkenntnisse werden dann in die Therapie einzelner Patientinnen und Patienten umgesetzt. Trotz dieser an sich alternativlosen Vorgehensweise ist aber in der Medizin seit Langem bekannt, dass bei gleicher Diagnose Krankheiten bei verschiedenen Menschen unterschiedlich verlaufen, gleiche Therapien unterschiedlich gut anschlagen können. Die Gründe können zum einen darin liegen, dass gleich erscheinende Krankheitsbilder auf molekularer Ebene doch unterschiedlich sind und unterschiedliche Therapien erfordern (z. B. Diabetes [6], Lungenkrebs [7]). Zum anderen können sich bei derselben

Krankheit interindividuelle Unterschiede aus dem Zusammenwirken von genetischer Disposition, Umwelt, Verhalten und Intervention ergeben. Die Forschung zielt darauf ab, die maßgeblichen, d. h. klinisch relevanten Unterschiede zu identifizieren – um anschließend Verschiedenes auch unterschiedlich zu behandeln. Auf diese Weise sollen eine höhere Qualität der medizinischen Versorgung und auch Kosteneinsparungen erreicht werden.
Anzeiger für solche Unterschiede sind sogenannte Biomarker – Messgrößen zur Charakterisierung von normalen und krankhaft veränderten biologischen Prozessen. Neben etablierten Biomarkern (wie z. B. Cholesterinspiegel im Blut, Durchmesser von Blutgefäßen) werden in der individualisierten Medizin vor allem Biomarker erforscht, die durch Technologien erstmals zugänglich werden, die im Zuge der Genom- und Postgenomforschung entwickelt werden. Hierzu gehören z. B. Hochdurchsatztechniken für die Genom-, Transkriptom-, Proteom- und Metabolomanalyse sowie Verfahren der molekularen Bildgebung. Anhand dieser Biomarker kann dann eine Einteilung der Patientenpopulation in klinisch relevante Subgruppen (sogenannte Strata) erfolgen. Leitend ist die Annahme, dass bei gleichzeitiger Berücksichtigung von mehreren Gruppierungskriterien die Strata ausdifferenzierter (und kleiner!) und die jeweiligen Therapien zielgenauer werden können.
Aus verschiedenen Gründen (Wirtschaftlichkeit, Praktikabilität und Nutzen) ist es nicht möglich und auch nicht sinnvoll, die Stratifizierung bis hin zu Einzelpersonen zu führen. Insgesamt ist zu konstatieren, dass eine solche Medizin nicht im eigentlichen Sinne „personalisiert", sondern eher „stratifizierend" ist.
Personalisierte Medizin ist ein komplexes Konstrukt, das – neben dem oben ausgeführten Konzept der Personalisierung durch weitergehende Stratifizierung von Patientenpopulationen mit Hilfe von Biomarkern – weitere, sich teilweise überlappende Konzepte der Personalisierung umfasst [4]. Diese sind:

- **Interventionen mit Unikaten**
  Therapeutische Interventionen werden speziell für einen einzelnen Patienten gefertigt. Ihre besondere therapeutische Qualität besteht darin, dass sie nur für den Zielpatienten, nicht aber für andere Menschen in gleicher Weise wirksam sind. Hierzu zählen z. B. mittels Techniken des Rapid Prototyping individuell hergestellte Implantate [8, 9], individuell programmierbare Prothesen sowie Transplantate unter Nutzung patienteneigenen (autologen) Zellmaterials [10].

- **Prädiktive Ermittlung individueller Erkrankungsrisiken**
  Durch bestimmte, insbesondere genomische Biomarker soll eine genauere Einschätzung des individuellen Erkrankungsrisikos als bisher möglich werden. Risikopersonen sollen dann gezielt Präventions- oder Vorsorgemaßnahmen angeboten

werden. Einige der auf dem Markt befindlichen Angebote richten sich direkt, z. B. über das Internet, an Privatpersonen, die der Gesundheitsvorsorge gegenüber sehr aufgeschlossen sind, und sprechen in besonderer Weise deren Eigenverantwortung zur Gesunderhaltung an [11, 12].

- **Größere Unabhängigkeit des Patienten**
  Durch technologische Unterstützung können Patientinnen und Patienten ein größeres Maß an Unabhängigkeit von starren Therapieschemata oder anderen Einschränkungen ihrer Lebensführung erlangen, die durch Überwachung des Gesundheitszustandes oder der Therapie bedingt sind. Beispiele sind Telemonitoring von Herzpatienten [13], Blutzuckerselbstkontrolle und multimodale Therapiekonzepte bei Diabetes [4] sowie Smart Textiles zur Überwachung des Gesundheitszustandes.

2. Potenziale und Anwendungsmöglichkeiten der Personalisierten Medizin

Potenziale der Personalisierten Medizin liegen darin, die Gesundheitsversorgung besser auf die Patientengruppen anzupassen, als es bisher möglich war, und dadurch eine höhere Qualität der Versorgung zu erreichen. Sofern es gelingt, eine zielgerichtete, bedarfsgerechte Allokation von medizinischen Leistungen zu erreichen, können damit auch geringere Kosten durch eine Verringerung von Nebenwirkungen und Fehlversorgung verbunden sein [14]. Die Personalisierte Medizin kann prinzipiell über den gesamten Verlauf einer Krankheit, von der prädiktiven Ermittlung individueller Erkrankungsrisiken über Prävention, Frühdiagnose und Diagnose bis zur Therapie, Rehabilitation und Nachsorge zum Einsatz kommen. Sie umfasst folgende Anwendungsoptionen:

- Die Identifizierung von (noch gesunden) Personen mit erhöhtem Erkrankungsrisiko für eine bestimmte Krankheit mit dem Ziel, Präventionsmaßnahmen zu ergreifen.
- Die Früherkennung von Krankheiten bereits in einem frühen, evtl. präsymptomatischen Stadium mit dem Ziel, den Krankheitsverlauf günstig zu beeinflussen.
- Die Erhöhung der Genauigkeit von Krankheitsdiagnosen und -prognosen, indem Krankheiten zusätzlich auf molekularer Basis klassifiziert werden. Dies wird als Voraussetzung für die Entwicklung und Verordnung effektiver Therapien sowie für die bessere Anpassung der Therapiemaßnahmen an den Krankheitsverlauf angesehen.

- Den Einsatz therapiebestimmender und -begleitender Diagnostik mit dem Ziel, Auswahl und Dosierung der Interventionen im Hinblick auf Wirksamkeit, Nebenwirkungen, Krankheitsverlauf und Adhärenz zu optimieren.
- Den Einsatz im Nachsorgemonitoring mit dem Ziel, eine Veränderung des Gesundheitszustands frühzeitig erkennen und geeignete Maßnahmen ergreifen zu können.

3. Aktueller Stand und Perspektiven

Zurzeit liegen die Schwerpunkte der Forschungsaktivitäten und der Technologieentwicklung auf der Identifizierung und Charakterisierung neuer (molekularer) Biomarker und der Entwicklung von Test-, Mess- und Auswerteverfahren für diese Biomarker. Am weitesten fortgeschritten ist die Entwicklung von Hochdurchsatztechnologien für die Genomsequenzierung (DNA-Sequenzierung, DNA-Arrays) [15, 16]. Sie werden in genomweiten Assoziationsstudien eingesetzt, um genomische Biomarker für Gene zu identifizieren, die mit komplexen Krankheiten assoziiert sind [17]. Noch nicht ganz so weit fortgeschritten und technologisch auch anspruchsvoller ist die Erforschung von Markern auf Transkriptom-, Proteom- und Metabolomebene sowie die Aufklärung ihrer jeweiligen Funktion und Interaktion. Es wird erwartet, dass die Postgenomforschung in den kommenden zwanzig Jahren eine überwältigende Fülle an Biomarkern hervorbringen und die Möglichkeiten signifikant erweitern wird, um Informationen über den „biologischen Zustand" von Patientinnen und Patienten zu erlangen.

Zurzeit fokussieren die Forschungsarbeiten noch auf einzelne Biomarkerklassen, die mit den verfügbaren Technologien einer Messung zugänglich sind. Es wird erwartet, dass die zurzeit jeweils messtechnisch bedingten, biomarkerklassen-spezifischen Wissensbestände in den kommenden 10–15 Jahren mit Hilfe der Systembiologie, spezieller Analyse- und Auswertungssoftware und geeigneter Datenbanken zu einem Gesamtbild zusammengeführt und somit ein umfassendes Verständnis des Krankheitsgeschehens auf molekularer Ebene als Wissensbasis für eine Personalisierte Medizin erarbeitet werden wird [4].

Der Ertrag der bisherigen Forschungsarbeiten liegt vor allem im grundlegenden Erkenntnisgewinn, welche biologischen und molekularen Prozesse den jeweiligen Krankheiten zugrunde liegen. Zudem werden sächliche, methodische und konzeptionelle Grundlagen für weiterführende Forschungsarbeiten gelegt [18]. Allerdings hält die zeit- und ressourcenintensive Untersuchung, ob diese Biomarker auch für eine klinische Anwendung geeignet sind, mit dem Tempo der Identifizierung neuer Biomarker nicht Schritt. Deshalb ist der Nutzen der Biomarker für die

Wirkstoff	Krankheitsgebiet	Test auf
Abacavir	HIV/AIDS	Nebenwirkungen
Azathioprin	Immunsuppressivum	Nebenwirkungen
Cetuximab	Onkologie/Darmkrebs	Wirksamkeit
Dasatinib	Onkologie/Akute lymphatische Leukämie	Wirksamkeit
Erlotinib	Onkologie/Lungenkrebs	Wirksamkeit
Gefitinib	Onkologie/Lungenkrebs	Wirksamkeit
Imatinib	Onkologie/akute lymphat. Leukämie, chronisch-myeloische Leukämie	Wirksamkeit
Lapatinib	Onkologie/Brustkrebs	Wirksamkeit
Maraviroc	HIV/AIDS	Wirksamkeit
Mercaptopurin	Onkologie	Nebenwirkungen
Nilotinib	Onkologie/chronisch-myeloische Leukämie	Wirksamkeit
Panitumumab	Onkologie/Darmkrebs	Wirksamkeit
Tamoxifen	Onkologie/Brustkrebs	Wirksamkeit
Trastuzumab	Onkologie/Brustkrebs	Wirksamkeit

Tabelle 1 In Deutschland zugelassene Wirkstoffe, vor deren Anwendung ein (Gen-)Test vorgeschrieben ist oder empfohlen wird (Stand: 12/2009).

Gesundheitsversorgung noch gering. Einsatzreife haben erst wenige Produkte und Verfahren erlangt. So sind beispielsweise in Deutschland zurzeit 14 „Paketangebote" aus Arzneimitteln und therapiebestimmenden bzw. -begleitenden Labortests zugelassen, ganz überwiegend für Krebserkrankungen (Tabelle 1).

4. Handlungsbedarf für die Einführung in die medizinische Versorgung

An der Entwicklung der Personalisierten Medizin müssen Forschungseinrichtungen, Biotechnologieunternehmen sowie Pharma- und Diagnostik- bzw. Medizintechnikindustrie synergistisch zusammenwirken. Es gibt jedoch weltweit erst wenige Unternehmen, die den möglichen Einsatz von Biomarkern in der medizinischen Versorgung systematisch ausloten; der Großteil nutzt die Biomarker vor allem, um die Effizienz der präklinischen und klinischen Arzneimittelforschung zu erhöhen. Eine Herausforderung für die Zukunft stellt es dar, für die Personalisierte Medizin ökonomisch attraktive Geschäftsmodelle zu entwickeln, die auch die verschiedenen Welten der Pharma- und der Diagnostika-Industrie zusammenbringen können [19–21]. Für die Pharmaindustrie wäre dies auch mit einem Paradigmenwechsel verbunden: Ihr ökonomischer Erfolg beruht weitgehend darauf, Medikamente für große Patientenpopulationen zu entwickeln. Blockbuster unter diesen „eins für alle"-Medikamenten erzielen Umsätze von mehr als einer Mrd. USD/Jahr. Die Personalisierte Medizin bringt jedoch zwangsläufig einen Abschied vom Blockbuster-Geschäftsmodell mit sich, da sie auf fein stratifizierte Patientenpopulationen ausgerichtet ist. Trotzdem könnten sich hier attraktive Märkte ergeben, z. B. wenn aufgrund des höheren klinischen Nutzens der Arzneimittel Premiumpreise erzielt werden können, die die kleineren Patientenzahlen ausgleichen. Ein solcher „Nichebuster" ist beispielsweise der ökonomisch sehr erfolgreiche Wirkstoff Imatinib. Hieraus lässt sich aber auch ableiten, dass die Personalisierte Medizin ohne zeitliche Verzögerungen und in größerer Breite nur dann zur Entfaltung kommen wird, wenn attraktive Anreize, beispielsweise durch Förderung der Forschung und Entwicklung gegeben sind bzw. wenn ressourcenstarke Akteure strategische Schwerpunkte in der Personalisierten Medizin setzen. Zurzeit ist im Fall der genomischen Biomarker zu beobachten, dass Tests bereits direkt nach der Identifizierung krankheitsassoziierter Biomarker Patientinnen und Patienten angeboten werden und damit zu einem Zeitpunkt, zu dem die absolut notwendigen, zeit- und ressourcenaufwendigen Untersuchungen zur Bestimmung der klinischen Validität und des klinischen Nutzens noch nicht erfolgt sind. Gerade weil dieser Nachweis keine Voraussetzung für die Marktzulassung entsprechender Testverfahren nach dem Medizinproduktegesetz ist, besteht die Gefahr, dass mit absehbar sinkenden Kosten für Genotypisierungen künftig in breiterem Umfang Tests mit einem fragwürdigen bzw. unklaren medizinischen Nutzen angeboten werden [11, 12, 22]. Dies hätte aber weitreichende, nicht intendierte Folgen, die nicht nur eine Irreführung der Patientinnen und Patienten bedeuten. Falsch positive Ergebnisse können zu Zusatzuntersuchungen und zu damit verbundenen körperlichen, psychischen und finanziellen Belastungen der Betroffenen führen. Zudem könnte dies zu einer Fehlallokation der Ressourcen in der Gesundheitsversorgung und bei den Kostenträgern führen, ohne dass diesem Mitteleinsatz ein entsprechender Zugewinn an Gesundheit und Lebensqualität gegenüberstünde.

Deshalb ist es für die künftige Entwicklung der Personalisierten Medizin und die Ausschöpfung der Nutzenpotenziale von entscheidender Bedeutung, ob es gelingt, Verfahren in die medizinische Versorgung einzuführen, die die Gesundheitsversorgung tatsächlich verbessern können.

Um neuartige Verfahren in dieser Hinsicht bewerten zu können, müssen aussagekräftige Informationen zur analytischen Validität („Funktioniert das Verfahren korrekt, zuverlässig und reproduzierbar?"), zur klinischen Validität („Macht das Verfahren korrekte Aussagen über das Vorliegen bzw. die Abwesenheit oder die Prognose der Krankheit?"), zu Kosten-Nutzen-Bewertungen und schließlich zum klinischen Nutzen

(„Ermöglicht das Verfahren ein besseres Behandlungsergebnis?") vorhanden sein. Wenn ein Verfahren neu entwickelt wird, sind die entsprechenden Informationen zunächst nicht vorhanden, sondern müssen schrittweise in einem zeit- und ressourcenintensiven Prozess erarbeitet werden, der die Mitwirkung von vielen verschiedenen Akteuren im Gesundheitswesen erfordert. In der Regel wird dieses Wissen erarbeitet, um bestimmte Entscheidungsprozesse (z. B. Marktzulassung, Aufnahme in den Leistungskatalog der Krankenkassen für die Kostenübernahme, Aufnahme in Behandlungsleitlinien) erfolgreich zu durchlaufen. Für Anwendungen der Personalisierten Medizin sind diese etablierten Prozesse und Strukturen aller Voraussicht nach aber nicht in allen Fällen angemessen. Deshalb besteht Handlungsbedarf in folgenden Bereichen [4]:

- Durchführung der systematischen Vorausschau („Horizon Scanning") und Priorisierung der zu bewertenden Verfahren und Anwendungen.
- Kapazitätsauf- und -ausbau für translationale Forschung, Validierung und Bewertungsprozesse.
- Vorantreiben der Methodenentwicklung für Validierung und Bewertungsprozesse.
- Fortführung des erst am Anfang stehenden Diskurses darüber, inwieweit die etablierten Entscheidungsprozesse der Zulassung bzw. Konformitätsbewertung nach Arzneimittel- bzw. Medizinproduktegesetz sowie der Kostenübernahme durch Krankenkassen auch für die Personalisierte Medizin adäquat sind. In Teilbereichen könnten durchaus Modifikationen der gestellten Anforderungen, der Verbindlichkeit oder der Zuständigkeit erforderlich werden, d. h. welche Akteure welche Nachweise der Validität, Wirksamkeit und der Kosteneffektivität erbringen müssten.
- Erweiterung des Spektrums der zur Verfügung stehenden Instrumente, durch die Innovationen schrittweise und kontrolliert in die Versorgung eingeführt werden können, indem das Ausmaß der klinischen Anwendung sukzessive mit dem wachsenden Wissen über Validität und Nutzen der Innovation ausgeweitet werden könnte.
- Eine enge Verzahnung der Forschung mit Entscheidungsprozessen, um zu gewährleisten, dass die Forschungsarbeiten konzeptionell geeignet sind, Antworten auf entscheidungsrelevante Fragen zu geben und dass diese auch in Entscheidungsprozesse einfließen. Hierbei sind primär Forschungsförderer, Forschungseinrichtungen, Einrichtungen des Health Technology Assessment, in diesem Bereich aktive Unternehmen sowie Krankenkassen und wissenschaftliche und medizinische Fachgesellschaften angesprochen, entsprechende Maßnahmen zu ergreifen bzw. sich an ihnen zu beteiligen.

5. Kompetenzen bei medizinischem Personal und bei Patientinnen und Patienten

Die Personalisierte Medizin stellt hohe Ansprüche an das medizinische Personal, da die Zuweisung geeigneter Behandlungsoptionen zu Patientengruppen immer komplexer werden wird. Wenn zielgenaue Behandlung und bedarfsgerechte Allokation der personalisierten Gesundheitsleistungen ermöglicht und Fehlbehandlungen minimiert werden sollen, wird eine Unterstützung des medizinischen Personals durch Expertensysteme zwingend erforderlich sein. Neben Aus- und Weiterbildung des medizinischen Personals müssen auch Leitlinien entsprechend weiterentwickelt werden, um das Wissen für die klinische Anwendung nutzbar zu machen.

Bereits heute werden gesunden Privatpersonen prädiktive Tests angeboten, die durch Untersuchung des Erbguts Aufschluss darüber geben sollen, ob die betreffende Person ein erhöhtes Erkrankungsrisiko für häufig vorkommende „Zivilisationskrankheiten" aufweist. Die Kenntnis ihres individuellen Risikos soll Risikopersonen dazu bewegen, vorbeugende Maßnahmen zu ergreifen und Vorsorgeuntersuchungen wahrzunehmen, um den Ausbruch der Krankheit ganz zu vermeiden oder ihren Verlauf günstig zu beeinflussen. Zwar raten Experten beim derzeitigen Stand von Wissenschaft und Technik von diesen Angeboten als „nicht ausgereift" und „medizinisch nicht sinnvoll" ab [23]. Dennoch sind sie Vorboten einer Facette der Personalisierten Medizin, die aufs Engste mit dem Appell an Eigenverantwortung und Vorsorge in Bezug auf die eigene Gesundheit verbunden ist [24].

Für die Wahrnehmung solcher Angebote ist ein hohes Maß an Gesundheitskompetenz bei den Patientinnen und Patienten erforderlich: sie müssen nicht nur bereit und finanziell dazu in der Lage sein, solche Angebote wahrzunehmen. Sie müssen auch das Testergebnis in ein aus medizinischer und gesundheitspolitischer Perspektive sinnvolles und angemessenes gesundheitsbezogenes Handeln umsetzen können. Dies ist aber umso schwieriger, je abstrakter das Gesundheitsrisiko und je aufwendiger und langfristiger die erforderlichen Maßnahmen zur Verringerung des Risikos sind. Das hierfür erforderliche Wissen, die Möglichkeiten und die Selbstmanagementkompetenz dürften wohl am ehesten bei gesundheitsbewussten, bildungsnahen Personen in höheren sozialen und einkommensstärkeren Gruppen anzutreffen sein, die damit auch zu einer bevorzugten Zielgruppe entsprechender medizinischer Leistungsangebote werden. Umgekehrt birgt die Personalisierte Medizin die Gefahr, bereits heute bestehende, sozioökonomisch bedingte Ungleichheiten in der Gesundheitsversorgung zu verschärfen, sofern hier nicht wirksam gegengesteuert wird.

Zugleich ist die Annahme, dass Risikopersonen sich wie oben skizziert wie ein „homo oeconomicus" verhalten werden, bislang empirisch für die Personalisierte Medizin

weitgehend ungeprüft, erscheint jedoch unrealistisch: Erfahrungen aus der Versorgungs- und Präventionsforschung zeigen, dass Menschen auch ganz anders mit dem Wissen über individuelle Erkrankungsrisiken umgehen könnten.
Daher besteht dringender Bedarf, das Wissen über das mögliche künftige Adressaten- und Nutzerverhalten durch entsprechende sozialwissenschaftliche Forschung zu erweitern. Die Ergebnisse sollten für die Gestaltung der Technik und der Rahmenbedingungen ihres Einsatzes genutzt werden, um die gesundheitsbezogenen Ziele unter Berücksichtigung der Präferenzen und des Verhaltens der Zielgruppe erreichen zu können.
Somit werden mit der Möglichkeit der Ermittlung individueller Risikoprofile dem Einzelnen zwar neue Pfade eröffnet, seinem Wunsch nach Gesunderhaltung nachzukommen, zugleich birgt dies aber auch die Gefahr, dass sich der individuelle Wunsch in eine Pflicht zur Vermeidung von gesundheitlichen Risiken wandelt. So lange nicht die Frage zufriedenstellend beantwortet werden kann, woher die dafür erforderlichen individuellen kognitiven, sozialen und ökonomischen Ressourcen für die vorausschauende Kontrolle des Lebensstiles kommen können, scheint die individualisierte Medizin im Hinblick auf eine breitenwirksame Prävention keine tragfähigen Lösungen zu bieten.

6. Fazit

In den kommenden Jahren werden sich die Möglichkeiten signifikant erweitern, Informationen über den „biologischen Zustand" von Patientinnen und Patienten zu erlangen. Sie können für eine differenziertere Behandlung heute noch einheitlich erscheinender Patientengruppen genutzt werden. Eine solche Personalisierte (oder besser: stratifizierende) Medizin birgt das Potenzial, eine höhere Versorgungsqualität zu erreichen und Fehlbehandlungen sowie Nebenwirkungen zu verringern. Bislang ist der Einsatz in der medizinischen Versorgung aber noch auf wenige Anwendungen, ganz überwiegend in der medikamentösen Krebstherapie, beschränkt. Um die Nutzenpotenziale in der ärztlichen Praxis auszuschöpfen und möglichen Fehlentwicklungen vorzubeugen, besteht Handlungsbedarf,

- Anreize und strategische Schwerpunkte zu setzen und tragfähige Geschäftsmodelle zu etablieren, um Anwendungen der Personalisierten Medizin von der Identifizierung und Charakterisierung neuer Biomarker bis zu klinischen Anwendungen zu entwickeln,
- Ressourcen für die klinische Validierung innovativer Verfahren bereitzustellen und hierfür auch neue Kooperations- und Finanzierungsformen zu erproben,

- die Aus- und Fortbildung des medizinischen Personals sowie die Behandlungsleitlinien im Hinblick auf die Anforderungen der Personalisierten Medizin weiterzuentwickeln,
- den Diskurs darüber weiterzuführen, inwieweit die gesetzlichen Rahmenbedingungen weiterzuentwickeln sind, um ein angemessenes Verhältnis zwischen Anreizen für die Personalisierte Medizin und der Vermeidung nicht intendierter Wirkungen zu erreichen.

Angebote zur Ermittlung individueller Risikoprofile, die sich direkt an Privatpersonen richten, werden wegen ihrer noch fehlenden wissenschaftlichen Fundierung kritisch bewertet und erfordern Maßnahmen des Verbraucherschutzes zur Gewährleistung der Qualität der Angebote und des Schutzes vor Irreführung. Ob die Personalisierte Medizin auch im Hinblick auf eine breitenwirksame Prävention Potenziale bietet, ist zweifelhaft. Es besteht erheblicher Klärungsbedarf, ob Personen Wissen über ihr individuelles Erkrankungsrisiko erlangen sollen und wie sie in kognitiver, sozialer und ökonomischer Hinsicht in die Lage versetzt werden können, dies dauerhaft und wirksam in gesundheitszuträgliches Verhalten umzusetzen.
Nicht zuletzt sind Patientinnen und Patienten vor allem von Krankheit konkret Betroffene, die Unterstützung bei der Bewältigung des Krankheitsgeschehens erwarten bzw. erhoffen – auch durch das ärztliche Personal, und auch über die rein medizinische Behandlung hinaus. Die Personalisierte Medizin weckt zwar die Erwartung, eine dem Menschen besonders zugewandte medizinische Versorgung zu bieten. Sollte die Personalisierte Medizin jedoch auf molekulare Krankheitsfaktoren fokussiert bleiben, wird sie diese Erwartung nicht einlösen. Nur wenn es im Arzt-Patienten-Verhältnis gelingt, außerdem die seelische Dimension und die Frage, wie mit der Krankheit weitergelebt werden kann, zu thematisieren und individuelle Handlungsoptionen zu entwickeln, wird man eine solche Medizin mit Fug und Recht als personalisiert bezeichnen können.

7. Zusammenfassung

Die Personalisierte Medizin birgt das Potenzial, zu einer qualitativ verbesserten Gesundheitsversorgung ohne Kostensteigerungen beizutragen. Um dieses Potenzial auszuschöpfen, müssen deutliche Anreize gesetzt werden, um neu identifizierte Biomarker für komplexe Krankheiten von der Forschung in die klinische Anwendung zu übertragen und ihre klinische Validität nachzuweisen. Tragfähige Geschäftsmodelle für die synergistische Entwicklung neuer Anwendungen durch Forschungseinrichtungen, Biotechnologie-, Pharma- und Medizintechnikunternehmen sind darum erforderlich. Es bedarf der Weiterentwicklung der Instrumente für den Translationsprozess sowie der rechtlichen Rahmenbedingungen, um Anreize für die schnelle Überführung innovativer Anwendungen in die medizinische Versorgung zu setzen, zugleich aber auch Qualität, klinischen Nutzen, Patientensicherheit und Verbraucherschutz zu gewährleisten. Bei Tests, die direkt Privatpersonen angeboten werden und mit denen persönliche Erkrankungsrisiken für häufige Krankheiten prädiktiv ermittelt werden sollen, müssen Verbraucherschutzmaßnahmen ergriffen werden, um irreführende Auslobungen zu verhindern und eine hohe Testqualität zu gewährleisten.

Schlüsselwörter: Personalisierte Medizin, Vorausschau, Biomarker, translationale Forschung, Politikoptionen

8. Literatur

[1] Baek O, Gaffney T, Joshi K, Robson B, Rosen D, Strahlbaum C, Taylor R, Vortman P: IBM 2005 – Personalized Healthcare 2010. IBM, USA 2006. http://www-935.ibm.com/services/us/imc/pdf/g510-3565-personalized-healthcare-2010.pdf (01.12.2009).

[2] Gesundheitsforschungsrat des Bundesministeriums für Bildung und Forschung: Roadmap für das Gesundheitsforschungsprogramm der Bundesregierung. Gesundheitsforschungsrat (GFR) des Bundesministeriums für Bildung und Forschung (BMBF), Berlin 2007.

[3] U.S. DHHS: Personalized Health Care: Opportunities, Pathways, Resources. US Department of Health and Human Services, Washington DC 2007.

[4] Hüsing B, Hartig J, Bührlen B, Reiß T, Gaisser S: Individualisierte Medizin und Gesundheitssystem. Zukunftsreport. TAB-Arbeitsbericht Nr. 126. Büro für Technikfolgen-Abschätzung beim Deutschen Bundestag, Berlin 2009.

[5] Sackett DL, Rosenberg WMC, Gray JAM, Haynes RB, Richardson WS: Evidence based medicine: what it is and what it isn't. BMJ 312 (1996), 71–72.

[6] Singh R, Pearson ER: The importance of making a genetic diagnosis of diabetes. Canadian Journal of Diabetes 30 (2006), 183–190.

[7] Sun S, Schiller JH, Gazdar AF: Lung cancer in never smokers – a different disease. Nature Reviews Cancer 7 (2007), 778–790.

[8] Lopes P, Flores P, Seabra E: Rapid prototyping technology in medical applications: A critical review. Proceedings of the International Symposium CompIMAGE 2006 – Computational Modelling of Objects Represented in Images: Fundamentals, Methods and Applications (2007), 255–260.

[9] Hieu LC, Zlatov N, Vander Sloten J, Bohez E, Khanh L, Binh PH, Oris P, Toshev Y:

Medical rapid prototyping applications and methods. Assembly Automation 25 (2005), 284–292.
[10] Bock AK, Rodriguez-Cerezo E, Hüsing B, Bührlen B, Nusser M: Human tissue-engineered products: Potential socio-economic impacts of a new European regulatory framework for authorisation, supervision and vigilance. Technical Report EUR 21838 EN. European Commission, Brussels 2005.
[11] Hennen L, Sauter A, van den Cruyce E: Direct to consumer genetic testing. Study. (IP/A/STOA/FWC/2005-28/SC32 & 39). European Parliament, DG Internal Policies, Policy Department A: Economic and Scientific Policy, STOA, Brussels 2008.
[12] Hogarth S, Javitt G, Melzer D: The Current Landscape for Direct-to-Consumer Genetic Testing: Legal, Ethical, and Policy Issues. Annual Review of Genomics and Human Genetics 9 (2008),161–182.
[13] Heinen-Kammerer T, Wiosna W, Nelles S, Rychlik R: Monitoring von Herzfunktionen mit Telemetrie. GMS Health Technol Assess 2 (2006), Doc05.
[14] The Personalized Medicine Coalition: The Case for Personalized Medicine. Personalized Medicine Coalition, Washington DC 2006.
[15] Ragoussis J: Genotyping Technologies for Genetic Research. Annual Review of Genomics and Human Genetics 10 (2009),117–133.
[16] Check Hayden E: Genome sequencing: the third generation. Nature 457 (2009), 768–769.
[17] Christensen K, Murray JC: What Genome-wide Association Studies Can Do for Medicine. The New England Journal of Medicine 356 (2007), 1094–1097.
[18] Donnelly P: Progress and challenges in genome-wide association studies in humans. Nature 456 (2008), 728–731.
[19] Davis JC, Furstenthal L, Desai AA, Norris T, Sutaria S, Fleming E, Ma P: The microeconomics of personalized medicine: today's challenge and tomorrow's promise. Nature Reviews Drug Discovery 8 (2009), 279–286.
[20] Keckley PH, Dhar A, Underwood HR: The ROI for Targeted Therapies: A Strategic Perspective Assessing the Barriers and Incentives for Adopting Personalized Medicine. Deloitte Center for Health Solutions, Washington DC 2009.
[21] Trusheim MR, Berndt ER, Douglas FL: Stratified medicine: strategic and economic implications of combining drugs and clinical biomarkers. Nature Reviews Drug Discovery 6 (2007), 287–293.
[22] Melzer D, Hogarth S, Liddell K, Ling T, Sanderson S, Zimmern RL: Genetic tests for common diseases: New insights, old concerns. BMJ 336 (2008), 590–593.
[23] Hunter DJ, Khoury MJ, Drazen JM: Letting the Genome out of the Bottle – Will We Get Our Wish? New Engl J Med 358 (2008), 105–107.
[24] ABFTA: Individualisierte Medizin und Gesundheitssystem. Expertengespräch

mit Diskussion der Ergebnisse des Zukunftsreports zur Technikfolgenabschätzung. Wortprotokoll des öffentlichen Fachgesprächs am 27. Mai 2009. Deutscher Bundestag, Ausschuss für Bildung, Forschung und Technikfolgen-Abschätzung (ABFTA), Berlin 2009.

Personalisierte Medizin – Konsequenzen für die klinische Informationstechnologie

O. Rienhoff

Georg-August-Universität Göttingen, Universitätsmedizin, Abteilung Medizinische Informatik, Robert-Koch-Straße 40, D-37075 Göttingen

1. Historie der Entwicklung der klinischen Informationstechnologie (IT)

1.1. Entwicklungszyklen

Die Entwicklungszyklen der Software für klinische Zwecke sind in den westlichen Industrieländern weitgehend ähnlich. Im Verlauf des Zweiten Weltkrieges wurden erste Dokumentationen auf Lochkartenbasis vorgenommen. Nach Kriegsende stand die Entwicklung von Falldokumentationen im Vordergrund [1], die als direkte Arbeitsunterstützung im Sinne klinischer Register zu verstehen sind. Daran schloss sich in den 60er Jahren die erste Phase der Entwicklung von Krankenhausinformations- und Praxissystemen an, die in den ersten international verbreiteten Programmen ihren Höhepunkt fand (z. B. Export des Stockholm County Systems nach Südafrika und Brasilien) [2].
In den 60er Jahren wurden auch die ersten elektromedizinischen Analysesysteme (beispielsweise EKG ab 1960) und Laborsysteme zur Routine [3]. In den 70er Jahren folgten zunächst die Verbreitung der Intensivüberwachungssysteme und schließlich die digitale Bildverarbeitung. Diese Systeme standen in der Klinik noch weitgehend nebeneinander; die Interoperabilität wurde, vor allem seit den 80er Jahren, erst Schritt für Schritt etabliert [4, 5].
Ende der 70er Jahre begann bei den Krankenhaussystemen mit dem Patient Care System (PCS) der Duke University und dem Shared Medical System (Action) die Entwicklung von Plattformen, die die meisten Eigenentwicklungen weltweit langsam ablösten. Letzteres wurde in den 90er Jahren durch die aufkommende Client-Server-Technologie und die sogenannte Jahr-2000-Problematik beschleunigt. Vor allem seit den 80er Jahren versuchten globale Anbieter, neue integrierte Systeme für die klinische Versorgung zu entwickeln; bisher mit begrenztem Erfolg. Der Aufwand für

diese Entwicklungen ist derartig gestiegen, dass er sich nur noch bei einer globalen Vermarktbarkeit des Produkts rechnet.
Die Elektronischen Patientenakten der verschiedensten Ausprägungen sind ein wesentliches Detail dieser Entwicklung. Im ersten Jahrzehnt des neuen Jahrhunderts haben sie eine Reife gewonnen, die eine weite Verbreitung ermöglichen würde, wenn nicht je nach Land viele andere Faktoren dies verhinderten (vgl. 1.2.) [6].
Klinische Entscheidungsunterstützung ist seit Beginn des Computereinsatzes in der Medizin beforscht worden – mit eindrucksvollen Erfolgen (z. B. EKG, akuter Bauch), jedoch bei geringer Akzeptanz [7]. Es zeigte sich, dass hohe Erwartungen an die Nachvollziehbarkeit der Entscheidungsvorschläge und die erhebliche Skepsis praxiserfahrener Ärzte zu überwinden sind.
Die Koppelung der klinischen Dokumentationen mit Studiensystemen zur Forschungsunterstützung oder mit Wissensbanken zur Entscheidungsunterstützung (i2b2, [8–10]) oder zur Simulation [11, 12] war in den vergangenen zehn Jahren ein Hauptthema von Forschung und Entwicklung und wird uns über weitere Jahrzehnte herausfordern.
Bilanzierend kann man feststellen, dass nahezu alle heute verfügbaren oder erwünschten Applikationen für die klinische Versorgung bereits seit Jahrzehnten über mehrere Hard- und Softwaregenerationen erforscht, entwickelt und vertrieben wurden – ohne dass ein Stillstand zu erkennen ist und ohne dass die erhoffte Integrationstiefe und funktionale Tiefe erreicht werden konnten. Wegen des steigenden Aufwandes werden die Lebenszyklen der Systeme immer langlebiger – 15 Jahre sind durchaus normal – mit Aktualisierungen sind sie noch deutlich länger.

1.2. Hemmnisse für die Verbreitung klinischer Anwendungssysteme

Laut einer Studie der PricewaterhouseCoopers (PwC) AG aus den Jahren 2006/2007 in den USA erreichen klinische Systeme nur dann *Wirtschaftlichkeit*, wenn sie zügig implementiert und schnell in voller Funktionalität ausgeschöpft werden. Hierzu passt die Empfehlung der Chief Information Officers (CIOs) einiger TOP-Kliniken der USA auf einem Workshop während der HIMMS 2007, klinische Systeme in einer Verfahrensweise auszuschreiben und einzuführen, die in EU-Deutsch „wettbewerblicher Dialog" genannt wird. Das bedeutet, dass die Entscheidung zwischen den beiden besten Anbietern erst dann gefällt wird, wenn mit beiden die detaillierte Implementierungsstrategie abgestimmt worden ist. Damit soll die Zeitspanne bis zur vollen Nutzung der Investition so kurz wie möglich gehalten werden. Dementgegen werden die Systeme in vielen Einrichtungen jedoch nach wie vor sukzessive installiert, so dass in der Regel Dauerbaustellen entstehen, die zusammen mit den Folgeaufwendungen für Interoperabilität, Versionspflege, Anpassungen etc. schließlich in einem unwirtschaftlichen Betrieb resultieren. Trotz der Tatsache, dass mindestens 30 % aller Arbeiten des medizinischen Dienstes informationsbezogen sind und immer mehr Funktionalitäten von der klinischen IT unterstützt werden können, verharrt der Anteil der *IT-Kosten an den Gesamtkosten* der Krankenhäuser seit etlichen Jahrzehnten bei etwa 2 %. Damit liegt er deutlich unter allen anderen vergleichbaren Branchen. Eine Durchdringung der Arbeitsprozesse ist damit nicht möglich. Der Ausbau der klinischen Systeme zu einem interoperablen Gesamtsystem einschließlich Entscheidungsunterstützung ist so illusorisch.

Ähnlich wie auf institutioneller Ebene sind auch auf *staatlicher Ebene* Anpassungsprozesse erforderlich, um sektorübergreifend die Unterstützung der Gesundheitssysteme durch IT zu ermöglichen. Das deutsche Gesundheitskartenprojekt reiht sich ein in ähnliche Versuche anderer großer Flächenstaaten mit vergleichbaren Problemen. Positivere Beispiele sind nur aus kleineren Ländern oder sehr selbstständig agierenden Provinzen (z. B. Kanada) bekannt. In vielen Ländern sind Gesundheitspolitik und Gesundheitsbehörden nicht auf das IT-Thema vorbereitet.

Gleiches gilt im Prinzip auch für die überwiegende Zahl der Vorstände in den Institutionen im Gesundheitswesen, egal ob es sich bei ihnen um Leistungsträger oder Leistungserbringer handelt. Rühmliche Ausnahmen, wie einige Ketten (z. B. in Israel) oder Health Maintenance Organisationen (z. B. in USA), können nicht vom generellen Zustand ablenken. In den weitaus meisten Einrichtungen ist – sofern überhaupt vorhanden – ein *Chief Information Officer (CIO)* lediglich in klar abhängiger Rolle deutlich unter der Vorstandsebene positioniert.

Traditionell werden Medizintechnik und IT getrennt geleitet, obwohl die technischen Systeme nur eine besondere Form von IT-Komponenten darstellen. Ob des Mangels an Professionalisierung in der Leitungsebene werden immer wieder vermeintlich oder tatsächlich krisenhafte Situationen im IT-Bereich durch Vorstände wahrgenommen und mit oder ohne Zustimmung der IT-Leitung korrigiert. Externe Berater spielen dabei positiv wie negativ eine große Rolle.

Die Aus- und Weiterbildung von *Fachpersonal* für die klinische Informatik bleibt weltweit hinter dem Bedarf zurück. Obwohl bekannt ist, wie komplex und branchenspezifisch die Fragestellungen sind, werden immer wieder – gerade auch in den Firmen – Personen ohne Branchenkenntnisse in den Projekten eingesetzt und so Unsicherheiten provoziert. Überall ist die Zahl kompetent ausgebildeter Medizininformatiker viel zu gering, um in wenigen Jahren eine durchgehende Durchdringung der klinischen Bereiche und Prozesse mit IT-Technik zu ermöglichen – selbst wenn die finanziellen Mittel vorhanden wären.

Ein weiterer Aspekt dieses Szenarios ist es, dass in verschiedenen Ländern – so auch

in Deutschland – nur relativ geringe finanzielle Mittel in die medizininformatische *methodische Forschung* fließen. Da dies seit Jahrzehnten geschieht (in Deutschland etwa seit dem Ende des Förderprojektes „Datenverarbeitung in der Medizin – DVM" des Bundesministeriums für Forschung und Technologie in den 70er Jahren), hat die Anzahl der Forschungsinstitute langsam abgenommen.
Eine ähnliche Bilanz gilt für die *industriellen Unternehmen*. Fast alle großen Unternehmen in dieser Branche sind im Laufe der Jahrzehnte verschwunden oder haben grundlegende System- und Produktwechsel vorgenommen. Aufkäufe führen in der Regel nicht zu Verbesserungen oder Systemharmonisierungen, sondern zu recht komplexen Situationen, unter denen alle Beteiligten – einschließlich die Kunden – oft leiden.
Dies alles hat dazu geführt, dass zusätzlich zur Datenschutzfrage bei Heilberuflern und Medizinstudierenden gegenüber der IT eine gehörige Portion Skepsis geblieben ist. Das *Akzeptanz*problem ist bei den Professionals stärker ausgeprägt als bei den Bürgern. Dies liegt möglicherweise auch daran, dass durch den Finanzdruck und durch die Einführung pauschalierter Abrechnungssysteme (z. B. Diagosis Related Groups, DRG) IT-Unterstützung am ehesten mit finanziellen Aspekten und Controlling verbunden wird und deutlich weniger mit dem emotional positiv besetzten Bereich der direkten Patientenversorgung.
Es ist unklar, wie sich die angesprochenen Hindernisse für eine starke Verbreitung klinischer IT-Systeme entwickeln werden. Eine für die weitere Entwicklung bedeutsame Kernfrage bleiben offen: Unter welchen Randbedingungen ändern sich die genannten kritischen Faktoren?
Um diese Frage beantworten zu können, müssen zwei Probleme gelöst werden, die lange bekannt sind und deren Bearbeitung methodisch schwierig ist:

- Für einen umfassenderen Einsatz der IT in der Klinik müssen Ontologien entwickelt, implementiert und regulär genutzt werden, die die fachliche Kommunikation weniger missverständlich machen als bisher und
- für die Darstellung der vielen Daten muss eine entscheidungsorientierte Visualisierung erforscht, implementiert und geübt werden, die es erlaubt, den Verlauf und den Zusammenhang des Falles im Hinblick auf anstehende Entscheidungen nachvollziehbar darzustellen.

Die Lösung dieser Herausforderungen für die Personalisierte Medizin gleicht einem Henne-Ei-Problem: erst durch die Komplexitätssteigerung der Fragestellungen in der klinischen individualisierten Medizin entsteht der Bedarf nach Lösungen, und nur durch die Bereitstellung der Lösungen kann die Personalisierte Medizin sich weiter entwickeln.

2. Auswirkungen der Personalisierten Medizin auf das klinische Datenspektrum

In den folgenden zwei Abbildungen wird versucht, die Thematik schematisch zu illustrieren. Dabei zeigt Abb. 1 das ganze Spektrum der Themen, die in der individuellen Sicht des Patienten zusammengehören. Die verschiedenen Betrachtungsebenen sind in sich schon extrem differenziert; in der ganzheitlichen Sicht werden sie für den Forscher wie den Behandler nur noch unter Zuhilfenahme von Werkzeugen des Wissensmanagements beherrschbar. Inwieweit dabei deterministische oder stochastische Entscheidungsschritte eine Rolle spielen, kann sicherlich momentan nicht abgeschätzt werden (Abb. 2).

Als Beispiel mag ein Kind mit einem angeborenen Herzfehler dienen. Es erhält im Laufe der Korrekturbehandlungen eine individuelle Anatomie des Herzens und der zentralen Gefäßanbindungen. Möglicherweise hat es andere Erkrankungen oder eine erbliche Komponente. Zur Mobilisierung des Kindes werden unter Umständen Telemonitoring-Techniken eingesetzt, die zu Daten führen, die die Leistungsfähigkeit situationsspezifisch beurteilen lassen. In seinem körperlichen Training wird das Kind von einem Lernsystem auf seinem Handy angeleitet und motiviert.

Im beschriebenen Fall wird ein Forscher in den meisten Fällen nach wie vor in der Lage sein, überschaubare Fragestellungen zu analysieren bzw. Hypothesen zu testen. Seine Ergebnisse werden in dem üblichen, etwa zehn Jahre währenden Validierungsprozess anhand neuer Ergebnisse verifiziert oder falsifiziert.

Dagegen muss der behandelnde Arzt zu einer Handlungsempfehlung an das Kind bzw. seine Eltern kommen, die von diesen nachvollzogen werden können (Partizipation). Diese Herausforderung muss er rhetorisch bestehen – auch wenn die Eltern

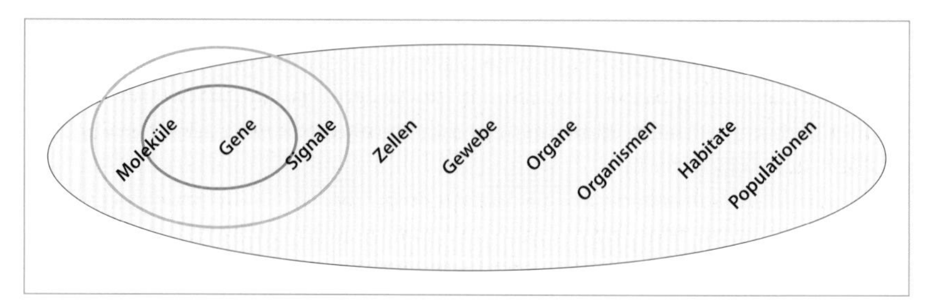

Abb. 1 Das Spektrum der Daten in der Personalisierten Medizin betrifft nicht, wie oft angenommen, nur den subzellulären Bereich der genetischen Information, der Signalkaskaden und der regulativen Einflüsse darauf, sondern auch alle anderen Faktoren, die ein Individuum medizinisch prägen. Dabei zeigt die Forschung zunehmend, dass alle diese Betrachtungsebenen miteinander in Beziehung stehen.

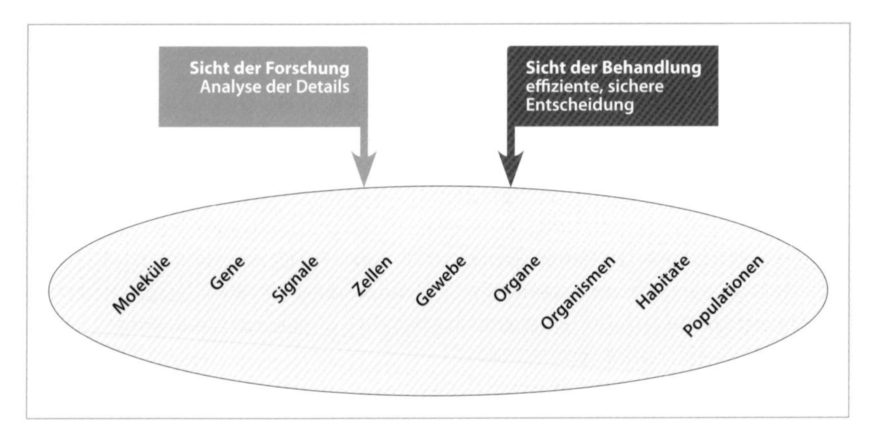

Abb. 2 Das Spektrum der Daten wird in der Personalisierten Medizin aus zwei sehr unterschiedlichen Sichten betrachtet und aufgearbeitet: Die Forscher müssen versuchen, Zusammenhänge analytisch zu entdecken, zu quantifizieren und nachzuweisen. Der ärztliche Behandler muss eine dem Patienten vermittelbare Entscheidung fällen. Die Komplexität der Sachverhalte verlangt unterschiedliche IT-Unterstützung und unterschiedliches methodisches Training.

über das Internet Wissen recherchiert haben. Seine Schlussfolgerungen wird er in die Patientenakte dokumentieren, so dass sie für alle nachvollziehbar sind. Damit steht er vor einem heute kaum lösbaren Problem: Wie mache ich Situation und Entscheidung transparent? Möglicherweise sind hierzu neue Formen der Visualisierung notwendig, ähnlich wie sie für andere Bereiche (etwa der Wirtschaft) seit vielen Jahren erprobt werden (z. B. Management Cockpit von SAP). Die Entwicklung steht hier sicher am Anfang – gerade wenn man die Ergebnisse und Erfahrungen rechnergestützter Entscheidungshilfen in der klinischen Medizin reflektiert.
Das aufgezeigte Spektrum wirft eine weitere Frage auf, die seit etlichen Jahren immer wieder diskutiert wird: Tritt neben den patientenorientierten Arzt (etwa den „Family Physician" amerikanischer Prägung) ein analytisch ausgebildeter Arzt, der die Vorverarbeitung der Daten vornimmt und eine vermittelnde Rolle zwischen Forscher und Behandler übernimmt?
Würde man diesen Ansatz bejahen, könnte man auf bewährte Arbeitsprozesse, etwa in der Labormedizin oder Radiologie, zurückgreifen. In diesen Fächern wird der Befund einschließlich eines internen methodenkritischen Qualitätsmanagements seit Jahren üblicherweise in den Spezialabteilungen erarbeitet. Der verantwortliche Arzt quittiert den gesamten Arbeitsprozess mit seiner Unterschrift und legt sich im Befund, der möglicherweise auch Abbildungen oder biologische Messwerte enthält, rechtsverbindlich fest. Er steht dem behandelnden Arzt als Gesprächspartner zur Verfügung.

Diese eingeübte Rolle könnte generalisiert werden auf alle weiteren und neuen diagnostischen bzw. therapeutischen Disziplinen. Ob der zunehmenden Detaillierung und der wachsenden Komplexität bedarf der analytisch tätige Arzt jedoch neben seiner subdisziplinären Weiter- und Fortbildung eines anderen methodischen Grundgerüstes als der behandelnde Familienarzt.
Der Analytiker muss deutlich mehr Kompetenz in den mathematischen Verfahren der Entscheidungsunterstützung, der Fehler- und Wahrscheinlichkeitsrechnung und möglicherweise auch der Simulation von Entscheidungsalternativen aufweisen. Der Familienarzt bedarf stattdessen einer stärker klinischen und sozialwissenschaftlichen Ausbildung. Die gegenwärtige Ausbildung zum Arzt steht zwischen all diesen Positionen und kann hier nicht Bestand haben.

3. Schlussfolgerungen

3.1. Fortentwicklung klinischer IT-Systeme

Die momentane Generation klinischer IT-Systeme ist nur bedingt geeignet, die Anforderungen einer Personalisierten Medizin zu meistern. Dazu beachten die bestehenden Systeme und Interoperabilitätsstandards die Fragen der Nomenklaturen und Taxonomien zu wenig – geschweige, dass es eine Vorstellung darüber gäbe, wie Ontologien zu handhaben sind.
Da sich die Systeme jedoch sehr langsam fortentwickeln und auch das Umfeld über Jahre einer positiveren Zuwendung zur Informationsverarbeitung in der klinischen Medizin bedarf, wird eine schrittweise Annäherung an die Komplexität in der Personalisierten Medizin wahrscheinlich sein. Ein revolutionärer Umbruch wird jedoch nicht erwartet.
Der Rückblick auf die Geschichte der klinischen Applikationen zeigt uns, dass die momentan bestehenden Systeme oder Anbieter nicht zwangsläufig noch existieren, wenn die Personalisierte Medizin Wirklichkeit wird. Gerade im Hinblick auf die vielen ungelösten Fragen des Wissensmanagements sind auch die folgenden Entwicklungen denkbar:

- Ein Unternehmen, das sich speziell den in dieser Arbeit angesprochenen Fragen zuwendet und brauchbare Lösungen liefern kann, könnte eine Schlüsselrolle übernehmen.
- Die Softwarelösungen für den diagnostischen Bereich entwickeln sich zu integrierten Systemen im Sinne einer Datenauf- und Vorbereitung für den Behandlungsprozess.

- Aus der medizinischen Forschung entstehen Werkzeuge zur Entscheidungsunterstützung, die wichtiger für die klinische Versorgung werden als die Datenmanagementsoftware.

Falls die beispielhaft genannten Entwicklungen greifen sollten, würden die gegenwärtigen Elektronischen Patientenakten jedweder Couleur einen ähnlichen Bedeutungsverlust erleiden, wie er den Systemen zur administrativen Unterstützung des Behandlungsprozesses Ende der 90er Jahre widerfahren ist. Der Wettbewerb der Einrichtungen würde auf der neuen Ebene der Entscheidungsfindung und Vermittlung stattfinden, während die standardisierte, interoperable Kommunikation und Dokumentation als Voraussetzung für den Betrieb angesehen werden würde.

3.2. IT-Systeme in der Ausbildung der Ärzte und anderer Heilberufe

Die unter Kapitel 3.1. ausgeführten Überlegungen hätten eine wichtige Implikation für die Ausbildung der Ärzte und Heilberufler – auch in den kommenden Jahren in einer noch einheitlichen Ausbildung:

- Die klinische Ausbildung müsste im fallbasierten Unterricht von der elektronischen Akte ausgehen und die Studierenden im Umgang mit diesem Dokumentationshilfsmittel praktisch unterweisen.
- Für die Phase der beruflichen Weiterbildung müssten die Studierenden auf die Themen der Entscheidungsunterstützung und des Wissensmanagements vorbereitet werden.
- Die Studierenden benötigen ein Training für Kommunikationssituationen mit Patienten und deren Angehörigen, in denen Dokumentationsstände und Wissen miteinander erörtert werden.

3.3. Finanzielle und rechtliche Betrachtungen

Die Abrechnungssysteme erfordern Anpassungen auch deshalb, da Patient und Arzt wieder mehr Zeit zum Gespräch benötigen. Ansonsten wird die Partizipation der Patienten und Bürger an ihrer gesundheitlichen Entwicklung nicht möglich sein. Die Komplexität wird mehr Gesprächs- und Vorbereitungszeit auf beiden Seiten erfordern.
Bei den rechtlichen Rahmenbedingungen kann Anleihe bei den entsprechenden Vorstellungen betreffs telemedizinischer Behandlungen gemacht werden: Die Qualität und damit die Haftungssituation der Behandlung ist im Wesentlichen abhängig

von der Informations- und Datenlage sowie den eingesetzten Prozessen zur Entscheidungsfindung. Diese werden deshalb dokumentiert werden müssen. Dies ist nicht grundsätzlich anders als bisher, wird jedoch deutlich aufwendiger. Die IT-Systeme für die klinische Dokumentation müssen diese Anforderungen bedienen können. Voraussetzung dafür wiederum sind halbwegs standardisierte Verfahren und konsentierte Ansprüche an die Dokumentation.

3.4 Methodische Forschung

Die skizzierten Entwicklungen verlangen nach einer substanziellen methodischen Forschungsförderung im Hinblick auf die Methodik klinischer Entscheidungen und die Einbindung von Wissen – beides auf ontologischen Standards basierend und für den Behandlungsprozess visualisierbar. Diese methodische Forschung kann erst die Voraussetzungen schaffen, damit Personalisierte Medizin in der antizipierten Komplexität verantwortungsbewusst und akzeptiert stattfinden kann.
Die momentane Ausrichtung des Gesundheitsforschungsprogramms des Bundesministeriums für Bildung und Forschung (BMBF) in Deutschland ist primär ätiologisch orientiert. In diesem Ansatz kann methodische Forschung der angesprochenen Art kaum Berücksichtigung finden. Deshalb ist es erforderlich, dass die nächste Version dieses Programms die methodischen Fragestellungen aufgreift und damit eine langfristige Antwort auf die Frage ermöglicht, wie die Datenfülle der Personalisierten Medizin gehandhabt werden kann.

4. Perspektive der IT-Systeme in der Personalisierten Medizin

Die obigen Ausführungen zeigen, dass die IT-Unterstützung für die Personalisierte Medizin noch einen weiten Weg vor sich hat. Grundsätzliche Fragen müssen geklärt werden, bevor neue Architekturen und Softwareschichten voneinander abgegrenzt werden können. Sichere Voraussagen sind nicht möglich.
Dies betrifft auch den zeitlichen Horizont. Nicht nur die Forschung zur Personalisierten Medizin bewegt sich langsam voran, auch die IT-Entwicklungen haben einen langen Weg von möglicherweise mehreren Jahrzehnten (vgl. 1.1.) vor sich. Es zeigt sich jedoch klar, welche Forschungsthemen in der Medizinischen Informatik dringend angegangen werden müssen, um in diesem Prozess Fortschritte erzielen zu können. IT in der Personalisierten Medizin fängt erst an, wenn Elektronische Patientenakten Standard sind und erste Methoden für die Unterstützung der komplexen klinischen Entscheidungsprozesse angewandt werden.

5. Zusammenfassung

Die zukünftige Entwicklung der klinischen Informationstechnologie wird abgeschätzt, indem die Veränderungen der letzten 50 Jahre reflektiert werden. Bei Annahme ähnlicher Zyklen ist eine schrittweise Entwicklung und kein Umbruch wahrscheinlich. Dabei wird eine neue Generation von Systemen für die Klinik erwartet, die primär die Entscheidungsunterstützung optimiert. Aus- und Weiterbildung, Finanzierung und rechtliche Anforderungen an die Klinik müssen angepasst werden, bevor die diskutierten Änderungsprozesse stattfinden können. Ohne methodische Forschung in Richtung entscheidungsunterstützender Systeme wird die Entwicklung einer Personalisierten Medizin kaum möglich sein.

Schlüsselwörter: klinische Entscheidungshilfen, Wissensmanagement, Elektronische Patientenakten, medizinische Dokumentation

6. Literatur

[1] Koller S, Wagner G (Hrsg.): Handbuch der medizinischen Dokumentation und Datenverarbeitung. F. K. Schattauer Verlag, Stuttgart-New York 1975.

[2] Collen MF: A brief historical overview of HIS Evolution in the U.S.A. In: Bakker AR, Ehlers CT, Bryant J, Hammond W (ed.): Hospital information Systems: Scope, Design, Architecture. North-Holland, 29–34.

[3] Rienhoff O: Die Entwicklung der automatischen EKG Analyse: Cardiologisches Bulletin. Acta Cardiologica 30 (1975), 1–127.

[4] Haar P: Elektronische Patientenaktensysteme in Deutschland – Stand und Entwicklungstrends. In: Telemed 2007, Tagungsband, Berlin 2007, 115–120.

[5] Dujat C, Károly A: Von der archivierten Krankenakte zur EPA: Installationsstand in Deutschland. In: Telemed 2007, Tagungsband, Berlin 2007, 87–94.

[6] Goetz CFJ: Gesundheitstelematik im Spannungsfeld zwischen Konvergenz und Atomisierung. TeleTrusT Deutschland e.V., Berlin 2010.

[7] Rienhoff O, Piccolo U, Schneider B: Expert Systems and Decision Support in medicine. Lecture Notes in Medical Informatics 36, Berlin 1988.

[8] Murphy SN, Weber G, Mendis M, Gainer V, Chueh HC, Churchill S, Kohane I: Serving the enterprise and beyond with informatics for integrating biology and the bedside (i2b2). J Am Med Inform Assoc 17 (2010), 124–130.

[9] Murphy SN, Mendis M, Hackett K, Kuttan R, Pan W, Phillips LC, Gainer V, Berkowicz D, Glaser JP, Kohane I, Chueh HC: Architecture of the open-source clinical research chart from Informatics for Integrating Biology and the

Bedside. AMIA Annu Symp Proc 2007, 548–552.

[10] Gusky L: Eine Strategie für eine forschungsorientierte klinische IT-Infrastruktur der UMG – Vergleich zweier aktueller Ansätze. Masterarbeit im Studiengang Angewandte Informatik der Georg-August-Universität, Göttingen 2010.

[11] Lemke HU, Berliner L: Modellgestützte Therapie, patientenspezifisches Modell und modellbasierte Evidenz. In: Niederlag W, Lemke HU, Meixensberger J, Baumann M (Hrsg.): Modellgestützte Therapie, Technische Möglichkeiten, Potenzielle Anwendungen, Gesellschaftliche Auswirkungen. Health Academy, Band 13, Dresden 2008, 13–24.

[12] Berliner L, Lemke HU: From Model-Guided Therapy to Model-Based Evidence: Potential Impact un Medical Outcomes, Economics and Ethics. In: Niederlag W, Lemke HU, Meixensberger J, Baumann M (Hrsg.): Modellgestützte Therapie, Technische Möglichkeiten, Potenzielle Anwendungen, Gesellschaftliche Auswirkungen. Health Academy, Band 13, Dresden 2008, 253–270.

Informationstechnologische Voraussetzungen

Personalized Medicine and Model-Guided Therapy

H. U. Lemke [a], L. Berliner [b]

[a] University of Southern California, Los Angeles (USA) and IFCARS Office, Im Gut 15, D-79790 Kuessaberg

[b] New York Methodist Hospital, Department of Radiology, 506 Sixth Street, Brooklyn, New York 11215, USA

1. Realization of Model Guided Therapy with ICT

Appropriate use of information and communication technology (ICT) and associated systems is considered by many experts as a significant contribution to improve workflow and quality of care in clinical settings. A conceptual design of such an infrastructure, i.e. a Therapy Imaging and Model Management System (TIMMS) in the context of a personalized medicine will be introduced in the following sections [1].
A Therapy Imaging and Model Management System is an information technology (IT) concept and framework for the collection, organization, and utilization of medical information from sources such as the Electronic Medical Record (EMR), PACS, etc. TIMMS was originally designed as a surgical assist system, but has many general medical uses as well, including all forms of Model-Guided Medicine and may therefore be generalized to a medical information and model management system [2].
Functionally, a TIMMS provides the following functionalities throughout the course of medical or therapeutic treatment (by means of interconnected engines, agents, repositories, and IT infrastructure) (Fig. 1):

- Creation and maintenance of a Patient-Specific Model, thereby providing a multi-scalar, comprehensive, precise, personalized representation of the patient,
- Real-time knowledge management and decision support system thereby promoting optimized diagnostic, prognostic and therapeutic decisions throughout the treatment workflow,
- Validation system thereby providing quality assurance, patient safety, system security and processing of medical evidence, and

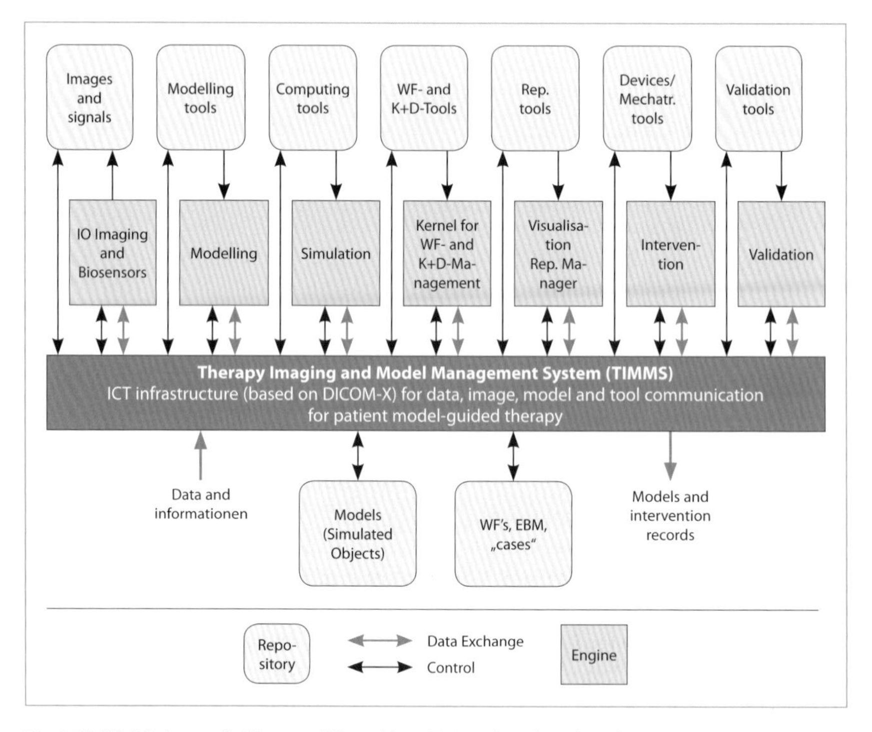

Fig. 1 TIMMS IT Reference Architecture (WF: workflow, EBM: evidence based medicine).

- Standardized interfaces for communication and mechatronics, thereby creating a unified environment for the input and output of data (including the representation and display of information and images, as well as the electromechanical control of interventional and navigational devices).

The Patient-Specific Model (PSM) is the central construct for a patient within a personalized medicine environment, in order to provide a clinician with a real-time representation of critical information about the patient [3]. The required information concerning the patient for Model-Guided Therapy (MGT) is extracted by TIMMS agents, as needed, and assembled within the framework of an active PSM Constellation. The PSM Constellation is the subset of existing PSM attributes that is required for the current medical procedure, for medical assessment and management, or some other TIMMS function. The PSM Constellation is both "patient specific" and "context specific" and is updated as new data is collected.

2. The role of workflow models and their management

A TIMMS should support the essential functions that enable and advance image, and in particular, patient model guided therapy. Within this concept, the image centric world view of the classical PACS and telemedicine technologies is complemented by an IT model-centric world view. Such a view is founded in the special modelling needs of an increasing number of modern therapeutic interventions as compared to the imaging intensive working mode of diagnostic radiology, for which many IT systems were originally conceptualized and developed.
Fig. 1 shows a concept (meta architecture) of a high level generic modular structure of a surgical assist system. The high level modules are abstracted from many specific CAS/IGT systems which have been developed in recent years. In general, a combination of these can be found in most R&D as well as commercial surgical assist systems. The components of TIMMS [4] which are modular, scalable and may be distributed in location, act synergistically to provide functionality and utility that exceeds the sum of its individual parts. The components include seven "engines" which work independently and dependently, and account for all facets of complex medical and surgical procedures. Engine may be defined as a software module which can be executed on an appropriate computing machine.
The seven engines provide functionalities which relate to intraoperative imaging and biosensor data acquisition, modelling, simulation, workflow and knowledge and decision management, visualization, intervention and validation.
A central position in Fig. 1 is occupied by the "Kernel for workflow and knowledge and decision management." It provides the strategic intelligence for therapeutic planning and workflow execution. Often this module (or parts thereof) is integrated into some of the other engines, as the need may have demanded.
This important computing kernel (or "brain") of the system may use different forms of logic, different database structuring, agents and other forms of artificial intelligence, depending on the specific applications of the procedure or procedures being performed. Agents may be defined as software modules, containing some form of intelligence, which, with some degree of autonomy and adaptability, carry out functions or tasks [5]. Agents may be called by the workflow engine when executing a given activity component/element of a given workflow. In general, agents are part of the Kernel for workflow and knowledge and decision management, but they may also be part of and/or be accessible to the other engines of TIMMS.
The incorporation and utilization of workflow processes, within the kernel for workflow and knowledge and decision management is central to the functioning of TIMMS. TIMMS employs an adaptive workflow engine that is flexible and capable of learning and providing guidance throughout the procedure. A reference workflow

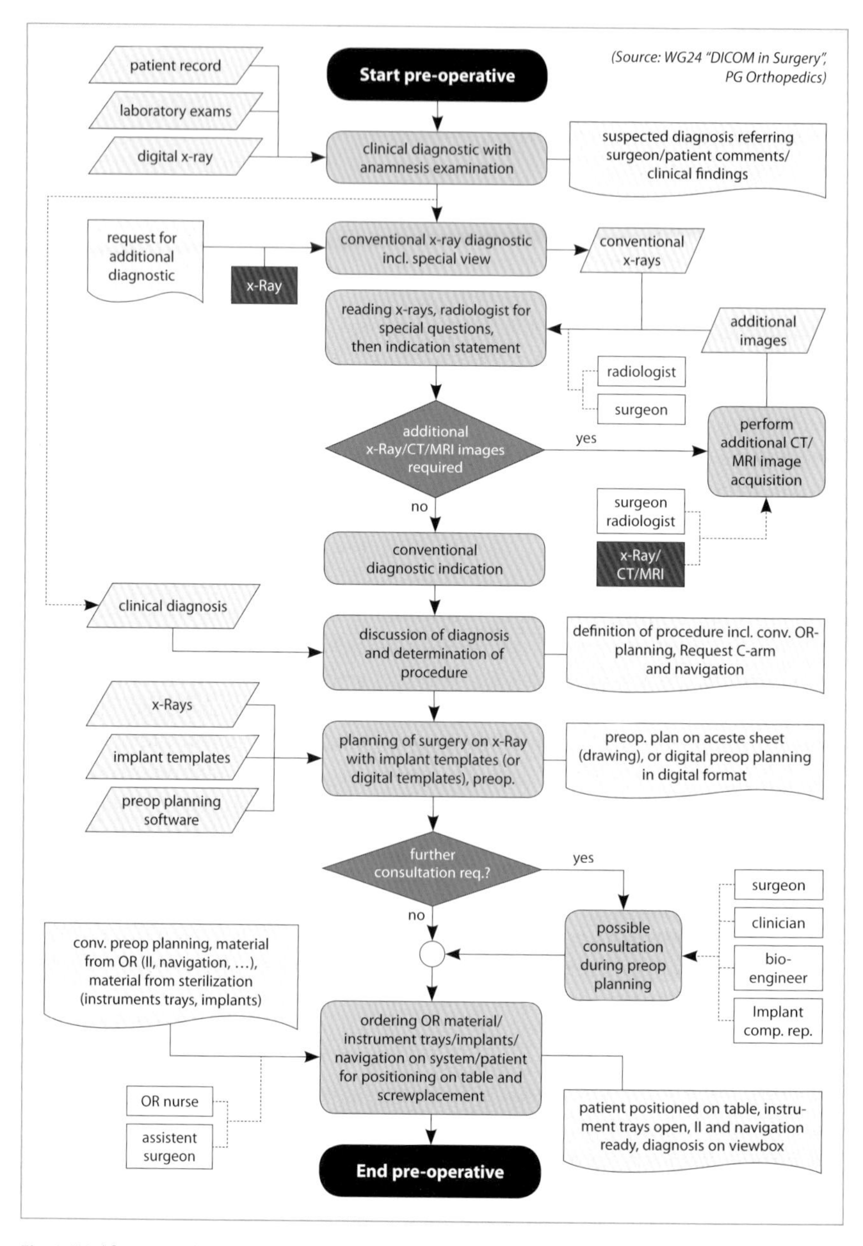

Fig. 2 Workflow example in orthopedic surgery for preoperative total hip replacement surgery.

engine, which provides the basic framework for a interventional/therapeutic procedure, evolves into an executing workflow engine, which is patient specific and is based on the model-centric view of the patient that also evolves throughout the entire patient encounter. For example, modifications to the executing workflow engine may be based on feedback from physiologic monitoring of the patient, from the physician carrying out the intervention, from interventional manipulators or robots, from operative haptic devices or from stored data within repositories. Modifications to the executing workflow engine are in synchronization with updates to the patient model by the modelling engine. The selected reference interventional workflows may be extracted from the appropriate repository during the planning stage of the interventional procedure. An important aspect when recording and defining workflows is their modelling and representation technology. Amongst many possibilities described in the literature, the workflow management coalition standard is being recommended here for workflow recording. Fig. 2 shows an example of a surgical workflow in this notation for orthopedic surgery. It is also important to consider workflows to be dynamic entities. They serve as reference (not best practiced!) workflows and are updated at regular intervals to detect within the workflows possible changes in imaging and patient modelling requirements. For example, it can be expected, that molecular imaging modalities will impact workflow for oncologic patients substantially. Radiation resistant parts of a tumor may be defined with molecular imaging to a higher precision giving rise to include surgical/interventional ablation procedures combined with radiation therapy as a possible regimen. A well defined workflow and a high fidelity patient model will be the base of activities for both, radiation and minimally invasive therapy. Considering the present and future requirements for therapy planning and intervention, such a patient model must be n-dimensional, were n may include the spatial and temporal dimensions as well as a number of functional variables. 2D imaging and 2½D or 3D reconstructions are, by definition subsets of an n-dimensional patient model and its representation in the EMR. As the boundaries between therapeutic disciplines, for example, radiation therapy, surgery and interventional radiology are becoming less well defined, precise patient models will become the greatest common denominator for all therapeutic disciplines.

3. The TIMMS-PSM Constellation

One representation of the general structure of the TIMMS and PSM may be seen in Fig. 3 in which the First Order Entities included, for example, in a Multi-Entity Bayesian Network (MEBN) [3] are listed along the y-axis of a grid. TIMMS components, which include data sources; tools and mechanisms for defining the relationships among

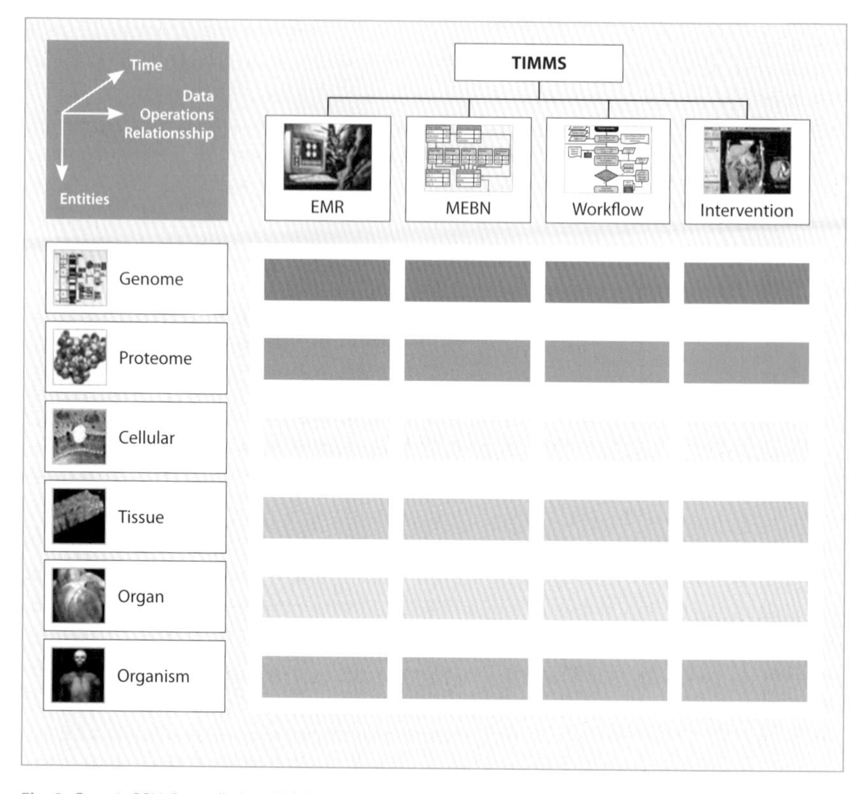

Fig. 3 Generic PSM Constellation Grid showing First Order Entities.

entities and for decision support and knowledge management; and tools employed for workflow and interventions, are listed along the x-axis of the grid. A working PSM for a given intervention would be composed of the "constellation" of information, evaluation, decisions, instructions, etc. generated at the points of intersection of the grid. Since the PSM is a dynamic construct, change over time is provided for along the z-axis. The PSM Constellation may be presented as a pictorial representation, as in Fig. 3 and Fig. 4, with only the First Order Entities being shown, however, the PSM Constellation contains, within the computerized data structure, the active entities of all orders. Linkages between any entity, of any order, (on the y-axis) and an associated TIMMS Component (on the x-axis) may be displayed as needed.

An example of a working PSM Constellation of a patient with liver metastases from colorectal cancer being considered for radiofrequency ablation therapy is shown in Fig. 4.

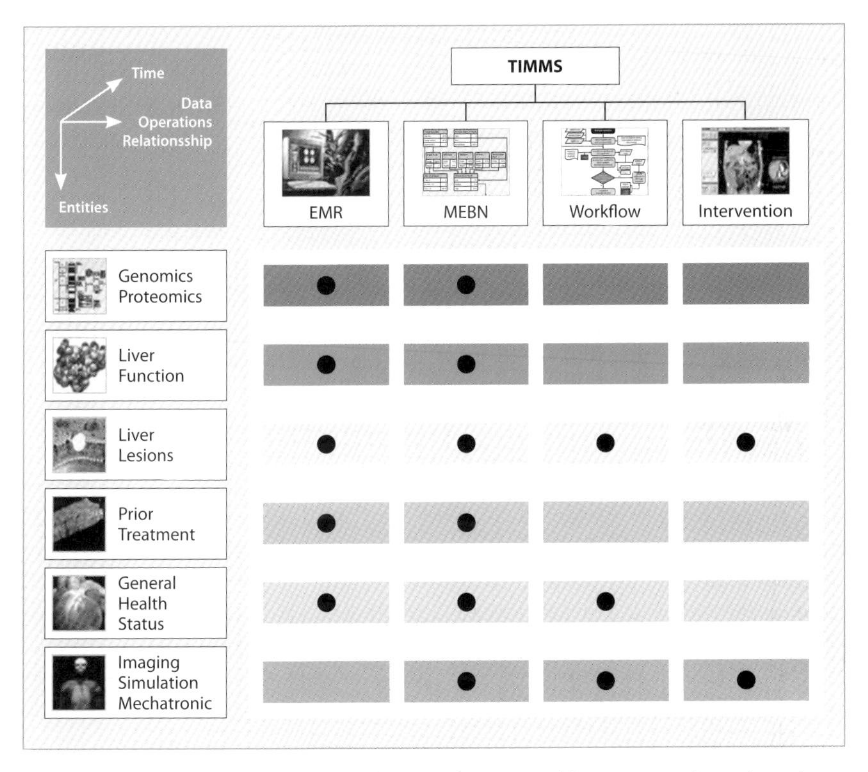

Fig. 4 PSM Constellation Grid showing Third Order Entities for patient with liver metastases from colorectal cancer being considered for radiofrequency ablation therapy.

First Order Entities are listed in the y-axis. The points of intersection with the TIMMS components are highlighted within the grid and represent those areas which are considered essential in the assessment, planning and performance of the radiofrequency ablation procedure. This representation is multi-scalar, providing pertinent information from the level of the genome, through the level of the patient's general health status. Information generated from imaging studies and simulations are included.

The features of the PSM change over time, especially during a medical or surgical intervention. It is one of the roles of the PSM and associated software tools to gather, calculate, record, tabulate or otherwise organize, maintain and communicate values for each of these entities, and predict and record the changes in values brought about through the interactions with the entities. These changes over time would be reflected in changes to the grid along the z-axis.

4. Data Structure of the Patient-Specific Model

The data of the Patient-Specific Model reside within a Probabilistic Patient-Specific Database (PPD) [6]. The fields of the database consist of

- absolute patient attributes such as name, medical record number, etc.,
- descriptive patient attributes, such as medical images; graphical physiological information, such as ECG or EEG; physiological values within expected value ranges; results of biochemical and biomedical modeling, in the form of results of equations; pathological findings, etc. ; and,
- probabilistic patient attributes, such as probability of tumor response to treatment, which are expressed in terms of probability and confidence level; conditional tables; etc.

These fields are filled and maintained by agents of the TIMMS Multi-Agent System through the TIMMS infrastructure, from repositories, the EMR, imaging devices, mechatronic devices, medical workstations, etc. For fields that require probabilistic entries, calculations are performed by database functions according to pre-determined relationships within, if available, a Multi-Entity Bayesian Network, whose structure is integrated into the database. The probabilistic attributes of these fields are calculated and updated in real-time. Sources available for creation of the necessary tables and relationships within the MEBN include

- the medical literature,
- medical research databases and repositories,
- outcomes studies performed within the TIMMS environment as part of Model-Based Medical Evidence (MBME) activities, and
- physiologic responses of the patient.

A MEBN allows the graphing of an unlimited number of relationships between the fields within the PPD. Real-time function of a Patient-Specific Model will require the development or modification of a new form of database: a probabilistic database which will allow the utilization of probabilistic data structure, which will incorporate a database design and a database management system which allows probabilistic database functions and storage capabilities.

A probabilistic database is a database representing uncertainties in which the possible worlds have associated probabilities. Probabilistic database management systems are currently an active area of research. While there are currently no commercial probabilistic database systems, several research prototypes exist [6].

5. Summary and Conclusion

The data structure, as described above, allows the development of a unique way of accumulating statistically valid medical knowledge, which is the base of a Model-Based Medical Evidence. MBME may be considered an approach to accumulating and validating medical evidence, which will be accrued by TIMMS, from the individual and collective evaluation of the PSMs (each of which represents a statistically valid experimental model). It is in the nature of Bayesian Networks to increase in accuracy as new evidence is processed and incorporated, therefore Model-Based Medical Evidence has the potential to increase in accuracy over time as well. MBME is seen as an addition to, and not a replacement for, Evidence Based Medicine. The PSM that we have described thus far will provide insights into the interaction of numerous factors and medical conditions within a single individual.
When sufficiently large numbers of Patient-Specific Model records are collected, the cumulative data will provide insights into the disease processes themselves, epidemiological, treatment responses, and health information regarding large patient populations. MEBNs and database functions can be developed to extract this information and to allow the generation of statistically valid Disease-Specific Models and Population-Specific Models.

Keywords: personalized medicine, model-guided therapy, patient-specific model, therapy imaging and model management system

6. References

[1] Lemke HU, Berliner L: Model-based patient care with a therapy imaging and model management system. In: Golubnitschaja O (ed.): Predictive Diagnostics and Personalized Treatment: Dream or Reality? Nova Science Publishers, New York 2009, 131–145.

[2] Fritz N, Meyer T, Blum T, Lemke HU, et al.: CAMDASS: an augmented reality medical guidance system for spaceflights. In: Lemke HU, Vannier MW, Inamura K, Farman AG, Doi K (eds.): CARS 2009 Proceedings of the 23rd International Congress and Exhibition Computer Assisted Radiology and Surgery. International Journal of Computer Assisted Radiology and Surgery, Vol. 4, Supplement 1, Springer Verlag, Heidelberg 2009, 374–381.

[3] Lemke HU, Berliner L: Personalized medicine and Patient-Specific Modelling. In: Niederlag W, Lemke HU, Golubnitschaja O, Rienhoff O (Hrsg.): Personalisierte Medizin. Health Academy 14, Dresden 2010, 185–194.

[4] Lemke HU, Berliner L: IT Architecture and Standards for a Therapy Imaging and Model Management System (TIMMS). In: Dhawan AP, Huang HK, Kim DS (eds.): Principles and Advanced Methods in Medical Imaging and Image Analysis. World Scientific Publishing Co. Singapore 2008, 783–828.

[5] Bordini RH, Hubner JF, Wooldridge M: Programming Multi-Agent Systems in AgentSpeak using Jason. John Wiley & Sons Ltd., West Sussex 2007.

[6] http://maybms.sourceforge.net (15.05.2010).

Die (zentrale) Rolle der elektronischen Gesundheitsakte in der Personalisierten Medizin

U. Sax [a, b], L. Helbing [b], J. Gaedcke [c]

[a] Georg-August-Universität, Universitätsmedizin Göttingen, Geschäftsbereich Informationstechnologie, Robert-Koch-Straße 40, D-37075 Göttingen

[b] Georg-August-Universität, Universitätsmedizin Göttingen, Abteilung Medizinische Informatik, Robert-Koch-Straße 40, D-37075 Göttingen

[c] Georg-August-Universität, Universitätsmedizin Göttingen, Abteilung für Allgemein- und Viszeralchirurgie, Robert-Koch-Straße 40, D-37075 Göttingen

1. Einführung

Personalisierte Medizin ist ein sehr vielschichtig verwendeter Begriff unter dem die unterschiedlichsten Ansätze subsumiert werden, die Therapie einer bestimmten Erkrankung dem individuellen Patienten anzupassen und entsprechend zu verbessern. Im folgenden Kontext soll der Begriff im Wesentlichen als eine individualisierte Therapieplanung aufgrund genetischer Marker verstanden werden.
Parallell zur Sequenzierung des menschlichen Genoms [1] hat sich durch grundlegende molekularbiologische Fortschritte und der Etablierung verschiedenster Techniken das Gebiet der genomischen Medizin entwickelt. Beispielsweise wird bei der Behandlung von lokal fortgeschrittenen Rektumkarzinomen eine präoperative Radiochemotherapie durchgeführt auf die die Patienten unterschiedlich reagieren und der Tumor ein sehr heterogenes Ansprechen zeigt, das von einer ausgeprägten Resistenz bis zum vollständigen Verschwinden des Tumors reicht. Aufgrund der prognostischen Bedeutung des Ansprechens auf die Therapie [2] sollen durch gezielte Untersuchung genetischer Marker zukünftig jene Patienten unterschieden werden, die gut bzw. schlecht auf die Vortherapie ansprechen [3]. In der Folge ist dann eine differenzierte Therapie möglich, um ein höheres Ansprechen zu erreichen bzw. unnötige Nebenwirkungen zu ersparen. Andere Ansätze zielen beispielsweise auf eine Therapieoptimierung durch genbasierte Tests ab. So zeigt der Tumor bei einer Untergruppe von Brustkrebspatienten das vermehrte Vorhandensein eines bestimmten Gens (c-erbB2 bzw. Her-2/neu). Durch die Verwendung eines bestimmten Antikörpers

(Trastuzumab – Herceptin®) der gegen das Protein dieses Gens gerichtet ist, konnte die Prognose dieser Patienten bereits signifikant verbessert werden [4, 5].
Für eine derartige Personalisierung zugunsten der Patienten ist jedoch eine gute Datenbasis eine Schlüsselkomponente. Während die genetischen Untersuchungen hoch standardisiert durchgeführt werden, ist dies auf der Phänotypseite (= tatsächliche Ausprägung beim Patienten) oft nicht der Fall. Diese Daten werden zunehmend nicht mehr in Papierform, sondern in Elektronischen Patientenakten abgelegt, diese jedoch oft in durch Institutionsgrenzen vorgegebenen Datensilos.
Ein Weg, diese Grenzen aufzuweichen und alle relevanten medizinischen Daten zu einem Patienten zu sammeln, ist die Persönliche Gesundheitsakte (PHR – Personal Health Record), die auch in den freiwilligen Anwendungen der elektronischen Gesundheitskarte (eGK) ursprünglich geführt wurde [6] sowie in den USA in wenigen Jahren für alle Bürger eingeführt werden soll [7].
Die Aussagekraft simpler Korrelationen von genotypischen Merkmalen mit phänotypischen Ausprägungen, insbesondere bei breit angelegten Untersuchungen mit vergleichsweise wenigen Probanden, ist sehr begrenzt [8].
Daher werden einerseits Wege gesucht, die Fallzahl derartiger Untersuchungen durch Poolen von Patientenbeständen bzw. durch das Aufsetzen dedizierter Kohorten zu erhöhen, um belastbare Aussagen treffen zu können [9]. Andererseits wird insbesondere im angloamerikanischen Raum dazu übergegangen, trotz Vorbehalten bezüglich der Qualität, Daten aus der klinischen Routineversorgung in breit angelegte Studien mit genotypischen Endpunkten einzubringen [8, 10, 11].

2. Methodik der Genotypisierung

Im Zuge des Humanen Genomprojektes wurden Methoden etabliert, große Abschnitte des menschlichen Genoms schnell und kostengünstig zu untersuchen. Microarrays werden eingesetzt, um Mutationen oder Single Nucleotide Polymorphisms (SNPs) zu analysieren, die als genetische Marker über genetische Risikofaktoren Auskunft geben sollen. Dazu wurden in den vergangenen Jahren an großen Patientenkohorten genomweite Assoziationsstudien mit sogenannten SNP-Arrays durchgeführt, bei denen bis zu 500.000 Genvariationen auf einen Zusammenhang mit bestimmten Erkrankungen untersucht wurden. Die Beobachtung, dass benachbarte SNPs in gemeinsamen Blöcken, sogenannten Haplotypen vererbt werden, führte zur Bildung des internationalen HapMap-Projektes. Ziel ist, genetische Gemeinsamkeiten und Unterschiede zwischen Menschen und Bevölkerungsgruppen zu identifizieren und zu katalogisieren. SNP-Arrays sind vor allem bei der Entwicklung von Therapien und Medikamenten von Bedeutung.

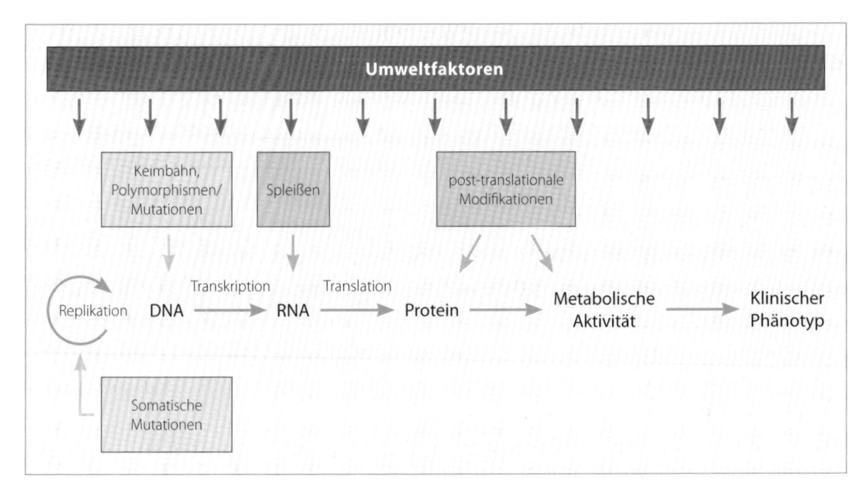

Abb. 1 Vereinfachtes Schema des Prozesses vom Genotyp zum Phänotyp („zentrales Dogma") [12]. Umweltfaktoren können den Prozess von der DNA zu klinischen Ausprägungen an jeder Stelle verstärken oder abschwächen. Deshalb ist zusätzlich zur mittlerweile vergleichsweise günstigen Gentypisierung eine möglichst vollständige Erhebung der Umweltfaktoren elementar. Diese ist jedoch oft aufwendig und teuer, bisweilen sogar unmöglich.

Genexpressionsanalysen sind das bedeutendste Einsatzgebiet von Microarray-Technologien. Sie geben Auskunft darüber, welche Gene zu einem bestimmten Zeitpunkt in der Zelle aktiv sind. Entsprechend lassen sich direkt und indirekt Informationen über den Funktionszustand bestimmter Gene, ihre Regulation sowie den Einfluss von endogenen und exogenen Faktoren gewinnen. So lassen sich zum Beispiel Normalgewebe mit Tumorgewebe oder auch verschiedene Tumorstadien vergleichen.

3. Begrenzte Aussagekraft der Genotypisierung

Auf der menschlichen DNA liegen etwa 20.000 bis 25.000 Gene. Abhängig von der Funktion der Zellen und des Gewebes werden nur bestimmte Gene exprimiert, also abgelesen und in Proteine übersetzt. Die Genexpressionsrate ist von vielen Faktoren innerhalb und außerhalb der Zelle abhängig. Im Translationsschritt wird das jeweilige Protein erzeugt, durch post-translationale Modifikationen kann die metabolische Aktivität höchst unterschiedlich ausfallen (vgl. Abb. 1). Somit wird deutlich, dass eine Vorhersage von klinischen Phänotpyen alleine aufgrund von Eigenschaften der Gensequenz nicht möglich ist. Mittlerweile weiß man auch, dass der Einfluss des einzelnen SNPs oft jedoch gering ist und erst in Wechselwirkung mit weiteren SNPs

und bestimmten Umweltbedingungen zum Tragen kommt. Vielmehr liegt die Wahrscheinlichkeit einer zufälligen Korrelation bei 500.000 Merkmalen mit wenigen Zielparametern so hoch, dass in der Mehrzahl der Fälle diese assoziierten genetischen Marker daher ohne diagnostischen Wert sind.
Die Komplexität des Wechselspiels zwischen genetischen und anderen Faktoren wie Umwelteinflüssen und Lebensstil bei der Krankheitsentstehung erfordert große molekular-epidemiologische Studien. Klinische Patientenstudien beziehen deshalb zunehmend genetische Daten mit ein. Immer öfter werden auch Biobanken im Rahmen klinischer Studien aufgebaut. Diese enthalten Proben von menschlichem Material wie DNA, Blut, Gewebe oder Zellen. Zusätzlich speichern sie gesundheitsbezogene Daten und Informationen zum Lebensumfeld der Studienteilnehmer.
Daher werden einerseits Wege gesucht, die Fallzahl derartiger Untersuchungen durch Poolen von Patientenbeständen bzw. durch das Aufsetzen dedizierter Kohorten zu erhöhen, um belastbare Aussagen treffen zu können [8, 9].

4. Methoden der Phänotypisierung

Betrachtet man die Informationssysteme im Umfeld der Patientenversorgung, stellt man fest, dass viele patientennahe Informationen wie Anamnesen, Diagnosen und Prozeduren in klinischen Informationssystemen vorgehalten werden. Allerdings werden die Daten oft weniger aus Gründen der medizinischen Dokumentation für die Forschung, sondern vielmehr aus forensischen oder finanziellen Gründen vorgehalten. Das bedeutet, dass diese Daten für die klinische Forschung nur nach genauer Einschätzung der Datenqualität verwendbar sind. Daher werden klinische Daten für die medizinische Forschung meist getrennt erhoben sowie in getrennten Systemen erfasst und qualitätsgesichert, beispielsweise nach ICH-GCP und FDA-Richtlinien [13, 14]. Die gängigen Informationssysteme in der klinischen Versorgung können derzeit dieses Niveau nicht erreichen und werden dies aus ökonomischen Betrachtungen heraus für die direkte Verwendung in der klinischen Forschung trotz vielversprechender Ansätze [15] in der nächsten Zukunft auch nicht erreichen.
Dennoch wird insbesondere im angloamerikanischen Raum dazu übergegangen, trotz Vorbehalten bezüglich der Datenqualität, Daten aus der klinischen Routineversorgung in breit angelegte Studien mit genotypischen Endpunkten aufzunehmen [10, 11, 16]. Daher soll im Folgenden ein Blick darauf geworfen werden, in welcher Form patientenbezogene Daten im klinischen Routinebetrieb vorgehalten und gegebenenfalls ausgetauscht werden könnten. Sogenannte Elektronische Patientenakten (EPA, EPR – Electronic Patient Record) sind in verschiedenen Ausprägungen und Ausbaustufen im klinischen Alltag zu finden. Der Begriff „Elektronische Patientenakte"

und die entsprechenden Akronyme werden sehr heterogen genutzt, daher zunächst eine Einteilung: Derzeit werden nach Waegemann bzw. Prokosch grob folgende Ausprägungen von Elektronischen Patientenakten unterschieden [17, 18]:

- institutionsinterne Elektronische Patientenakten (nicht teilbar) (EPA, EPR),
- institutionssübergreifende Elektronische Patientenakten (EHR – Electronic Health Record) und
- institutionsübergreifende Elektronische Patientenakten mit Patientenkontrolle (EGA – Elektronische Gesundheitsakte, PHR – Personal Health Record).

Im klinischen Betrieb sind derzeit meist Produkte aus der ersten Kategorie zu finden, die sich zum Teil schon am Ende des Produktlebenszyklus befinden. Diese Produkte sind mit den gängigen Schnittstellen ausgestattet, erlauben aber nur schwerlich die Öffnung der Systeme für die Zusammenarbeit mit niedergelassenen Ärzten, anderen Krankenhäusern oder den Patienten. Ein Zugriff auf die Daten für Forschungszwecke ist in diesem Fall nur über ein aufwendiges Clinical Data Warehouse möglich.
Elektronische Patientenakten der neueren Generation erlauben einen Datenaustausch über Institutionsgrenzen hinweg, meist wird dies über sogenannte Portalkonzepte realisiert. In einem Portal kann ein gewisser Datenbestand aus dem Gesamtbestand selektiert und in einem gesonderten Netzsegment abgesicherten Partnern zur Verfügung gestellt werden. Für den Erfolg dieser Systeme spielt es eine große Rolle, dass diese Datenbestände strukturiert zur Verfügung gestellt werden.
Völlig davon losgelöst sind Systeme großer IT-Dienstleister zu betrachten, wie sie z. B. Microsoft HealthVault [19–21] und Google Health [22, 23] anbieten. Beide Systeme werden als persönliche Gesundheitsakte bezeichnet, bei beiden Systemen ist derzeit unklar, wie die Daten importiert werden sollen, außer dass sie der Patient selbst eintippt bzw. einscannt. Neben umstrittenen Datenschutzpolicies [23] sind diese Datenbestände perspektivisch somit schwerer verwertbar für die klinische Forschung [24].

5. Diskussion und Ausblick

Elektronische Patientenakten könnten technisch auf die Verwendung in integrierten Forschungs- und Versorgungsstrukturen sowie die zusätzlichen gendiagnostischen Befunde vorbereitet werden. Dazu zählt mittelfristig auch die Möglichkeit genomische Daten einbinden zu können (XML-Format). Weiter müssen sie eine hoch strukturierte, ontologisch korrekte phänotypische Dokumentation in der Routineversorgung ermöglichen. Unklar ist jedoch, wer den Aufwand für die Einrichtung der jeweiligen Formulare und die Schnittstellen tragen soll und wer diese Daten dann in hoher Qualität eingeben und qualitätssichern soll. Klinische Studiensysteme inklusive der gesamten Infrastruktur werden konform den Richtlinien zur Good Clinical Practice (GCP) betrieben, der Aufwand muss vom jeweiligen Sponsor der Studie getragen werden. Somit sollten die Systeme für klinische Studien und für die klinische Versorgung stärker aufeinander abgestimmt werden, um einerseits die großen Fallzahlen aus der klinischen Routine nutzen zu können und andererseits den Qualitätsvorteil der Studiendaten zu nutzen. Entsprechend sind Schnittstellen zwischen beiden Systemwelten aufzubauen. Mehrere Projekte aus dem Umfeld „Single Source" beschäftigen sich beispielsweise mit Schnittstellen aus der HL7-Welt, mit denen Informationen aus Versorgungs- in die Studiensysteme übertragen werden können oder CDISC für die Gegenrichtung (BRIDG) [25].

Darüber hinaus müssen qualitativ hochwertige (GCP-angelehnte) Forschungsdatenbanken aufgebaut werden, die eine Zusammenführung von Genotypdaten und Phänotypdaten sowie weitere Annotierung erlauben. Dies ist beispielsweise ein Schlüsselelement im I2B2-Projekt in den USA [11].

Perspektivisch lassen sich über den beschriebenen Fall der direkten Nutzung von Daten aus der elektronischen Gesundheitsakte für die Personalisierte Medizin drei weitere Rollen für die elektronische Gesundheitsakte in der Personalisierten Medizin ausmachen. Für die Rekrutierung von Patienten für bestimmte Fragestellungen können die Betreiber von elektronischen Gesundheitsakten anhand vorgegebener Ein- und Ausschlusskriterien mit gewissen Unschärfen einerseits abschätzen, wie viele Patienten dieser Zielgruppe in ihrem Bestand dokumentiert sind (feasibility study), andererseits diese Patienten mit deren Einverständnis gezielt für den Einschluss in bestimmte Register oder in klinische Studien ansprechen.

Für den Vergleich mit ähnlichen Fällen könnten Patienten eine EHR nutzen [26]. Im Zuge von Web 2.0-Anwendungen wie facebook bzw. anderen sozialen Netzwerken ist festzustellen, dass es insbesondere bei chronisch kranken Patienten offensichtlich einen gewissen Drang gibt, sich mit anderen Patienten in einer ähnlichen Lage zu vernetzen. Geschah dies bisher über Selbsthilfegruppen Betroffener, bietet das Web die Möglichkeit, dies auch online zu tun. Der Anbieter PatientsLikeMe bietet beispielsweise auch die Möglichkeit klinische Verläufe verschiedener Patienten zu vergleichen. Fraglich ist nur, wer die Daten in dieser Komplexität in die Patientenakte ohne Schnittstellen eingeben kann [27].

Perspektivisch wäre die Suche nach ähnlichen Patienten für den behandelnden Arzt von großer Bedeutung. Durch die differenziertere Diagnostik und die Zunahme der Datenmenge pro Patient fällt es dem behandelnden Arzt zunehmend schwerer, Schlüsse und Erkenntnisse aus den Daten derjenigen Patienten zu ziehen, deren Behandlung bereits abgeschlossen ist. Ähnliche Funktionen wurden bereits im Perspektiven-Papier der Markle-Foundation beschrieben [28].

6. Zusammenfassung

Personalisierte Medizin ist ein sehr vielschichtig verwendeter Begriff unter dem die unterschiedlichsten Ansätze subsumiert werden, die Therapie einer bestimmten Erkrankung dem individuellen Patienten anzupassen und entsprechend zu verbessern. Durch grundlegende molekularbiologische Fortschritte und die Etablierung verschiedenster Techniken hat sich das Gebiet der genomischen Medizin entwickelt. Für eine derartige Personalisierung zugunsten der Patienten ist jedoch eine gute Datenbasis eine Schlüsselkomponente. Während die genetischen Untersuchungen hoch standardisiert durchgeführt werden, ist dies auf der Phänotypseite (= tatsächliche Ausprägung beim Patienten) oft nicht der Fall.
Perspektivisch lassen sich verschiedene Ansätze für die Elektronische Patientenakte (EHR) in der Personalisierten Medizin ausmachen: Erstens die Abschätzung wie viele Patienten einer Zielgruppe im Bestand eines EHR-Betreibers dokumentiert sind (feasibility study). Für den Vergleich mit ähnlichen Fällen könnten zweitens Patienten eine EHR nutzen. Perspektivisch wäre drittens die Suche nach ähnlichen Patienten für den behandelnden Arzt von großer Bedeutung. Letztendlich könnte viertens der Patient selbst mit seiner elektronischen bzw. persönlichen Gesundheitsakte als Lieferant und Datenhalter für krankheitsübergreifende Untersuchungen agieren.

Schlüsselwörter: Elektronische Patientenakte, Personalisierte Medizin, Genotypisierung, Phänotypisierung, Single Source

Danksagung

Diese Arbeit wurde in Teilen unterstützt durch die Klinische Forschergruppe 179 der Deutschen Forschungsgemeinschaft.

7. Literatur

[1] Venter JC, Adams MD, Myers EW et al.: The sequence of the human genome. Science 291 (2001), 1304–1351.
[2] Rödel C, Martus P, Papadoupolos T, Füzesi L, Klimpfinger M, Fietkau R, Liersch T, Hohenberger W, Raab R, Sauer R, Wittekind C: Prognostic significance of tumor regression after preoperative chemoradiotherapy for rectal cancer. J Clin Oncol 23 (2005), 8688–8696.
[3] Ghadimi BM, Grade M, Difilippantonio MJ, Varma S, Simon R, Montagna C,

Füzesi L, Langer C, Becker H, Liersch T, Ried T: Effectiveness of gene expression profiling for response prediction of rectal adenocarcinomas to preoperative chemoradiotherapy. J Clin Oncol 23 (2005), 1826–1838.

[4] Romond EH, Perez EA, Bryant J et al.: Trastuzumab plus adjuvant chemotherapy for operable HER2-positive breast cancer. N Engl J Med 353 (2005), 1673–1684.

[5] Piccart-Gebhart MJ, Procter M, Leyland-Jones B et al.: Trastuzumab after adjuvant chemotherapy in HER2-positive breast cancer. N Engl J Med 353 (2005), 1659–1672.

[6] BMG: Sozialgesetzbuch (SGB) Fünftes Buch (V) – Gesetzliche Krankenversicherung – (Artikel 1 des Gesetzes vom 20. Dezember 1988, BGBl. I S. 2477) § 291a Elektronische Gesundheitskarte Absatz (4); http://www.gesetze-im-internet.de/sgb_5/__291a.html (28.01.2010).

[7] Thompson TG, Brailer JB: The Decade of Health Information Technology: Delivering Consumer-centric and Information-rich Health Care: Framework for Strategic Action, August 16, 2004. http://www.hhs.gov/onchit/framework/ (28.01.2010).

[8] Murphy S, Churchill S, L. Bry L, Chueh H, Weiss S, Lazarus R, Zeng Q, Dubey A, Gainer V, Mendius M, Glaser J, Kohane I: Instrumenting the health care enterprise for discovery research in the genomic era. Genome Res 19 (2009), 1675–1681.

[9] Mlynek J: Das Gesundheitsforschungsprogramm der Helmholtz-Zentren. Fakultätentag. http://www.helmholtz.de/fileadmin/user_upload/aktuelles/Reden-dokumente/Vortrag_Mlynek_Fakultaetentag-09_06_10_.pdf (28.01.2010).

[10] Weber GM, Murphy SN, McMurry AJ, Mcfadden D, Nigrin DJ, Churchill S, Kohane IS: The Shared Health Research Information Network (SHRINE): a prototype federated query tool for clinical data repositories. J Am Med Inform Assoc 16 (2009), 624–630.

[11] Murphy SN, Mendis M, Hackett K, Kuttan R, Pan W, Phillips LC, Gainer V, Berkovicz D, Glaser JP, Kohane I, Chueh C: Architecture of the open-source clinical research chart from Informatics for Integrating Biology and the Bedside," AMIA Annu Symp Proc (2007), 548–552.

[12] Sax U, Hamer B: Molekularmedizin und Bioinformatik – Einfluss der Biomedizinischen Informatik auf das IT-Management. In: Johner C, Haas P (Hrsg.): Praxishandbuch IT im Gesundheitswesen. Hanser-Verlag, München 2009, 293–306.

[13] ICH: International Conference on Harmonisation of Technical Requirements for Registration of Pharmaceuticals for Human Use; E6: Good Clinical Practice: Consolidated Guideline. http://www.ich.org/cache/compo/276-254-1.html (28.01.2010).

[14] FDA: FDA 21 CFR Part 11, 21.09.2005. http://www.accessdata.fda.gov/scripts/cdrh/cfdocs/cfcfr/CFRsearch.cfm?CFRPart=11 (28.01.2010).
[15] Kush R, Alschuler L, Ruggeri R et al.:Implementing Single Source: the STARBRITE proof-of-concept study. J Am Med Inform Assoc 14 (2007), 662673.
[16] Kohane I, Glaser J: Informatics for Integrating Biology and the Bedside (I2B2). February 10, 2005. http://www.i2b2.org/index2.html (28.01.2010).
[17] Waegemann CP: The vision of electronic health records. J Med Pract Manage 18 (2002), 63–65.
[18] Prokosch H: KAS, KIS, EKA, EPA, EGA, E-Health: Ein Plädoyer gegen die babylonische Begriffsverwirrung in der Medizinischen Informatik, 25.03.2008. http://www.imi.med.uni-erlangen.de/team/download/mis_begriffsdefinitionen.pdf (28.01.2010).
[19] Trotter F: Google Health vs. HealthVault round 1, 18.07.2008. http://www.fredtrotter.com/2008/03/04/google-health-vs-healthvault-round-1/ (28.01.2010).
[20] Microsoft: How HealthVault works,18.07.2008. http://www.healthvault.com/WhatIsHealthVault.htm (28.01.2010).
[21] Nolan S: Sharing data using HealthVault, 18.07.2008. http://blogs.msdn.com/familyhealthguy/archive/2008/04/15/sharing-data-using-healthvault.aspx (28.01.2010).
[22] Google_Health: Google Health, 18.07.2008. https://www.google.com/health/html/tour/index.html (28.01.2010).
[23] Google_Health: Google Health Privacy Policy, 18.07.2008. https://www.google.com/health/html/privacy.html (28.01.2010).
[24] Mandl KD, Kohane IS: Tectonic shifts in the health information economy. N Engl J Med 358 (2008), 1732–1737.
[25] CDISC: BRIDG Model; BRIDG Release 3.0.1 Now Available; http://www.cdisc.org/bridg (28.01.2010).
[26] Brownstein CA, Brownstein JS, Williams DS 3rd, Wicks O, Heywood JA: The power of social networking in medicine. Nat Biotechnol 27 (2009), 888–890.
[27] PatientsLikeMe: PatientsLikeMe: Research Tools. http://www.patientslikeme.com/research (28.01.2010).
[28] Markle_Foudation: The Personal Health Working Group Final Report, 16.08.2004. http://www.markle.org/downloadable_assets/final_phwg_report1.pdf (28.01.2010).

Patienten- und Arztkommunikation mit der Elektronischen Patientenakte (EPA)

C. P. Waegemann

mHealth Initiative, 398 Columbus Avenue, Suite 295, Boston, MA 02116, USA

1. Vorbemerkungen

Ein Kennzeichen unserer Zeit ist der langsame Umbruch unserer Gesellschaft zu einer Informationskultur. Das Management von Informationen und die Umstellung zu Knowledge-Workers verändern viele Berufe auf grundlegende Weise. Das trifft auch auf den Gesundheitsbereich zu. Die Versorgungsqualität des Gesundheitswesens hängt hauptsächlich vom Informationsfluss ab. Je mehr ein Arzt über den Gesundheitsstatus eines Patienten weiß, je besser er sich an die Details der medizinischen Wissenschaft erinnert, die er an der Hochschule gelernt hat, und je mehr er seine Erfahrungen (der vielen Behandlungsfälle) einspielen kann, um so besser ist die Versorgungsqualität. Diese kann weiter gesteigert werden, wenn man weiß, welche Diagnosen von Kollegen erstellt wurden und was andere Ärzte und Therapeuten dem Patienten verschrieben haben. Wenn man genauer hinsieht, dann muss man feststellen, dass die Behandlungsqualität auch viel davon abhängt, wie Patient und Arzt in den wenigen Minuten eines Praxisbesuchs sich verständigen, d. h. wie der Patient die Fülle der Erfahrungen dem Arzt erklärt, dabei nichts Wichtiges vergisst, und die Anweisungen des Arztes versteht und sich merkt. Andererseits hängt viel davon ab, wie der Patient Arztanweisungen aufnimmt und sich merkt. Amerikanische Kliniken empfehlen zum Beispiel, dass Patienten ein Diktiergerät mitbringen um das Gespräch aufzuzeichnen.
Man mag den Internet- und Handy-Entwicklungen skeptisch gegenüberstehen, jedoch ist klar, dass diese Entwicklungen nicht mehr wegzudenken sind. Sie werden sich mit rasantem Tempo weiterentwickeln und die Basis für eine andere Rolle der Menschheit sein. Das Internet hat die bedeutendste Rolle in unserer technologiebedingten Gesellschaft eingenommen. Das Web verändert unsere Welt mehr als das Auto oder das Flugzeug es getan haben. Nun hat Web 2.0 eine neue Welle der „Demokratisierung und des Abbaus von Hierarchien" in Amerika und in anderen Ländern gebracht, die sich langsam, aber unaufhaltbar ausbreitet und in einigen Jahren auch Deutschland erreichen wird. So beruht Wikipedia auf den Beiträgen von tausen-

den von Leuten statt der üblichen wenigen Fachexperten eines Lexikons. Oder Leute, die an einem Film interessiert sind, fragen per Internet Freunde oder Bekannte (einschließlich „online"- Bekanntschaften), die den gleichen Geschmack haben, anstatt sich auf Filmkritiker bei der Entscheidung zu stützen, ob man einen Film ansehen sollte. Das Internet ändert unsere Welt und unser Denken auf unterschiedliche Weise. Der Rahmen dieses Artikels erlaubt nicht, die verschiedenen Blickwinkel zu beleuchten. Jedoch sind vier Elemente wichtig, da sie auch das Gesundheitswesen beeinflussen. Erstens erlaubt das Internet völlig neue Kommunikationsstile (communication patterns), zweitens bringt es die Unterschiede zwischen Informationen, Daten und Wissen in den Vordergrund, drittens ermöglicht es eine Demokratisierung der Gesellschaft (mit allen guten und schlechten Eigenschaften), und viertens verlagert es das Schwergewicht unserer Gesellschaft vom Auswendiglernen und „im Kopf Daten aufzubewahren" zum Navigieren und Erkennen der Zusammenhänge. In der Zukunft ist das Kind, dass das Internet gut zu navigieren versteht und die Zusammenhänge erkennt, dem voraus, das sich auf sein Datenlernvermögen stützt. Es ist das Verstehen der großen Zusammenhänge, das Menschen in der Zukunft zu größerem Wissen verhilft. Fügen Sie zu diesem Wandel die Entwicklung hinzu, dass mobile Telefonapparate nur noch sekundär zum Telefonieren bestimmt, jedoch kleine und intuitive Computer- und Kommunikationsgeräte sind, die eine Unmenge von Informationen abrufen und verarbeiten können, dann haben Sie den Anfang einer neuen Informationsepoche charakterisiert. Diese wiederum ist durch neue Kommunikationsweisen geprägt. Es gab eine Zeit, in der es in Ordnung war, einen Brief nach Tagen oder auch Wochen zu beantworten. Heute erwartet man schnelle Antworten, sei es bei E-Mails oder Textübertragungen. Im Gesundheitswesen hat das Internet sieben Funktionen:

- Es bietet Ärzten, Krankenversorgern und Patienten eine Quelle aller Arten von Gesundheitsinformationen. Während in den Jahren zwischen 1997 und 2002 viele Ärzte vor dem Internet gewarnt haben, ist die Glaubwürdigkeit von Internetinformationen heute (fast) kein Thema mehr. Über 80 % der Amerikaner, die Fragen bezüglich der Symptome, Medikamente oder Therapien haben, schauen sich Informationen im Internet an. Nach den Statistiken des amerikanischen Manhatten-Instituts checken fast 50 % aller amerikanischen Patienten Internetinformationen aus, manchmal noch in der Praxis, wenn sie z. B. die Verträglichkeit eines neu verschriebenen Medikaments mit ihren anderen Medikamenten prüfen, wenn der Arzt kein vollständiges EPA-System hat. Natürlich befinden sich im Internet falsche Gesundheitsinformationen, die Patienten Schaden zufügen könnten. Jedoch sind der Prozentsatz und auch die Wahrscheinlichkeit, dass man sie „zufällig" findet, so klein, dass es schädlich wäre, wegen der Angst vor falschen Informationen das Internet nicht zu benützen oder zu empfehlen.

- Internetportale für Patienten spielen seit dem Beginn des neuen Jahrtausends eine wichtige Rolle im Gesundheitswesen. Hier stellen Versorger ihren Patienten wichtige Informationen zur Verfügung. In vielen Fällen beginnt ein Portal mit Informationen über derzeitige Medikamente, Allergien und zukünftigen Besuchsterminen. Labortestergebnisse oder Röntgenberichte sind oft der zweite Schritt. Nun braucht der Patient nicht mehr beim Arzt nach den Ergebnissen nachzufragen. Die führenden Portale, wie zum Beispiel bei Kaiser Permanente, werden regelmäßig von Millionen Patienten eingesehen.

- Aufgrund der generell mangelnden Interoperabilität der Computersysteme haben viele Versorger Portale für ihre Mitarbeiter eingerichtet. Hier können Krankenschwestern, Ärzte und anderes Personal Informationen über Prozesse, Klinikprozeduren und ähnliches einsehen.

- Patienten-Web-Sites sind für viele Ärzte ein noch nicht akzeptables Phänomen. Jedoch gibt es viele Web-Sites, die als Erfahrungsaustausch der Patienten fungieren. Wenn mehrere tausend Patienten frei über Medikamente, Prozeduren, und Auswirkungen diskutieren, dann ist im Gesundheitsbereich Health 2.0 erreicht. Meiner Schätzung nach gibt es im Jahr 2010 ca. 60 solcher Patienten-Web-Sites (die meisten in englisch), bei denen ca. 3 Millionen Patienten aktiv sind [1].

- Wie später beschrieben, wird die Lösung der persönlichen Kranken-/Gesundheitsakte (englisch: Personal Health Record – PHR) in vielen Ländern eingesetzt, wo die Interoperabilität der Versorgerinstitutionen versagt. Internationale Firmen wie Microsoft und Google bieten Patienten die Möglichkeit, ihre Gesundheitsdaten zu speichern und eventuell anderen Ärzten Zugriff zu gewähren, wenn man das für richtig hält. Grundsätzlich ist hier das Internet die Lösung, die viele Vorteile gegenüber einer Patientenkarte, USB Drive oder CD (compact disk) hat.

- Jedoch ist die persönliche Gesundheitsakte schon wieder überholt, da der Trend weg geht von dem statischen Datensatz, der vom Arzt oder Krankenhaus erstellt wird, hin zu einem aktiven Gesundheitskonto, das vom Patienten geführt wird und eine Mischung von Krankengeschichte und Patientenerfahrungen ist. Das heißt, was der Patient dem Arzt gesagt hat, wird hier verfeinert eingebracht.

- Letztlich hat das Internet die Rolle des „Aufbewahrers“ von Informationen und „Bereitstellers“ von Software übernommen. Diese Dienstleistungen sind unter „cloud computing“ und „SaaS“ zusammengefasst (um nur einige zu nennen) und werden im Jahr 2010 zunehmend von Krankenhäusern und Kliniken genutzt.

Der Einfluss des Internets auf das Gesundheitswesen darf nicht übersehen werden. Grundsätzlich stehen wir am Anfang einer Restrukturierung im Gesundheitswesen, die sechs Punkte einschließt und die Kommunikation in gewisser Weise auf den Kopf stellt:

- Patienten werden sich zunehmend mehr um ihre Gesundheit kümmern. Sie wollen zunehmend die medizinische Dokumentation der Krankengeschichte sehen und verstehen. In Amerika, wo jeder Patient das Recht hat, seine komplette Krankengeschichte zu sehen, machen ca. 40–60 % der Patienten davon Gebrauch. Weiterhin suchen ca. 50 % aller Patienten Rat und Unterstützung im Internet [2].

- Der „Behandlungsraum" wird nicht nur die Praxis oder das Krankenhaus sein, sondern er wird sich aufgrund neuer Kommunikationsformen virtuell zwischen Patienten und verschiedenen Versorgern aufteilen.

- Versorger werden dazu gedrängt, das kollektive Wissen von mehreren Ärzten, Spezialisten, Therapeuten in den Behandlungsprozess einzubringen, um die beste Behandlungsqualität zu erreichen.

- Das veraltete System, das sich nur auf die periodische und „anekdotische" Anamnese begründet, muss durch ein System ersetzt werden, das eine kontinuierliche Datenerfassung und Betreuung ermöglicht, das die Observationen des täglichen Lebens (OTL) einschließt [3].

- Das Gesundheitswesen muss durch die neuen Kommunikationsformen transparenter werden. Dies trifft sowohl für den finanziellen als auch den klinischen Gesundheitsbereich zu. Jeder Patient sollte die Möglichkeit haben, den Entscheidungsprozess des Arztes bezüglich der Selektion von Medikamenten oder Operationen (um nur einige zu nennen) nachvollziehen zu können. Dieser Vorgang sollte finanzielle als auch medizinische Optionen enthalten.

- Das Gesundheitssystem muss für Patienten und Ärzte bequemer (more convenient) werden. Wartezeiten sind zu verkürzen oder Arztbesuche können durch E-Mails reduziert werden. Statt sich in die Praxis schleppen zu müssen, kann E-Mail-Kommunikation das Leben eines Patienten erträglicher machen. Zwei Beispiele: Mit dem Versenden von einem Foto, z. B. von der Wunde eines Kindes, kann man entscheiden, ob ein Besuch beim Arzt wirklich notwendig ist. Oder, wenn Symptome auftreten, kann der Patient diese dem Arzt per E-Mail beschreiben. Die Antwort von der Klinik ist dann oft: „Ich verstehe Ihre Symptome, so wie Sie sie beschrieben haben. Jedoch lassen Sie bitte erst die folgenden Tests (im Labor, Röntgenabteilung usw.) machen, bevor Sie in die Praxis kommen." Dies wird in einer Reihe von amerikanischen Organisationen angewendet. Patienten wird empfohlen, eine „Agenda" für den Besuch im Voraus zu schicken, damit der Arzt in Ruhe entscheiden kann, wie man dem Patienten am besten hilft.

2. Der Anfang der Reform: Die elektronische Krankengeschichte

Vor Jahrzehnten wurde das Visionsbild eines intelligenten Wesens populär, das unsere Erde besucht und feststellt, dass die Menschen über sehr gute Dokumentationen von Häusern, Autos, Kraftwerken und Maschinen verfügen, jedoch fast keiner der über sechs Milliarden Menschen eine detaillierte Dokumentation des Gesundheitsablaufs hat, von der Geburt bis zum derzeitigen Alter, die alle Einflüsse, kleinere und größere Unfälle, Symptome, Behandlungen, Eingriffe und Entwicklungen dokumentiert. Es war der Anfang einer Bewegung, die das Ziel hat, eine elektronische Krankengeschichte einzuführen, die es allen Ärzten, die mit der Behandlung eines Patienten zu tun haben, ermöglicht, die notwendigen Daten zu sehen.
Die berühmte Mayo Clinic behandelt seit über 100 Jahren alle Patienten nach dem Prinzip, dass sich ein Team von Ärzten und Spezialisten über jeden Patienten beraten und Informationen austauschen sollte, weil damit den Patienten mehr geholfen werden kann. In einem komplizierten Krankenfall in den USA sind oft über 100 Ärzte und Spezialisten in die Behandlung eingebunden.
Die Krankengeschichte, die auf Papier geschrieben ist, kann normalerweise nur von einer Person gelesen werden. So hat sich schon in den 70er Jahren in amerikanischen Krankenhäusern der Brauch eingeschlichen, sich von wichtigen Dokumenten Kopien zu machen und im eigenen Büro aufzubewahren. Natürlich sind solche Kopien oft nicht auf den neuesten Stand gebracht worden und können somit zu falschen Schlüssen führen. Weltweit wurde deshalb erkannt, dass nur die elektronische Krankengeschichte dem Informationsbedarf eines guten Gesundheitssystems gerecht werden könnte, weil diese gleichzeitig von mehreren Versorgern eingesehen werden und auch entsprechend ergänzt werden kann.
Die anfängliche Vision der elektronischen Krankengeschichte bezog sich somit auf eine digitale Akte, die von all den Leuten eingesehen und ergänzt werden kann, die in einer Klinik oder in einem Krankenhaus direkt oder indirekt mit der Patientenbehandlung zu tun haben. Somit ist der Hauptzweck der elektronischen Krankengeschichte, eine „Kommunikationszentrale" für all diejenigen zu sein, die Informationen für ihre Entscheidungen brauchen. Heute kann man die Versorgungsqualität in direktem Zusammenhang zu der elektronischen Krankengeschichte bringen. In den

USA werben führende Institutionen, wie zum Beispiel Cleveland Clinic oder Kaiser Permanente mit dem (frei übersetzten) Werbeslogan „Wenn Sie gut behandelt werden wollen, so kommen Sie zu uns. Wir haben die richtigen Informationen durch ein gutes elektronisches Krankengeschichtssystem." Die Elektronische Patientenakte (EPA) soll so viel wie möglich über einen Patienten aussagen können, um eine hohe Versorgungsqualität zu ermöglichen. Viele Ärzte gehen nun noch einen Schritt weiter: Bevor der Patient die Praxis verlässt, bekommt er die Eintragungen des Besuchs zu sehen und hat die Möglichkeit, etwaige Korrekturen zu empfehlen. In diesen Fällen ist die Korrektheit der Dokumentation weiter erhöht.
Später entstand die Vision, innerhalb eines Krankenhauses oder einer Klinik die elektronische Krankengeschichte als Kommunikationszentrale zu erweitern. Statt nur die Kommunikationszentrale für eine Organisation zu sein, soll die elektronische Gesundheitsakte Kommunikationszentrale für alle Versorger sein, die mit der Gesundheit eines Patienten zu tun haben. Alle Versorgungssparten sollten eingeschlossen werden, also vom Chiropraktiker bis zum Zahnarzt, vom Therapeuten bis zum ausgefallenen Spezialisten. In der umfassendsten Stufe sprechen wir von der elektronischen Gesundheitsakte, die neben den oben genannten auch noch die Wellness- und Fitnessversorger einschließt, d. h. von der Masseuse bis zum Trainer oder Coach eines Fitnessclubs.
Es geht hier nicht nur um die Gesundheitskommunikation von Patienten, sondern auch von Leuten, die sich nicht als Patienten bezeichnen würden, die seit langer Zeit nicht beim Arzt waren und sich als ziemlich „gesund" betrachten, dennoch daran Interesse haben, ihre Gesundheit zu managen. Sowohl die Elektronische Patientenakte als auch die Gesundheitsakte setzen voraus, dass volle Interoperabilität zwischen den verschiedenen Systemen der Krankenhäuser, Arztpraxen, Kliniken und anderen Versorgungsstätten geschaffen wird.
Seit über 30 Jahren versuchen medizinische Informatiker, eine Lösung zu finden. Während ein Teil der technischen und systematischen Interoperabilität erreicht wurde, gibt es immer noch große Schwierigkeiten mit der semantischen Interoperabilität. Diese erfordert, dass man universale Definitionen, Begriffe, Kodierungssysteme und Nomenklaturen verwendet. Leider sind die Versuche, SNOMED CT (Systematized Nomenclature of Medicine – Clinical Terms) flächendeckend international einzuführen, weitgehend gescheitert. Eine kurzfristige Lösung ist nicht in Sicht.
Deshalb ist in den meisten Ländern nur die elektronische Krankengeschichte installiert, die innerhalb eines Krankenhauses oder innerhalb einer Poliklinik als Kommunikationszentrale fungiert.
Während diese organisationsbezogene Krankengeschichte bei vielen Versorgern installiert ist, hat fast noch keine Region eine flächendeckende Gesundheitsakte, die alle Wellness-, Fitness- und Gesundheitsversorger verbindet.

3. Persönliche Gesundheitsakten und Patientenkarten

Weil ein flächendeckendes interoperables Gesundheitsaktensystem in näherer Zukunft nicht zu erwarten war, kam in den späten 1980er Jahren die Idee auf, dass der Patient selbst die Interoperabilität herstellen könnte. Man gibt z. B. dem Patienten eine digitale Kopie seiner Patientenakte, damit er diese Informationen anderen Versorgern zur Verfügung stellen kann. Damit wird die Versorgungsqualität verbessert, weil die notwendigen Informationen zur Verfügung gestellt werden können. Hiermit könnte man gleich zwei Probleme lösen: Einmal die Interoperabilität herstellen und zum anderen das Recht des Patienten garantieren, Informationen nur dann weiter zu geben, wenn er es für richtig hält. Theoretisch kann auch der Patient entscheiden, welche Daten er zur Verfügung stellt, und welche nicht.
Dass der Patient seine eigenen Gesundheitsinformationen managed und diese mit Ärzten und Anderen nach Bedarf und Belieben teilt, war in den 1980er Jahren eine weit verbreitete Vorstellung, die sehr erfolgversprechend erschien. Die Zeit von 1980 bis 1995 war auch die Epoche der Karten. Produziert aus Papier (Karton) und Plastik, wurden diese Karten immer mehr als Kreditkarten und Identifizierungskarten benützt. So war es für amerikanische Geschäftsleute in den 1990er Jahren nicht ungewöhnlich, bis zu 25 Karten im Geldbeutel zu haben. Die Erfolge der Industrie veranlassten diese, Karten nicht nur als Identifizierungsobjekte zu vermarkten, sondern sie auch als Datenträger einzusetzen. Vier Technologien konkurrierten in einem riesig erscheinenden Markt. Die billigste und einfachste Technologie enthielt mehrdimensionale Strichkodierungen (wie sie in einfacher Form für Lebensmittel benützt werden). So konnte man bis zu tausend Buchstaben und Ziffern auf der Karte speichern. Die zweite Technologie war die optische Karte, die bis zu 500 Seiten Informationen speichern konnte, aber wegen des Lesegerätes viel langsamer und teurer war. Die dritte Technologie hat einen Magnetstreifen, der bis zu 200 Ziffern speichern kann. Die Magnetstreifenkarte ist bis heute weltweit die erfolgreichste. Und die vierte Technologie hat einen kleinen Computerchip integriert, der sowohl Kommunikation als auch beschränkte Datenspeicherung erlaubt.
Diese Karten begeisterten immer mehr Gesundheitsinformatiker. In vielen Pilotprojekten in Frankreich, Spanien, Italien, England und vielen anderen Ländern wurden die Karten eingesetzt. Dabei stellte sich heraus, dass Karten aus vier Gründen nicht als Datenträger für persönliche Gesundheitsakten verwendet werden sollten. Das erste Problem ist die mögliche Kartenverwechslung. In Kalifornien wurden beispielsweise in einem Pilotprojekt mehrere tausend Karten ausgegeben. In einer Familie passte eine spanische Großmutter auf acht Enkel auf. Als ein Enkel durch einen unvorhergesehenen Unfall schwer verletzt wurde, nahm die Großmutter aus der Schublade die Karte mit den Patientendaten, die ihrer Meinung nach zu dem kleinen Jose

Miguel gehörte. Es war aber die Karte eines Cousins (mit dem gleichen Namen) und eine Bluttransfusion der falschen Blutgruppe hatte verheerende Folgen. Auch wurde herausgefunden, dass Nichtversicherte die Gesundheitskarte von versicherten Verwandten und Bekannten benutzten. Natürlich hätte man ein digitales Bild auf der Karte aufbringen sollen, aber das bringt zusätzliche Kosten und eine umständliche Organisation mit sich. Ist die Möglichkeit der Kartenverwechslung ein Problem, so darf man das Problem der Datenaktualität nicht unterschätzen. Rund 40 % der relevanten Daten erreichen die Arztpraxis nachdem der Patient schon gegangen ist. Das bedeutet, dass auf der Patientenkarte immer nur ein Teil der aktuellen Daten gespeichert werden kann. Labordaten und andere diagnostische Testdaten, die auf der Karte gelesen werden, sind fast immer veraltet. Auch hat sich gezeigt, dass Patienten oft die Patientenkarte vergessen oder nicht finden, wenn sie zum Arzt gehen. In solchen Fällen wird dann eine neue Karte angelegt, auf die alte und neue Daten gespeichert werden. Wenn der Patient nun die Karte wiederfindet, benutzt man in der Regel die alte, ursprüngliche Karte, die natürlich veraltete Daten hat. Das Problem der Aktualität von Patientenkarten sollte nicht übersehen werden.
Deutsche und europäische Versuche, Patientendaten durch Kartensysteme interoperabel zu machen, stützen sich weitgehend auf einen Notfalldatensatz, der die wichtigsten Notfalldaten enthält. Solche Notfalldaten wurden in den 1980er Jahren entwickelt und bestehen aus statischen Daten, wie z. B. Blutgruppe sowie Langzeitdiagnosen. Viele amerikanische Ärzte sind der Meinung, dass ein Notfalldatensatz zu restriktiv ist und deshalb nicht als Grundlage des Datenaustauschs benutzt werden sollte. Mehrere tausend Ärzte haben sich jahrelang damit beschäftigt, ob man sich auf einen Datensatz einigen könnte, der den relevanten und aktuellen Gesundheitsstatus eines Patienten einem anderen Versorger vermitteln kann und das unabhängig von den Erfordernissen des Facharztes. Das Ergebnis war die Continuity of Care Record (CCR), ein umfangreicher medizinischer Datensatz für die Kommunikation des Gesundheitszustandes mit den verschiedenen Diagnosen sowie den relevanten Medikamenten und Dienstleistungen verschiedener Versorger.
Während in vielen Ländern die Idee der Patientenkarte teilweise oder ganz aufgegeben wurde, blieb man in Deutschland bei der Patientenkarte, die mit einem Chip ausgestattet ist. Ende der 1990er Jahre war dann das Internet gut etabliert, so dass die meisten Informatiker die Patientenkarte nur noch als möglichen Identifizierungsträger sahen und ein Online-System aufgrund grundlegender Vorteile mittels schnellem Zugriff zu aktuellen und relevanten Daten die Patientenkartenidee überholte.
Eine weitere Entwicklung hat sich im ersten Jahrzehnt des 21. Jahrhunderts erfolgreich etabliert, nämlich der USB-Stick. Ein solcher Stick könnte leicht die Aufgaben einer Patientenkarte übernehmen und wäre billiger, weil er kein spezielles Lesegerät braucht. Jedoch hat er einige der anderen oben aufgeführten Schwächen.

Dagegen ist natürlich eine sichere Internetvernetzung von großem Vorteil. Die Idee eines Speicher-Tokens in Karten- oder anderer Form ist weitgehend überholt. Die Kommunikation zwischen Ärzten und Patienten kann viel besser über sichere E-Mails, Web-Portale und mHealth-Kommunikation (vgl. Kapitel 6.) durchgeführt werden. Die anfänglichen Bedenken hinsichtlich der Internetsicherheit sind langsam zerstreut worden. Natürlich findet man hier große Unterschiede zwischen verschiedenen Ländern und Kulturen. Während man in Europa – besonders in Deutschland – erst langsam akzeptiert, dass das Internet als sicheres Kommunikationsmittel benutzt werden kann, ist man in den USA hier mehrere Jahre voraus. Im Gesundheitsbereich gibt es im Jahr 2010 mehrere tausend Portale, die von Ärzten, Kliniken, Krankenhäusern, Altersheimen, Versicherungsunternehmen und vielen anderen betrieben werden. Web-Portale bieten dem Patienten nur bestimmte Daten, wie zum Beispiel nächste Termine, verschriebene Medikamente oder Labortests an. Dagegen sind web-basierte persönliche Krankengeschichten Datensätze, die die Krankengeschichte summieren und dem Patienten die Möglichkeit geben, seine Patientendaten zu verstehen und sogar zu managen. Während Google und Microsoft den größten Marktanteil an „kommerziellen" persönlichen Krankengeschichten haben, sind es Versorger wie die Veterans Administration und Kaiser Permanente, die Millionen Patienten die persönliche Krankengeschichte in Web-Portalen zur Verfügung stellen. Die meisten dieser Datensätze benützen den oben genannten CCR-Datensatz.

4. Notwendige Patientendaten auf dem Handy?

Seit dem Jahre 2002 kursiert die Idee, dass statt der Patientenkarte mobile Telefone als Speicher- und Kommunikationsgeräte benutzt werden können. Dies könnte durch einen Chip (ähnlich wie bei der Karte) geschehen. Wenn man also ein Handy als Träger und Verbindung zu weiteren Patienteninformationen benützt und die Kommunikation verschlüsselt, könnte man sich die umständlichen Kartenlesegeräte sparen. Verschiedene Firmen haben diese Lösung getestet, aber keine ist erfolgreich gewesen. So muss man auf diese Lösung noch einige Jahre warten.
Dagegen hat sich eine andere Art der Patientenidentifizierung erfolgreich durchgesetzt. Ein Handy kann leicht mit entsprechender Software für Identifizierungszwecke benützt werden. So kann z. B. ein Junge, der ständig sein Handy benutzt, auch durch dieses identifiziert werden. Wenn er in der Klinik mit seinem Handy anruft, bekommt er die Nachricht „Hallo Harald, rufst Du wegen Deiner Medikamente an oder möchtest Du einen Termin mit dem Herrn Doktor?" Natürlich werden Patienten in solchen Fällen streng darauf aufmerksam gemacht, dass niemand außer ihnen das Handy benützen darf.

War die persönliche Gesundheitsakte, die ein Patient mehr oder weniger als Kopie der offiziellen Krankengeschichte managed, ein internationales Projekt des ersten Jahrzehnts, so geht die Entwicklung nun einen Schritt weiter. Neue Web-Portale, wie zum Beispiel „Keas.com“ erlauben dem Patienten eine bedeutendere Rolle einzunehmen. Dabei hat er auch die Möglichkeit, Ärzte als „Coaches“ einzusetzen.

5. Kommunikationsrevolution

Wie oben beschrieben, laufen diese Kommunikationsänderungen auf einen grundlegenden Umschwung im Gesundheitswesen hinaus. Einige Informatiker behaupten sogar, dass neue Kommunikationsweisen unser Gesundheitssystem mehr verändern werden als Nanotechnologie, DNA-Erfolge oder neue personalisierte Medikamente.
An der Universität von Wisconsin wurde eine Reihe von Versuchen gemacht, die gezeigt haben, dass die Behandlungsqualität in direktem Zusammenhang mit der kontinuierlichen Kommunikation steht. Das zukünftige Ziel muss sein, statt des kurzen Informationsaustauschs sich per E-Mail, Textmessages, Foto- oder Videoübertragung zu verständigen. Was für den Patienten vielversprechend ist, kann für den Arzt zum Alptraum werden. So fürchten viele Versorger, dass sie in der Flut von E-Mails und Textmessages „ertrinken“, wenn plötzlich hunderte oder tausende dieser Patientenmitteilungen eintreffen. Der administrative Zweig des Gesundheitswesens muss hier neue Lösungen schaffen, die einen solchen Informationsfluss gemäß Dringlichkeit und Wichtigkeitsgrad sortieren und bearbeiten. Der andere Zweig dieser Kommunikationsrevolution ist die Kollaboration. Gute medizinische Versorgung hängt in gewisser Weise von dem kollektiven Wissen einer Reihe von klinischen Experten ab. Ihr verbundenes Wissen ist grundsätzlich mehr wert als das Wissen eines Einzelnen. So berichten amerikanische Ärzte, dass es sehr hilfreich ist, einen älteren, erfahrenen oder auch einen jüngeren Kollegen (der eine frische Alternative anbieten kann) mal kurz zu befragen. Ziel vieler Krankenhäuser ist es, ein Kommunikationssystem zu schaffen, das es ermöglicht, dass ein Team von Ärzten, Krankenschwestern, Therapeuten und anderen Spezialisten mit ihrem kollektiven Wissen die beste Behandlung geben kann.

6. mHealth

Wenn man zu diesen Entwicklungen nun das Phänomen des mobilen Telefons hinzufügt, dann erhält man mHealth. Neue Gesundheitskommunikation mit medizinischen Applikationen wird durch mobile Telefon- und Kommunikationssysteme ermöglicht. mHealth ist eine weltweite Bewegung. In entwickelten Ländern hilft

mHealth Interoperabilität herzustellen und die Behandlungsqualität zu steigern. Wie oben beschrieben, wird das Gesundheitssystem effektiver. Die Zahl der Arztbesuche kann reduziert werden durch E-Mail und andere Kommunikation. Patienten, Versicherungsträger und Versorger werden Vorteile erringen durch mHealth.
Handys, Textmessages und E-Mails verändern Kommunikationssysteme weltweit. Hat man früher einen Brief geschrieben und Tage oder Wochen auf eine Antwort gewartet, so ist ein junger Mensch es heutzutage nicht gewohnt, lange auf Antworten zu warten. Eine prompte Antwort wird besonders in Textsystemen erwartet. Natürlich gibt es Leute, die Angst haben vor dem ständigen „man könnte mich erreichen". So haben selbst Studenten gesagt, dass sie gerne während der Woche „frei" sein wollen und nur zum Wochenende ihre E-Mails checken. Andere wiederum behaupten, dass es völlig unzeitgemäß ist, gewisse Zeitspannen zu haben, die die Kommunikation beschränken. Es darf nicht sein, dass man montags bis freitags eine „Berufsperson", dann vielleicht eine „Sportperson" oder „Privatperson" ist. Die Kommunikationsart der Zukunft verlangt von einem modernen Menschen, dass man persönlich und beruflich in verantwortungsvoller Weise die eingehenden Nachrichten beantwortet und bearbeitet. Es ist das „Wahrzeichen" des Knowledge-Workers. Das Gleiche gilt für das Gesundheitswesen. Alle, die in den Gesundheitsprozess eingebunden sind, sollten a) alle möglichen Informationen haben, die zur Behandlung oder Beratung notwendig sind, b) größtmöglichen Zugang zu allem medizinischen Wissen haben, c) die Möglichkeit haben, Kollegen mit in den Entscheidungsprozess (decision making) einzuschließen und d) Patienten ermutigen, aktive Partner bezüglich ihrer Gesundheit zu sein. In den USA kursiert das neue Sprichwort: Im Gesundheitsbereich kann man die Leute als verantwortlich bezeichnen, die ihren Gesundheitszustand und die Gesundheitsprobleme kennen und verstehen, damit Krankheitssymptome leichter erkannt werden und besser gemanaged werden können. Diejenigen, die an einer chronischen Krankheit leiden, haben die Pflicht, miteinander und gegenüber Anderen ihre Erfahrungen auszutauschen, um für sich selbst und für Andere das Leben zu erleichtern. Dies ist eine völlig neue Sichtweise!
Lassen Sie mich zum Schluss die neue Kommunikation an einem konkreten Beispiel erläutern. Ein Patient (inzwischen bekannt als e-patient Dave [4]) fühlte sich nicht wohl und schrieb per E-Mail seinem Arzt eine Agenda, warum er nach Boston kommen und den Rat des Arztes einholen wollt. Er meinte, dass er ziemlich gesund wäre. Die Röntgenaufnahme zeigte jedoch einen Schatten, der durch Kollaboration sehr schnell als fortgeschrittener Nierenkrebs diagnostiziert wurde. Dave, ein medizinischer Laie, suchte alle möglichen Informationen über Nierenkrebs im Internet und schloss sich einer Patientengruppe im Internet an, in der Leute, die entweder Nierenkrebs haben oder Nierenkrebs überlebt haben, ihre Erfahrungen austauschen. Dave konnte hier viel über einige schwierige Behandlungsmethoden lernen, von denen er

durch seine Ärzte und Krankenschwestern nicht im Detail unterrichtet worden war. Statistisch ist der Prozentsatz der Patienten, die schweren Nierenkrebs überleben, gering. Jahre nach seiner Behandlung gibt Dave anderen Patienten Rat. Aufgrund des Wissens und seiner Erfahrungen hat er sogar schon führende Ärzte und Professoren bei medizinischen Kongressen korrigiert. Er ist ein lebendes Beispiel, wie die elektronische Krankengeschichte in Verbindung mit Arztkollaboration und internetbasierender Patientenkooperation Patienten helfen kann.
Wenn man die vielen Entwicklungen in der Medizin betrachtet, dann gibt es viele Menschen die glauben, dass in der Zukunft DNA-Entwicklungen, Nanotechnologie, personalisierte Medikamente und andere medizinisch-technologische Entwicklungen das Gesundheitswesen der Zukunft grundlegend verändern werden. Das mag sein, aber die neuen Kommunikationsweisen (wie oben beschrieben) werden einen größeren Einfluss haben als die technologischen Entwicklungen.

Schlüsselwörter: Elektronische Patientenakte, mHealth, Elektronische Gesundheitsakte, neue Kommunikationswege im Gesundheitswesen, Patientenkarte

7. Literatur

[1] Als Beispiel: http://www.patientslikeme.com (15.05.2010).
[2] Manhattan Research: http://www.manhattanresearch.com (15.05.2010).
[3] Observations of Daily Living, University of Wisconsin: http://www.projecthealthdesign.org (15.05.2010).
[4] http://www epatientdave.com (15.05.2010).

Auswirkungen der Personalisierten Medizin auf die klinische Forschung – Wie sieht die Statistik der Zukunft aus?

W. Lehmacher

Universität zu Köln, Institut für Medizinische Statistik, Informatik und Epidemiologie, Kerpener Straße 62, D-50931 Köln

1. Anwendungen der Personalisierten Medizin

Neue Ideen für medizinische Verfahren werden meist aus grundlagenwissenschaftlichen Untersuchungen, aus der Auswertung epidemiologischer Studien oder auch einfach aus pragmatischen Überlegungen heraus entwickelt. So umfasst die klinische Forschung heute ein weites Spektrum von der Grundlagenforschung bis zur patientennahen klinischen Testung. Im Sinne der Evidence-based Medicine (EbM) müssen alle Interventionen vor ihrer routinemäßigen Anwendung durch klinische Studien, d. h. durch prospektive kontrollierte, möglichst auch randomisierte, Studien evaluiert werden und so ihren Wirksamkeitsnachweis bestehen (Abb. 1). Dies gilt für alle therapeutischen, diagnostischen, prognostischen und präventiven Verfahren [1], auch wenn im Weiteren besonders die Problematik therapeutischer Forschung betrachtet wird. Typischerweise werden vor der Marktzulassung randomisierte klinische Studien durchgeführt, die für Patienten mit einer bestimmten Indikation den Wirksamkeitsnachweis einer neuen Behandlung erbringen; dabei werden sie sorgfältig nach medizinischen und methodischen Gesichtspunkten geplant und entsprechend ihrem hohen Stellenwert nach Good Clinical Practice durchgeführt.

Beispiel 1: Bei der HOPE-Studie [2] an über 9.300 Patienten ergab sich eine Rate kardiovaskulärer Ereignisse von 14,0 % in der Verum- und 17,8 % in der Placebogruppe, also eine absolute Risikoreduktion von RD = 17,8 % – 14,0 % = 3,8 % und eine „Number Needed to Treat" von NNT = 28 bzw. einer relativen Risikoreduktion von RRR = 3,8 % / 17,8 % = 21,3 %.

Wie dieses Beispiel zeigt, werden oft an großen Kollektiven relativ kleine Effekte statistisch herausgearbeitet. Es bleibt meist unklar, warum so viele Patienten der Verumgruppe doch als Nonresponder bzw. Patienten der Placebogruppe als Responder

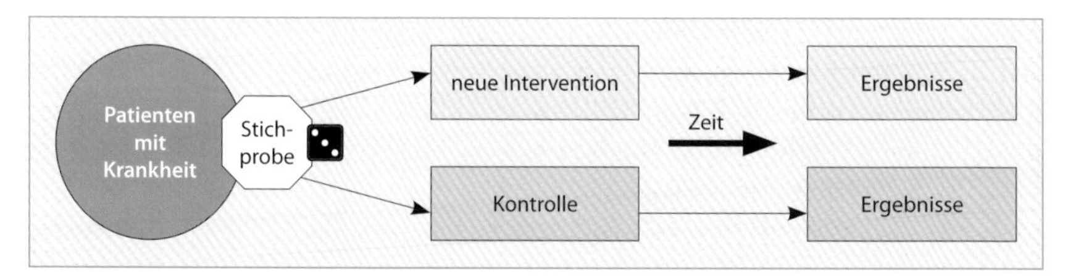

Abb. 1 Struktur einer randomisierten klinischen Studie.

bzw. auf Erfolge reagieren. Subgruppenanalysen werden durchgeführt, um herauszufinden, ob die Wirkung innerhalb des gesamten Kollektivs homogen ist oder welche Subgruppen von Patienten von der Therapie besonders gut oder schlecht profitieren. Aber solche Subgruppenanalysen sind statistisch oft problematisch und werden oft auch nicht konsequent weiterverfolgt, insbesondere, wenn sie nicht zu deutlich ausfallen.

In vielen pharmazeutischen Anwendungen resultiert dann das Prinzip „eine Pille für alle Patienten" bzw. „One-Size-Fits-All", das unter Praxis- und Sicherheitsaspekten gewisse Vorteile in der Versorgung bietet, aber sicher auch aus Marketingaspekten gerne genutzt wird. Die Personalisierte oder individualisierte Medizin [3] möchte in ihrer praktischen Anwendung durch Biomarker gesteuert

- genauere Diagnosen,
- bessere Früherkennung bzw. Prävention durch Risikostratifikation,
- bessere Prognosen und Therapieoptionen bei Erkrankten,
- gezielte Therapieoptionen auswählen sowie
- bessere Verlaufskontrollen bei Erkrankungen (auch durch bildgebende Verfahren) ermöglichen.

Unter Biomarkern sind hier allgemein alle biochemischen, anatomischen, morphologischen, zytologischen oder genetischen Variablen (Merkmale) zu verstehen, die eine Bewertung von Krankheitseigenschaften oder pharmakologischen Reaktionen ermöglichen.

Im Weiteren soll besonders die therapeutische Forschung diskutiert werden; im Sinne der Pharmakodiagnostik werden Therapieoptionen in Abhängigkeit von dem Ergebnis eines Tests auf entsprechende Biomarker ausgewählt.

Die Überlegung, nicht auf alle Patienten die gleichen medizinischen Verfahren anzuwenden, sondern in Abhängigkeit der Kenntnis individueller Eigenschaften des Patienten oder der Krankheit spezifische Verfahren auszuwählen und dadurch den

Patientennutzen zu vergrößern, ist unmittelbar einleuchtend. Beispielsweise werden bei bakteriellen Infektionen statt allgemeiner Breitbandantibiotika möglichst spezifische Antibiotika in Abhängigkeit von den befallenen Organen und nachgewiesenen Keimen ausgewählt. Aber selbst einfache Marker – wie das Geschlecht – finden in der praktischen Anwendung von Pharmaka weniger Beachtung, als dies medizinisch wünschenswert und wissenschaftlich bereits möglich wäre [4]. Während diese Konzepte der Personalisierten Medizin bereits seit Langem diskutiert werden, gibt es derzeit nur sehr wenige konkrete Anwendungen. Im August 2009 waren in Deutschland nur 14 Medikamente zugelassen, die über einen pharmakogenetischen Marker in ihrer individuellen Anwendung gesteuert werden müssen (Tabelle 1) [5].
Viele weitere medizinische Maßnahmen werden noch nicht völlig individualisiert gesteuert, sondern nach bestimmten Parametern risikoadaptiert: Zum Beispiel werden Screeningmaßnahmen in der Prävention auf Gruppen mit erhöhtem Risiko fokussiert, um die Anzahl der falsch-positiven Individuen zu beschränken und den positiven prädiktiven Wert zu erhöhen, oder aufwendige Diagnosen werden bei besonderen Verdachtsfällen bzw. Kranken mit hohem Risiko angewandt, oder Therapien oder das Erreichen von Zielwerten werden in Abhängigkeit von Komorbiditäten festgelegt, z. B. über den Euro-Score für das 10-Jahres-Risiko [6]. Dies wird auch als „Risikofaktorenmedizin" oder „stratifizierte Medizin" bezeichnet.
Der Übergang von der „generellen" über die „stratifizierte" zur „individuellen" Medizin ist stufenlos. Man wird spezielle Subgruppen identifizieren, bei denen ein Verfahren besonders gute Diagnostik- oder Therapieerfolge verspricht; diese Erfolge werden meist nur statistischer Art sein in dem Sinn, dass in dieser Subgruppe im Mittel bessere Erfolge zu erreichen sind. Im Idealfall werden diese Subgruppen immer weiter verfeinert und bestehen schließlich aus wenigen Individuen, und in einer solchen Gruppe wird nahezu homogen völliger Erfolg bzw. Misserfolg zu erzielen sein [7].

2. Klinische Evaluation

Auch für praktische Anwendungen der Personalisierten Medizin gilt, dass ihre Wirksamkeit im Sinne der EbM prinzipiell durch klinische Studien belegt werden muss. Wenn z. B. überprüft werden soll, ob bei Vorliegen eines positiven oder negativen Markers (Testergebnisses) Therapie A oder B Vorteile bringt, muss nicht nur einfach A gegen B getestet werden, sondern es müssen zusätzlich die Test-Positiven bzw. Test-Negativen als Subgruppe berücksichtigt werden [8].

Tabelle 1 Zugelassene Arzneimittel mit pharmakogenetischem Vortest (nach vfa).

Name	Indikation	Test auf …	Konsequenz	Bemerkungen
Abacavir	HIV/ Aids	Vorhandensein des HLA-B*5701-Allels (erhöht Risiko für Überempfindlichkeit)	keine Anwendung bei positivem Test	positives Testergebnis bei ca. 5 % aller Patienten; bei 48–61 % Überempfindlichkeitsreaktion; vor Test-pflicht Hinweis auf mögl. schwere Nebenwirkungen
Azathioprin	Immun-suppressivum	Thiopurin-Methyltransferase (TPMT)-Mangel durch Gen- oder Enzymtest wegen mögl. extr. myelosuppressiver Wirkung	keine Anwendung bei positivem Test	positives Testergebnis bei ca. 0,3 % der Patienten, 10 % mit mittlerem Risiko; Test nur empfohlen, wenn sofort volle Dosis gegeben werden muss
Cetuximab	Darmkrebs	auf nicht-mutiertes (Wildtyp) KRAS-Gen	Anwendung nur bei nicht-mutierter KRAS-Variante	nicht-mutierte KRAS-Variante bei ca. 40 % der Patienten
Dasatinib	ALL	Philadelphia Chromosom; per FISH oder PCR (Polymerase Kettenreaktion)	Anwendung nur bei positivem Test	positives Testergebnis bei ca. 30 % der ALL-Patienten
Erlotinib	Lungenkrebs	Überexprimierung des epidermal growth factor receptors (EGFR)/HER1	Anwendung nur bei EGFR-positiven Tumoren	
Gefitinib	Lungenkrebs	Überexprimierung des epidermal growth factor receptors (EGFR)/HER1	Anwendung nur bei EGFR-TK positiven Tumoren	positives Testergebnis bei ca. 10–15 % der Patienten
Imatinib	ALL, CML	Test auf Philadelphia-Chromosom; per FISH oder PCR (Polymerase Kettenreaktion)	Anwendung nur bei positivem Test	positives Testergebnis bei ca. 30 % der ALL-Patienten
Lapatinib	Brustkrebs	HER2-Überexprimierung; Immunohistochemistry (IHC)	Anwendung nur bei HER2-Überexprimierung	HER2-Überexprimierung bei ca. 25 % der Patientinnen; mehrere Tests vorhanden
Maraviroc	HIV/Aids	Kombinationstherapie-resist., an den CCR5-Rezeptor andockende CCR5-trope HI-Viren	Anwendung nur bei positivem Test	
Mercaptopurin	Brustkrebs	Thiopurin-Methyltransferase (TPMT)-Mangel durch Gen- oder Enzymtest wg. mögl. extr. myelosuppress. Wirkung	keine Anwendung bei positivem Test	positives Testergebnis bei ca. 0,3 % der Patienten, 10 % mit mittl. Risiko; Test wird nur für den Fall empfohlen, dass sofort volle Dosis gegeben werden muss
Nilotinib	CML	Philadelphia-Chromos. per FISH oder PCR	Anwendung nur bei positivem Test	positives Testergebnis bei ca. 95 % der CML-Patienten
Panitumumab	Darmkrebs	nicht-mutiertes (Wildtyp) KRAS-Gen als Biomarker	Anwendung nur bei nicht-mutierter KRAS-Variante	nicht-mutierte KRAS-Variante bei ca. 40 % der Patienten
Tamoxifen	Brustkrebs	die Expressionsratio zweier Gene (HOXB13-IL17BR; Risiko des Wiederauftretens der Erkrankung)	entspr. Testergebnis Monotherapie (M) mit Tamoxifen oder Kombination M adjuv. Chemotherapie	
Trastuzumab	Brustkrebs	HER2-Überexprimierung; Nachweis HER2-Proteine oder Zahl der Genkopien	Anwendung nur bei HER2-Überexprimierung	HER2-Überexprimierung bei ca. 25 % der Patienten; mehrere Tests vorhanden

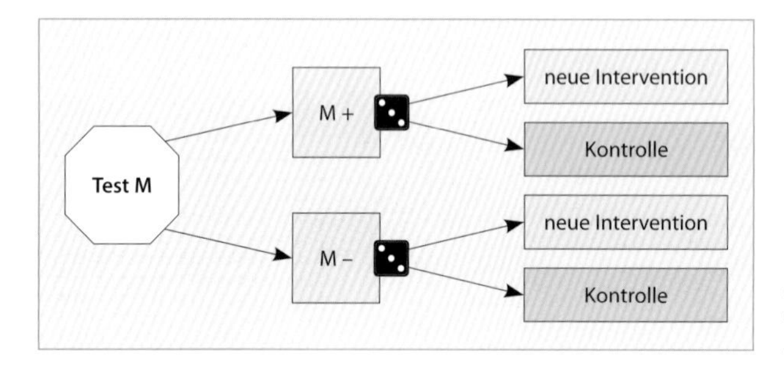

Abb. 2
4-armige Studie in Abhängigkeit des Markers.

Dies vergrößert naturgemäß die notwendigen Stichprobenumfänge klinischer Studien, da diese oft als 4-armige Studien durchgeführt werden müssen (Abb. 2). Wenn von Vornherein klar ist, dass nur bei positivem (oder negativem) Marker ein neues Verfahren besser sein kann als die Kontrolle, kann man im Sinne eines Enrichment-Designs nur die testpositiven Fälle in die Studie einbeziehen (Abb. 3). Oft ist aber a priori nicht klar, dass es eine Effekt-Modifikation nur bei positivem (oder negativem) Marker gibt. In der Abb. 4 sind mehrere Szenarien der Ergebnisse solcher Studien dargestellt:

a Es kann sein, dass der Marker eine generelle prognostische Bedeutung hat in dem Sinne, dass bei positivem Marker (M+) eine bessere Erfolgsrate als bei negativem Marker (M-) auftritt, aber der Unterschied Δ zwischen dem neuen Verfahren (N) und der Kontrolle (K) bei beiden Ausprägungen des Markers identisch ist (keine Interaktion).
b Es kann sein, dass bei einer Ausprägung des Markers z. B. (M+) ein Unterschied Δ zwischen dem neuen Verfahren (N) und der Kontrolle (K) besteht, aber nicht bei der anderen Ausprägung (M-) (Interaktion).

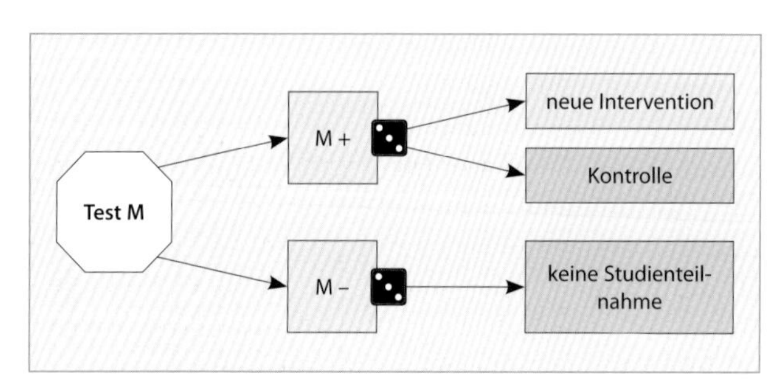

Abb. 3
Enrichment Design.

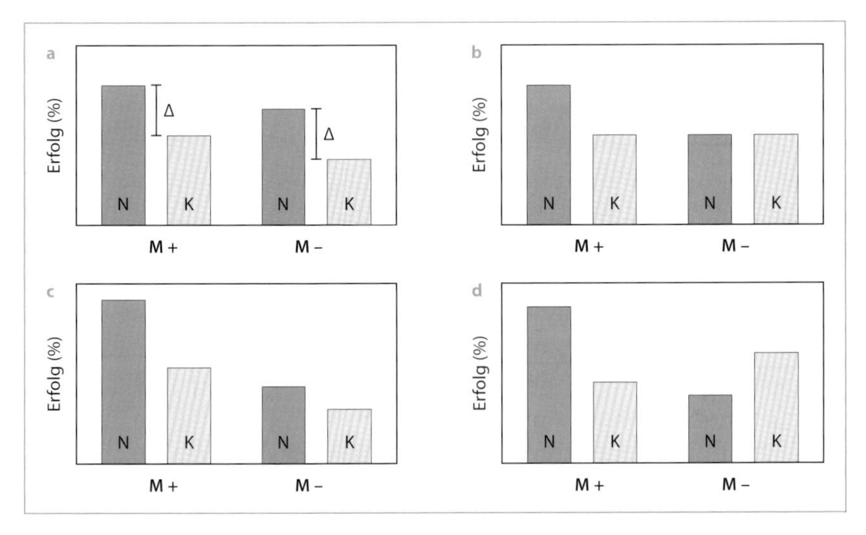

Abb. 4 Szenarien der Effekt-Modifikation bei Biomarkern.

c Es kann sein, dass bei einer Ausprägung des Markers z. B. (M+) ein deutlicher Unterschied Δ zwischen dem neuen Verfahren (N) und der Kontrolle (K) besteht, aber bei der anderen nur in geringerem Umfang (geringe quantitative Interaktion).

d Es kann sein, dass bei einer Ausprägung des Markers z. B. (M+) ein deutlicher Unterschied Δ zwischen dem neuen Verfahren (N) und der Kontrolle (K) besteht, aber bei der anderen ein Unterschied im gegenläufigen Sinne (qualitative Interaktion).

Derartige mehrarmige Studien zur Evaluation eines Biomarkers gibt es bereits; die Relevanz derartiger Untersuchungen sollen die folgenden aktuellen Beispiele unterstreichen.

Beispiel 2 [9]: Das CYP2C19*2-Gen wurde assoziiert mit einer geringeren Wirkung von Clopidogrel. Inzwischen wurde dies von der FDA in einer dringenden Warnung allgemein mitgeteilt.

Beispiel 3 [10]: Je nach Vorliegen einer EGRF-Mutante ist bei Patienten mit Lungenkrebs entweder Gefitinib oder Carboplatin/Paclitaxel überlegen. Dieses Beispiel zeigt, dass auch qualitative Interaktionen in der Praxis auftreten können.

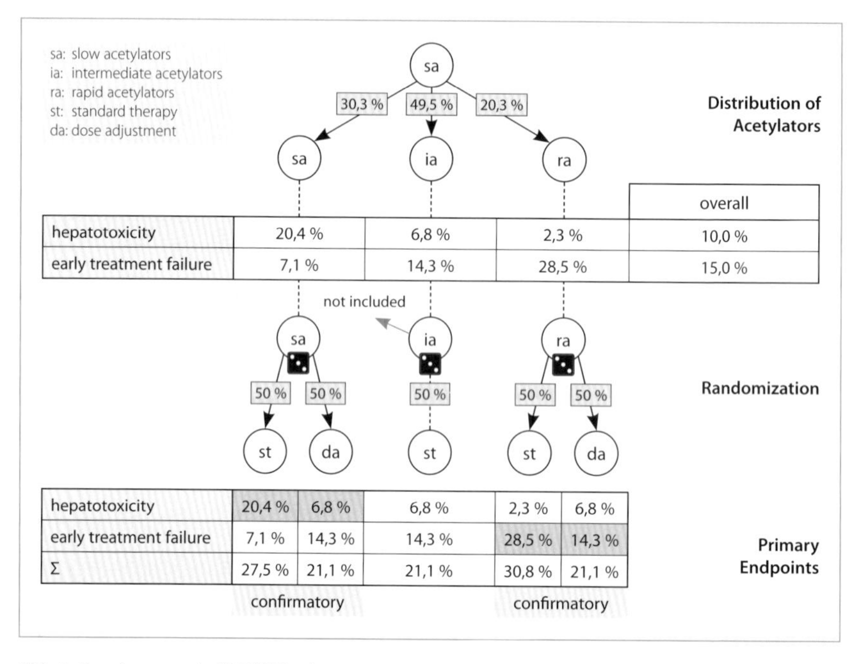

Abb. 5 Flussdiagramm der IDANAT-Studie.

Beispiel 4 [11]: Durch einen pharmakogenetischen Algorithmus gelang eine wesentlich bessere Voraussage der benötigten Warfarin-Dosis; in der niedrigen Dosis-Gruppe 49 % statt 33 % richtige Einstellungen, in der hohen 25 % statt 7 %. Allerdings ist diese Vorhersage noch zu schlecht, um als alleinige Methode der Dosis-Wahl klinisch eingesetzt zu werden. Dies ist ein Beispiel für eine Dosis-Individualisierung.

Beispiel 5 [12]: Eine Post-hoc-Analyse von über 38.000 Patienten der ALLHAT-Studie zeigte Gene, die ein gutes Abschneiden bei Diuretika oder Calzium-Kanal-Blockern vorhersagen. Wegen der hohen Prävalenz der Hypertonie sind derartige Untersuchungen wichtig, um weitere Anhaltspunkte für die Auswahl der Anti-Hypertensiva zu bekommen.

Beispiel 6 [13]: In einer laufenden Studie (IDANAT) soll gezeigt werden, ob die Dosierung eines Antibiotikums zur Behandlung der Tuberkulose in Abhängigkeit einer Genvariante, die die Geschwindigkeit der Metabolisierung steuert, gewählt werden soll (Abb. 5). Hier soll also auch eine individualisierte Dosierung getestet werden.

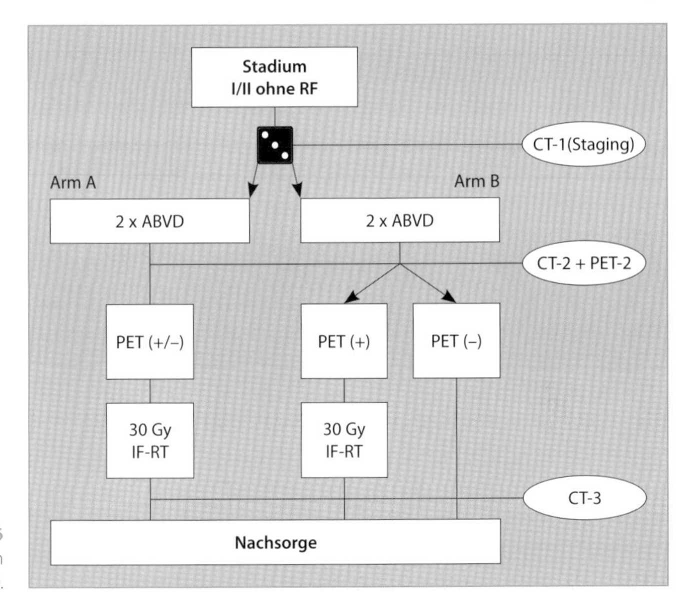

Abb. 6 Flussdiagramm der HD16-Studie.

Beispiel 7 [14]: In einer laufenden Studie zum Hodgkin-Lymphom (HD16-Studie) soll gezeigt werden, ob durch eine Verlaufskontrolle durch bildgebende Verfahren (PET) und entsprechende Therapieintensivierung ein besseres Therapieergebnis erreicht werden kann. Hier wird also kein fester, unveränderlicher Biomarker zur initialen Therapieentscheidung eingesetzt, sondern ein variabler Marker soll der besseren Verlaufssteuerung der Therapie dienen (Abb. 6).

Diese Beispiele zeigen, dass zurzeit bereits intensiv daran geforscht wird, durch Stratifizierungen bzw. Subgruppenbildungen die Individualisierung von Therapien schrittweise zu verbessern.

3. Neue Ansätze zur statistischen Planung und Auswertung

Wie oben dargestellt, muss erst einmal für jeden Wirksamkeitsnachweis eines Markers eine meist 4-armige Studie durchgeführt werden. Diese Studien benötigen wesentlich größere Fallzahlen als übliche klinische Studien. Da aber a priori oft unklar ist, ob und welche Effekt-Modifikationen durch den Marker vorhergesagt werden, ist eine rationale Planung des Stichprobenumfangs oft unmöglich.

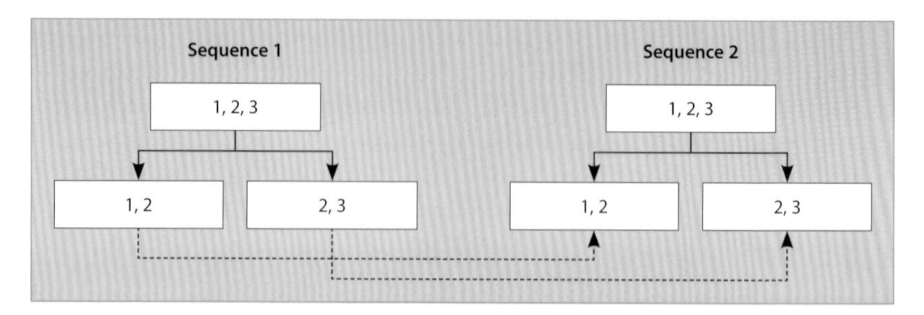

Abb. 7 Verknüpfung adaptiver und multipler Tests.

Hier bieten sich nun Kombinationen adaptiver und multipler statistischer Verfahren an, die aufgrund von Ergebnissen von Zwischenauswertungen datengesteuert entscheiden, welche Arme der Studie wegen positiver Ergebnisse (Signifikanz) oder negativer Ergebnisse (Futility) gestoppt werden oder welche eventuell mit erhöhter oder niedrigerer Fallzahl fortgeführt werden [15, 16] (Abb. 7). Dabei wird das multiple Signifikanzniveau kontrolliert. Solche modernen statistischen Techniken des multiplen Testens in Kombination mit adaptiv-sequenziellen Verfahren sind inzwischen für viele Fragestellungen entwickelt worden.

Für 4-armige Studien zum biomarkergesteuerten Vergleich von zwei Therapien finden sich bereits Ansätze bei [17] (Abb. 8). Dort werden auch schon erste Tests für die simultane Evaluation mehrerer Biomarker skizziert. Solche adaptiv-gruppensequenziellen Verfahren können die benötigten Fallzahlen optimieren, auch wenn bei Planung oder Beginn der Studien noch große Unsicherheiten bzgl. der benötigten

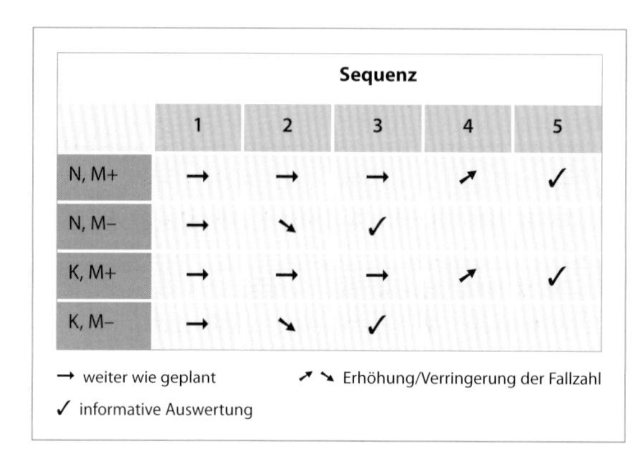

	Sequenz				
	1	2	3	4	5
N, M+	→	→	→	↗	✓
N, M–	→	↘	✓		
K, M+	→	→	→	↗	✓
K, M–	→	↘	✓		

→ weiter wie geplant ↗ ↘ Erhöhung/Verringerung der Fallzahl
✓ informative Auswertung

Abb. 8
Szenario Neue Intervention (N) vs. Kontrolle (K) nach Strata des Markers (M+, M-).

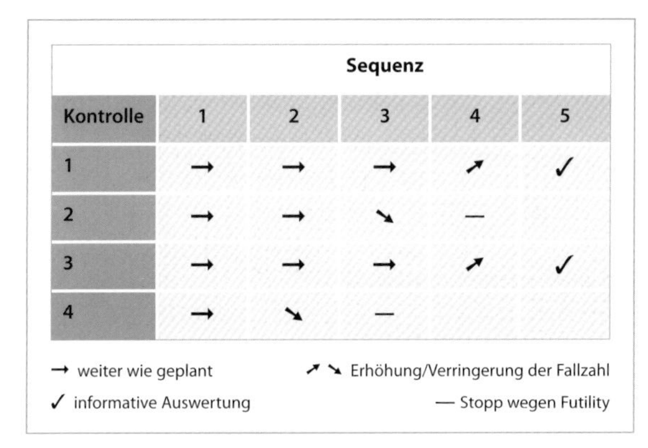

	Sequenz				
Kontrolle	1	2	3	4	5
1	→	→	→	↗	✓
2	→	→	↘	—	
3	→	→	→	↗	✓
4	→	↘	—		

→ weiter wie geplant ↗ ↘ Erhöhung/Verringerung der Fallzahl
✓ informative Auswertung — Stopp wegen Futility

Abb. 9
Szenario Vergleich von vier Therapien vs. Kontrolle.

Fallzahlen bestehen. Analoge Ansätze sind möglich, wenn z. B. mehrere Verfahren mit einer Kontrolle verglichen werden sollen (Abb. 9). Weiterhin werden auch Bayes-Ansätze [15] für solche Studiendesigns diskutiert.

4. Statistische Konzepte der künftigen klinischen Forschung

Das Konzept der klinischen Forschung wird auch künftig den klassischen Weg von der Idee bis zur klinischen Prüfung vor einer praktischen Anwendung umfassen. Dies ist genau so wie in der bisherigen therapeutischen Forschung, aber komplexer und umfangreicher, da viele subgruppenspezifische Fragen zu beantworten sind. Dies vergrößert die wissenschaftlichen Fragen und damit den Umfang der klinischen Studien. Adaptive Designs etc. zur Optimierung der Fallzahlen können hier den Aufwand klinischer Studien begrenzen helfen. Bei neueren Entwicklungen von Therapeutika, insbesondere in der Onkologie, laufen die Untersuchungen von Biomarkern meistens schon mit.
Schließlich ist ein Ausbau der Phase-IV-Forschung notwendig: Große klinisch-epidemiologische Studien und Register (z. B. „Sentinel-Networks" nicht nur zu Nebenwirkungen) unter Einbeziehung von Routinedaten etc. zur Ermittlung oder Bestätigung von Markern über Responder-/Nonresponder-Vergleiche sind notwendig, da klinische Studien diese Fallzahlen nicht besitzen können. Notwendige multivariate statistische Verfahren existieren und sind IT-mäßig realisierbar, benötigen aber sehr hohe Fallzahlen. International wird eine Intensivierung der Comparative Effectiveness Research (CER), also des Vergleichs bestehender Therapiealternativen, angestrebt, auch bzw. gerade dann, wenn die pharmazeutische Industrie kein Interesse

an derartiger Forschung hat. Die Personalisierte Medizin muss als Einbettung in die CER, nicht als Konkurrenz zu ihr betrieben werden [18]. Denn es kommt nicht darauf an zu zeigen, ob Therapie A generell besser als B ist, sondern zu zeigen, für welche durch Biomarker definierten Subgruppen welche Effekte bestehen.
Einzelne Aspekte eines solch umfassenden Konzeptes bestehen bereits. Große epidemiologische Studien wie die Helmholtz-Kohorte in Deutschland, QRISK in Großbritannien, Registerstudien zur Evaluation von Markern etc. laufen bereits oder werden geplant; dabei können und müssen Fragestellungen der Personalisierten Medizin integriert werden.
Bei der Analyse von Routine-Daten fehlen in Deutschland gesetzliche und IT-Strukturen (eGK, eGA, Versorgungs-, Versicherten-, Sentinel-Netze). Hier bestehen oft typisch deutsche Datenschutzbedenken. Das öffentliche Bewusstsein für die Möglichkeiten und Notwendigkeiten solcher Forschung muss in der Öffentlichkeit und bei den Entscheidungsträgern geschärft werden.
Schließlich muss man sich fragen, wer Interesse an einer solchen Forschung hat und wer sie finanzieren muss. Das Geschäftsmodell der forschenden Pharmaindustrie hat zumindest bei patentfreien Medikamenten kein Interesse an einer weiteren versorgungsrelevanten Forschung (Phase IV) im Public-Health-Interesse bezüglich des Vergleichs verschiedener Medikamente oder des personalisierten Einsatzes solcher Medikamente. Die Industrie hat naturgemäß kein Interesse mehr an „alten" Arzneimitteln, „kleinen" Indikationen, kleinen Subgruppen, Multimorbiden, Kombinationen, Wechselwirkungen, entsprechender Pharmakogenetik etc. Da dies eher im öffentlichen Interesse liegt, muss die Öffentliche Hand auch Mittel hierfür bereitstellen.
Die Konzepte der klinischen Forschung zur Personalisierten Medizin sind klar und werden ansatzweise auch schon eingesetzt; die statistischen und klinisch-epidemiologischen Methoden existieren und werden intensiv weiterbeforscht. Hier besteht schon jetzt ein medizinisch-ethisches Dilemma zwischen Notwendigem und Realisiertem. Vielleicht könnten solche Aspekte bei Neuentwicklungen über eine Integration in den Zulassungsprozess, andere Anreizstrukturen wie etwa die Verlängerung der Patentlaufzeiten (vgl. Pädiatrie) oder die sogenannte „4. Hürde" (IQWiG, NICE etc.) der Erstattungsfähigkeit der Produkte realisiert werden. Wegen meist fehlendem Industrieinteresse ist aber unbedingt eine öffentliche Förderung notwendig, wie sie jetzt etwa bei „wissenschaftsinitiierten" Studien durch die Deutsche Forschungsgemeinschaft, das Bundesministerium für Bildung und Forschung oder die Deutsche Krebshilfe e. V. ansatzweise bereits durchgeführt wird. Künftig muss die Finanzierung von Studien mit Versorgungsrelevanz etwa durch das Bundesministerium für Gesundheit oder die Krankenkassen erfolgen.
Ein letztes Hemmnis besteht allerdings auch in der medizinischen Praxis: Experten sind der Ansicht, dass aus wissenschaftlichen und medizinischen Gründen vor der

Anwendung bei ca. 80 Medikamenten entsprechende Gentests notwendig sind. Hier fehlen oft noch die entsprechenden Kenntnisse, oder Bequemlichkeit und fehlende Finanzierung hemmen die praktische Anwendung trotz bereits vorliegender Evidenz.

5. Zusammenfassung

Prinzipiell wird die klinische Forschung nach den bewährten Schritten ablaufen: Grundlegende wissenschaftliche Studien, große epidemiologische Studien zur Ermittlung von relevanten Biomarkern oder praktische Überlegungen liefern plausible Ideen. Diese müssen dann im Sinne der EbM über kontrollierte klinische Studien wie in der bisherigen therapeutischen Forschung belegt werden; diese Studien sind aber wesentlich umfangreicher, da für jeden Biomarker eine entsprechende Subgruppenanalyse notwendig ist. Hier können moderne adaptive multiple Designs die komplexen Studien optimal gestalten. Der Ausbau der Phase IV-Forschung mit großen klinisch-epidemiologischen Studien und Register zur weiteren Evaluation nach der Zulassung bzw. Zertifizierung sind notwendig. Für die Analyse von Routinedaten fehlen die Strukturen in Deutschland. Diese Forschung für eine effektive und umfassende Personalisierte Medizin liegt stark im Public Health-Interesse und benötigt öffentliche Gelder und Organisation.

Schlüsselwörter: Klinische Studien, zielgruppenspezifische Therapie, Subgruppenanalysen, adaptive Designs

6. Literatur

[1] Fletcher RH, Fletcher SW: Klinische Epidemiologie. Huber, Bern 2007.
[2] The Heart Outcomes Prevention Evaluation Study Investigators: Effects of an Angiotensin-Converting-Enzyme Inhibitor, Ramipril, on Cardivascular Events in High-Risk Patients. N Eng J Med 342 (2000), 145–153.
[3] Hüsing B, Hartig J, Bührlen B, Reiß T, Gaisser S: Individualisierte Medizin und Gesundheitssystem. Zukunftsreport. Büro für Technikfolgen-Abschätzung beim Deutschen Bundestag. Berlin 2009.
[4] Siegmund-Schultze N: Internistenkongress: Gendereffekte von Arzneimitteln. Dtsch Arztebl 107 (2010), A 920–922.
[5] Verband der forschenden Arzneimittelhersteller (vfa), Homepage, Berlin 2009.
[6] Keil U, Fitzgerald AP, Gohlke H, Wellmann J, Hense HW: Risikoabschätzung tödlicher Herz-Kreislauf-Erkrankungen: Die neuen SCORE-Deutschland-Tabellen

für die Primärprävention. Dtsch Arztebl 102 (2005), A1808–1812.
[7] Rothwell PM, Mehta Z, Howard SC, Gutnikov SA, P Warlow CP: Treating Individuals 3: From Subgroups to Individuals: General Principles and the Example of Carotid Endarterectomy. Lancet 365 (2005), 256–65.
[8] Cosmatos D, Chow SC (ed.): Translational Medicine. Strategies and Statistical Methods. Chapman and Hall/CRC, Boca Raton 2009.
[9] Shuldiner AR, O'Connell JR, Bliden KP et al.: Association of Cytochrome P450 2C19 Genotype With the Antiplatelet Effect and Clinical Efficacy of Clopidogrel Therapy. J Am Med Ass 302 (2009), 849–858.
[10] Mok TS, Wu YL, Thongprasert S: Gefitinib or Carboplatin–Paclitaxel in Pulmonary Adenocarcinoma. N Engl J Med 361 (2009), 947–957.
[11] The International Warfarin Pharmacogenetics Consortium: Estimation of the Warfarin Dose with Clinical and Pharmacogenetic Data. N Engl J Med 360 (2009), 753–764.
[12] Lynch AI, Boerwinkle E, Davis Barry R, Ford CE, Eckfeldt JH, Leiendecker-Foster C, Arnett DK: Pharmacogenetic Association of the NPPA T2238C Genetic Variant With Cardiovascular Disease Outcomes in Patients With Hypertension. J Am Med Ass 299 (2008), 296–307.
[13] Engert A et al. für die Deutsche Hodgkin Studiengruppe (GHSG): HD16 Protocol: Therapieoptimierungsstudie in der Primärtherapie des frühen Hodgkin Lymphoms: Therapiestratifizierung mittels FDG-PET. Universität zu Köln 2009.
[14] Fuhr U et al.: Clinical study protocol IDANAT2: A double-blind, multicentre, parallel group, randomised, controlled trial to evaluate the possible benefit of isoniazid dose adjustment according to the genotype for NAT2 (arylamine N-acetyltransferase type 2) in patients with pulmonary tuberculosis. Universität zu Köln 2007.
[15] Lehmacher W, Wassmer G: Adaptive Sample Size Calculations in Group Sequential Trials. Biometrics 55 (1999), 1286–1290.
[16] Lehmacher W, Kieser M, Hothorn L: Sequential and Multiple Testing for Dose-Response Analysis. Drug Inf J 34 (2000), 591–597.
[17] Chang M: Adaptive Design Theory and Implementation Using SAS and R. Chapman and Hall/CRC, Boca Raton 2008.
[18] Lehmacher W: Bedeutung von „Head-to-Head"-Studien für die versorgungsnahe klinische Forschung. 3. KKSN-Symposium „Versorgungsnahe klinische Studien nach der Zulassung", Freiburg, 08./09.10.2009.

Healthcare Information Complexity and the Role of Informatics in Predictive, Preventive and Personalized Medicine

M. Kapalla

Negentropic Systems, Ružomberok, Slovakia
European Association for Predictive, Preventive and Personalised Medicine, Brussels, Belgium

They said, "You have a blue guitar, You do not play things as they are".
The man replied, "Things as they are, Are changed upon the blue guitar".
Wallace Stevens, poem *The Man with the Blue Guitar* (1937)

1. Introduction

Taking a look at today's world, we must agree that the 21st century can, undoubtedly, be characterized as the century of the information overflow ("infoluvium"). Our civilization produces enormous amount of information in every field of our activity and current medicine is no exception at all, producing "tons" of data on the daily basis worldwide. Medical and life science journals are among the top impact journals today, and the services such as Pubmed [1], SciFinder [2], ScienceDirect [3], Scirus [4], to name but a few, became inevitable to deal with such information overload. One can hardly imagine browsing the internet without Google or any other search engine. Finding a particular information related to any health problem is a matter of minutes, if not seconds. Yet, the situation is far from what could be achieved with today's computing power, computer literacy and high speed connections worldwide, in terms of improving healthcare through the concept of predictive, preventive and personalized medicine (PPPM).
The readers might remember that at the beginning of the 80's the weather forecast was very unreliable even for the coming day and a three-day "forecast" was a lottery. With increased computer power engaged in analyzing the data from weather satellites and terrestrial stations, however, the forecast became more reliable and today we do not risk much if we rely on three-day forecast, providing that we always take an umbrella. There is, of course, one more parallel with the healthcare – the

global weather forecast is of no use for an individual region on the planet because forecasted "global warming", to use the popular phrase, doesn't warm you up at all if you are freezing to death somewhere in the Antarctica. Similarly, it is of no use for a patient knowing that unpleasant side effects of a medical drug appear in, say, 1% of the treated individuals, if the patient is one of those "1%" and needed such an information prior to ever taking the drug. The successfully developing trend of PPPM [5] counts on the potential and power of information and data processing. The processed data is consequently transformed into the valid medical knowledge, and through the structured and searchable electronic knowledge bases it is made available to every medical professional and every patient who wants to stay healthy as long as possible and be warned in advance to either prepare for the potential problems, or to take specific preventive actions to avoid such health problems.
In the following paragraphs I try to outline the role of informatics (medinmatics – a frontier science tool of PPPM) in dealing with the complexity of healthcare-related information in predictive, preventive and personalized medicine.

2. Complexity of healthcare-related information

The amount of information we have available to be used in the PPPM is huge. The sequencing of human genome [6] is just one example of complex information available, but we are only at the beginning of utilizing it in the new emerging fields. Nonetheless, despite the successful decoding of the human genome we are not much closer to understanding all the relations between the particular molecular components of our body. Not to mention, that the human genome we have publicly accessible is not the individual genome of a particular patient who might potentially be advised about health problems he or she may expect on the basis of this genome sequence. Which is to say that an individual genome sequence is needed if we are to analyze potential health problems in an individual patient. Engaging the technology of ultra-fast sequencing at an affordable price [7–9] can get us closer to making use of human genome decoding in an individual patient, but the amount of accumulated information will increase dramatically. Yet, such a situation is just a beginning of an accumulation of even greater amount of data and its transformation to the knowledge, essential for prediction, prevention and personalized therapy, as we have to take into consideration also epigenome [10–12], proteome [13–15], transcriptome [16–19], metabolome [20, 21], microbiome [22, 23], pharmacome, nutrition and other factors [24], to create a complex description of interactions among all components and factors – interactome (Fig.1) that may serve a base for the predictive models of human health ↔ disease dynamics.

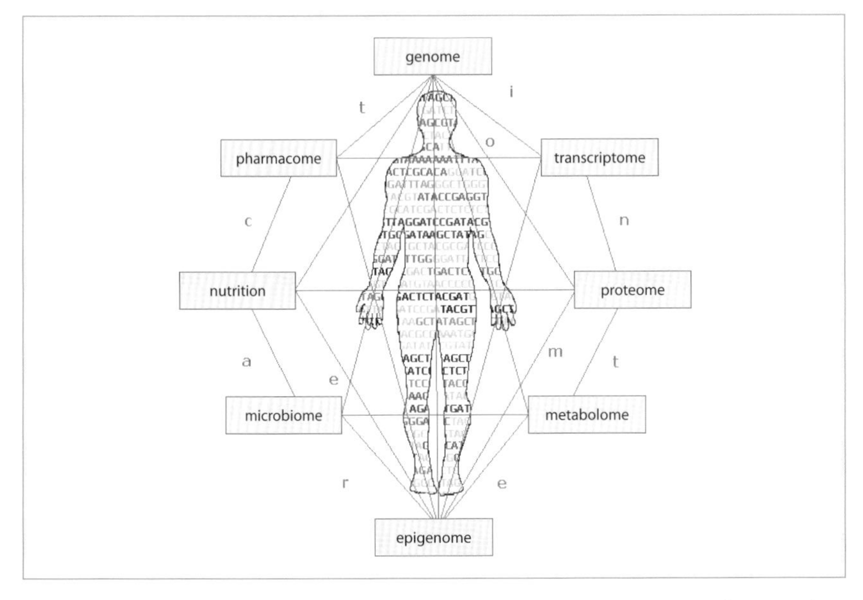

Fig. 1 Analyzing the complexity of interactions among particular medical information is needed, if we are to develop computer models of complex interactome for reliable predictions, preventive measures and individual therapy.

Although, most likely, all of us have an inborn ability to subconsciously process the complex information related to our health, or even health of another person, and use such an information for guidance in therapy, it seems that the majority of people looses this potential ability and depends on the processing of information gathered by the technical equipment of *in vitro* and *in vivo* diagnostics, together with the processing of knowledge from the medical textbooks, scientific journals, internet sources, popular literature, and our relatives and friends. To process such an amount of data, the information technology is inevitable, if we are to develop plausible predictive models, reliable therapy, individual medical procedures and efficient preventive actions.
From the scientific knowledge point of view, the situation with complexity of medical information, as outlined in Fig. 1, gets even more complex if we take into consideration the real clinical data gathered on an individual patient suffering from a particular health problem. In principle, the health-related data about an individual patient is acquired by the use of chemical, physical, biological and psychological methods. The spectrum of diagnostic methods in contemporary medicine is very complex (Table 1). Yet, the large amount of acquirable data is not stored in the structured form and the interrelations between particular clinical data items (CDI) such as symptoms, diagnosis,

Object	Action	Material/System	Fields	Principles	Examples of the methods	Clinical data items (CDI)
Patient	Diagnostics *in vitro*	body fluids and parts of the body: whole blood, serum, plasma, urine, liquor, saliva, faeces, punctates, biopsy, swabs, hair, etc.	clinical laboratory diagnostics: biochemistry, hematology, microbiology, immunology, genetics, cytology, histopathology, toxicology	chemical biological physical optical	chemical reactions, immunoassays, cultivation of microorganisms, microscopy, flow cytometry, chromatography, mass spectrometry, electrochemical methods, hybridisation, microchips, other methods	concentration of the paricular analytes (cca 1,300 in routine)
						identification of the clinical pathogens (cca 300)
						identification of the gene mutations and SNPs (20,000, the lowest estimate)
						identification of expression patterns on microarrays (20,000, the lowest estimate)
						identifiaction of the particular pathological cells (cca 200)
	Diagnostics *in vivo*	whole body, or the particular organs like brain, heart, lung, liver, eye, ear, muscles, skeleton, ect.	imaging	visualisation of the body or monitoring of the activity of a particular organ	X-ray, sonography, computer tomography, functional magnetic resonance, positron-emission tomography, electrocardiography, electromyography, electroencephalography, echocardiography, densitometry, colonoscopy, mammography, other methods	images, graphs, measured values
			non imaging	physical, optical, sensory perception	body temperature, blood pressure, pulse rate, body temperature, stethoscopy, spirometry, test of fitness, test of hearing, test of vision, ophthalmoscopy, stomatological check up, other examination methods	measured values, observed changes
	Diagnostics *in silico* – computer facilitated	facts, data, information	informatics	processing of binary digits	statistics, mathematical models, fuzzy logic, data mining, text mining, expert systems, neural networks, Bayesian networks, artificial intelligence, chaos theory	patient's history, age, sex, race, height, weight, diuresis, menstrual cycle, nutrition, social status, profession, education, life style, environmental influences, resident address, symptoms
	Diagnostics by human interaction	personality	psychology	dialogue, questionaries	observation, comparision with established "standards" of behavior, statistics	score, descriptions

Table 1 Complexity of acquirable clinical data items in diagnostics, and an example of knowledge structuring.

date of birth, sex, race, height, weight, diuresis, to name but a few, can hardly be analyzed for some plausible prediction. There is no real coordinated scientific effort so far, aimed at using the potential knowledge hidden in the clinical databases.
In the following examples we make a simple illustrative calculations of the complexity in the healthcare information processing.

Example 1: *Production of clinical data*
We have a routine clinical laboratory with 10-year history, processing samples from 800 patients a day with, say, 7 requested tests, on average, per patient. Together it makes 19 clinical data items CDI: (test 1 – test 7, date of birth, sex, race, address, date of sample collection, diagnosis, height, weight, diuresis, phase of menstrual cycle, hebd., therapy). The total number of produced clinical data items is:

19 CDI x 800 patients =15,200 CDI |x 250 work days = 3,800,000 CDI |x 10 years = 38,000,000 CDI.

Further we can multiply this number of CDIs by the number of laboratories in the country and the number of the countries in the particular region, like, for instance, European Union (13,500 laboratories, lower estimate) and we get approximately 38,000,000 x 13,500 = 513 x 10^9 CDI.

Example 2: *Potential complexity in clinical databases*
To illustrate the complexity of clinical databases, if the data to be analyzed, we can outline all possible relations among particular number of clinical data items (Fig. 2).
If omitting the biological possibility of self-relation of each CDI in certain cases then the total number of all possible relation is: **Relations = n x (n-1)**. For different "n" we calculate the following number of relations:

for n=19	Relations = 19 x (19-1)= 342
for n=160	Relations = 160 x (160-1)= 25,440
for n=1,300	Relations = 1,300 x (1,300-1)= 1,688,700
for n=85,000	Relations = 85,000 x (85,000-1)= 7,224,915,000
for n=38,000.000	Relations = 38,000,000 x (38,000,000-1)= 1,443,999,962,000,000

It is obvious that, by far, not all relations would need to be analyzed since not every relation necessarily represents a reasonable knowledge. Nevertheless, the potential complexity outlined here poses serious challenge for informatics and information technology. And situation gets even more complicated if we take a look at the possible number of patterns of interrelations in the following example.

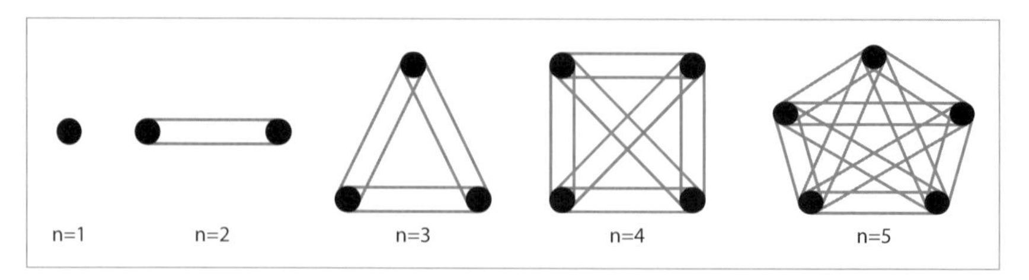

Fig. 2 Relations (grey lines) among different numbers (n) of clinical data items.

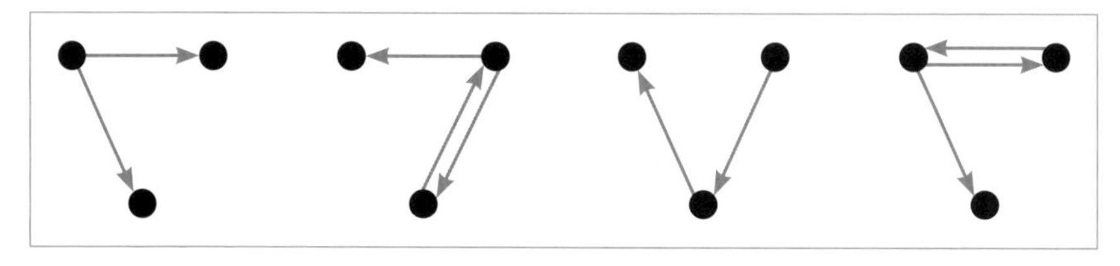

Fig. 3 Several different patterns of interrelations (grey arrows) among three (n=3) clinical data items. Note that the arrows indicate that the relation A⟶B is different from relation A⟵B.

Example 3: *Different patterns of interrelations among 3 different analytes or CDI*
For the sake of simplicity, in Fig. 3 we have only three clinical data items among which the maximum number of relations is 6, as clear form Fig. 2. Out of all possible patterns of interrelations among 3 items several are drawn to illustrate the complexity. The total number of all possible patterns of interrelations among n items can be calculated, if omitting self-relation, according to the following formula:

Number of all Patterns = $2^{n \times (n-1)}$

For different "n" we calculate the following number of all patterns of relations:

for n=3	Number of all Patterns = $2^{3 \times (3-1)} = 2^6 = 64$
for n=7	Number of all Patterns = $2^{7 \times (7-1)} = 2^{42} \sim 4{,}398 \times 10^{12}$
for n=160	Number of all Patterns = $2^{25{,}440} \sim 10^{7{,}658}$
for n=85,000	Number of all Patterns = $2^{7{,}224{,}915{,}000} \sim 10^{2{,}174{,}916{,}131}$

Example 4: *Patterns of clinical results in diseases tested by in vitro diagnostics*
As seen from Table 1, *in vitro* diagnostics supplies physicians with the highest amount of relevant clinical data needed for patient care. The total number of unique analytes

Disease		Diabetes mellitus	Arthritis	Hypothy-roidism	Acute pan-creatitis	Nephritis	Starva-tion	Viral hepatitis	Leucemia
Test	ICD-10	E11	M00–M06	E01–E03	K85	N00–N03	T73	B15–B19	C91–C95
Glucose		↑	-	↓	↑	↑	↓	↓	-
Total cholesterol		↑	↓	↑	↑	↑	↓	↓	-
Uric Acid		↑	↑	↑	-	↑	↑	-	↑

Table 2 Example of patterns of increased (↑), decreased (↓) and unchanged (–) levels of three routine tests (analytes) in selected diseases according to the international classification of the disease (ICD-10).

measured today in a high-standard laboratory network is around 1,300 in all fields of clinical laboratory diagnostics. Routine clinical laboratory measures around 160 to 240 analytes in the field of clinical biochemistry, hematology and immunology. Around 60 % of all analytes belong to the proteins or peptides or amino acid structures, and this number is rising thanks to the known sequence of the entire human genome and thanks to the ongoing research in the field of proteomics. Human genome consists of about 3,272 x 10^9 base pairs and according to the ENSEMBL database (release 57.37b) it represents 22,320 different genes and 142,707 transcripts [25]. This number of genes, according to conservative estimate, may encode over 85,000 human proteins, thanks to post-translation modifications and other molecular processes. Some experts even estimate that human genome could encode one million different proteins [13]. To illustrate the complexity hidden in the data, in Table 2 we have three routine tests (glucose, total cholesterol and uric acid) with information on increased, decreased or unchanged levels of each test in the particular disease. The number of currently classified diseases, according to International Statistical Classification of Diseases and Related Health Problems (ICD-10) is over 17,000 [26]. The number of the diseases linked to the particular gene(s) is 19,995, according to OMIM statistics [27]. For each disease we can expect certain pattern of "increased/decreased /unchanged" level of each particular analyte. Theoretically, the total number of such patterns is:

$$\textbf{number of patterns} = \textbf{(number of states)}^{\textbf{number of tests}}$$

For three states, this is: increase (↑) decrease, (↓) and no change (–), and three tests we calculate:

$$\text{number of patterns} = 3^3 = 27,$$

which means that, theoretically, we could discriminate between 27 different diseases if each one has a unique attributable pattern. With the mentioned three tests such

uniqueness can hardly be expected and even in the Table 2 we see that in diabetes mellitus and nephritis the pattern is the same.
The lowest theoretical number of tests to describe 17,000 diseases, if one pattern to uniquely describes one disease, can be calculated from the above mentioned formula as follows:

number of tests = (log 17,000)/ (log 3) = 8,866

This means that, in the wonder world, we need just 9 very special tests (analytes, parameters) to describe, or diagnose, 17,000 currently known diseases. Unfortunately, the situation is not so simple in reality, and, as outlined above, the complexity of interrelations makes it very difficult to find a compound in the human metabolome which would be independent from all other since we can always expect some relations, mediated through yet unknown compounds or mechanisms.
Taking into account the number of analytes we have in the laboratory diagnostics (160, 1,300), the number of genes (22,320) or the estimated number of human proteins (85,000) we get the following numbers of "increased/decreased/unchanged" patterns:

number of patterns = $3^{160} \sim 2.1847 \times 10^{76}$
number of patterns = $3^{1,300} \sim 1.8098 \times 10^{620}$
number of patterns = $3^{22,320} \sim 2.2202 \times 10^{10,649}$
number of patterns = $3^{85,000} \sim 2.0260 \times 10^{40,555}$

Unimaginable, as these "numbers of complexity" are, we can take it even further, because having only 3 states, this is "increased/decreased/unchanged", is a mere simplification of the real complexity of life, and instead of this ternary logic we should take into consideration the fuzzy logic that has the potential of describing the dynamics of level changes more accurately, because the very "increase/decrease" can be described as "mild", "sharp", "rapid", "substantial", "dramatic", "x-fold" to name but a few possible examples in the semantical terms (see example 7).
From this point of view, the variable "number of states" would be a dynamic function depending on each particular test in the set of tests described above as the variable "number of tests", so that the "number of patterns" would increase in thousands of orders of magnitude.
The role of informatics here is clear and challenging – it must come with the mathematical apparatus and tools to cope with such a complexity, and bring reliable patient-specific models that can be used in the healthcare.

3. Tools and methods of medinmatics to cope with the complexity

The predictive potential of complex and structured health-related information is great if we wisely use the appropriate tools and methods which are already available in the fields of informatics, information technology, mathematics, statistics, communication technology, comlexity science, artificial intelligence, theory of chaos, fuzzy logic, *in vitro* diagnostics, *in vivo* diagnostics. Actually, we are not so helpless in dealing with complexity as it might seem from the previous calculations.

Information gathering and complex information processing is the central role of the intelligence services in all countries. Particular tools are developed and actively used also in the financial sector for predicting stock exchange based on certain patterns. The big chain stores try to gather as much information on the particular client as possible through customer cards, in order to analyze the patterns in the behavior of each customer and use such knowledge for marketing purposes to increase profit. Banks are persuading clients to pay everywhere by personal credit cards and they gradually accumulate great amount of data, which may potentially have much higher value than the money in the bank itself, if analyzed and mined by the available tools of informatics. Providers of mobile communication, providers of the internet access, providers of web-based services, they all accumulate another types of interesting personal data.

Nearly everywhere we look, we observe a strong trend towards accumulation of data and its processing. Healthcare somehow seems to resist this trend. It is beyond the scope of this chapter to analyze the reasons for, or even a detectable pattern in, such a behavior of our current civilization. We can expect, however, that, in contrast to the mentioned examples, application of informatics and accumulated complex data processing in healthcare would bring real benefits for the patient and for the entire civilization, providing that the ethical issues are paid attention to, and misusing is prevented by the legislation and a regular healthcare education of the public. Several potential tools and methods to be used in the PPPM healthcare are summarized as follows.

3.1. Healthcare information systems

The role of information systems in the PPPM healthcare is essential [28]. Current informatics allows information systems in hospitals and clinical laboratories to implement patient data profiles, active data processing via expert systems, computer models and predictive features supported by the current knowledge and scientific advancement.

Prediction facilitated by the calculation of critical difference

On the basis of the concept of intra-individual biological variation and significant differences between two measured values of an analyte measured in the laboratory, described in details by C. Fraser [29] we can build a predictive feature of laboratory information systems taking into consideration the following premises:

Premise 1: Statistically significant change may indicate clinically important change for which there should be a relevant cause. If the cause is detected, we can make prediction or suggest a preventive action.

Premise 2: Not every statistically significant change must necessarily be clinically relevant if taking into consideration possible effects of drugs, herbs, nutritional supplements, physical activity, emotional stress and other pre-analytical variables [30–32]. In this case, the explanation should be found and both, the patient and the physician, should be informed in order to prevent unnecessary medical actions. The calculation of the statistical significance of change is done according to the formula

$$Z = \frac{change}{\sqrt{2} * \sqrt{CVa^2 + CVi^2}}$$

where Z is Z score (bi- or uni-directional, usually at the probability level 95 %), change is the change between two measured values (%), CVa (%) is the analytical variation, and CVi (%) is the individual biological variation [29]. The physician and/or patient should receive clear information about statistically analyzed data.

Interpretation of the individual result with respect to the previous consecutives values and monitoring emerging trends in the data

This type of interpretation and analysis extends the previous predictive feature and similarly requires high analytical performance over time (low CVa, low bias), reliable data on the individual biological variation, reliable data on the biological variation in the population, history of patient's results on the basis of regular (not obligatory) health check-up, relevant and up-to-date medical knowledge on each test, categorizing laboratory tests according to the expected trends in the consecutive values, definition of the trends, and rules for reporting. The trends can be defined, for example, as follows:

- increase: n consecutive values, where $x_1<x_2<x_3<x_n$
- decrease: n consecutive values, where $x_1>x_2>x_3>x_n$
- unstable: individual biological variation ≫defined value (e.g. average CVi in the population)

- stable: individual biol. variation <= defined value (e.g. average CVi in the population)
- periodic: the nth measured value is not significantly different from the value measured after certain period of time, $x_n \cong x_{n+p}$, where p is the detected period in the consecutive values

On the basis of the current medical knowledge, the tests can be categorized according to what we expect in the disease-to-health transition as follows:

- stability is expected (e.g. potassium, sodium, chloride, glucose, cholesterol)
- decrease is expected (e.g. tumor markers, C-reactive protein, rheumatoid factor)
- increase is expected (e.g. HDL-Cholesterol, hemoglobin, plates, vitamin D, vitamin C)
- increase-stable-(decrease) (e.g. levels of antibodies in infectious diseases)
- increase-decrease (e.g. levels of antigens in infectious diseases)
- periodicity is expected (e.g. levels of fertility hormones, melatonin)
- disease dependent (e.g. hormones, vitamin A)
- other categories (special patterns, special analytes)

The report of the individual results and their computer analysis in the laboratory may then look like given in the Table 3. Complete electronic reporting offers great possibilities of formatting personalized reports and potential prediction, comparing to the paper reports which should be sooner or later replaced by the electronic versions.

Computer-assisted clinical results pattern recognition and consequent computer assisted interpretation

On the basis of the examples of patterns in different diseases given in the Table 2 we make another examples of the potential role of computers in interpretation of the data according to the reference knowledgebase.

Example 5: *Patient's results: Glucose = 3.0 mmol/l (↓), Total cholesterol = 3.0 mmol/l (↓), Uric acid = 650 mmol/l (↑)*
Computer-assisted interpretation: Probable disease in the descending order of probability on the basis of observed pattern: 1. Starvation (X %), 2. Hypothyroidism (Y %)

Example 6: *Physician suspects the patient's problem with starvation or hypothyroidism*
Computer-assisted suggestion of the lowest amount of tests to discriminate between the suspected problems: Glucose, Total cholesterol, Uric acid. Such an assistance may lower the costs and increase the amount of relevant data for the medical decisions.

Sample type: **Serum**								**Interpretation of the individual result with respect to the previous consecutives values measured and agreed rules**							
Test	**Comparison of result with: ref. range and the first/ last/avg**		**Result**	**SI unit**	**Lower ref. limit**	**Upper ref. limit**	**Performed by**	Date of first	First	Last	Average	Number of values	Days since first	CV [%]	**Trend and clinical interpretation of the trend**
Glucose	OK	↗↘↘	5.55	mmol/l	3.6	6.2	mk	010605	4.25	6.48	7.10	15	1460	17.2	unstable ↕
Total bilirubin	+		50	μmol/l	3.4	22	mk								
Urea	–	↘ ↘	2.0	mmol/l	2.5	8.3	mk	011006	4.2	2.3	4.8	5	1000	15.0	decrease ↓
Uric Acid	+		450	μmol/l	120	420	mk	010605	390	410	400	15	1460	9.0	**stable ↔**
CA 125	+	↗ ↗	80	U/ml	0	30	mk	010105	10	50	32	9	1460	47.0	increase ↑

Table 3 Example of the laboratory results with an individual interpretation of the values in the context of the preceding values. The formatting possibilities are virtually unlimited with the electronic reports.

Multidimensional reference ranges and interpretation according to the reference knowledge

Vast majority of current clinical laboratories report measured values with so-called population based reference ranges, which are based on the statistical analysis of the "healthy" population, or better say a mere approximation of what we may refer to as "healthy". In PPPM, the result of an individual patient should be interpreted in context with previous results of the same test and with respect to the results of the parallel tests, as well as to the relevant knowledge in the available knowledgebase. A result that lies within reference ranges but contradicts other measured data and knowledge should be verified and, if confirmed, the physician should be notified about the inconsistency to look for the cause and can even be advised by the expert system where to look for the cause. The role of computers and knowledge bases in this process is inevitable.

Adding new types of data to clinical information

Besides predictive biomarkers, which are being intensively searched for, there is the potential in the use of another type of "marker", if to really unlock the power of information we may have available: "geomarkers" – information which extends understanding of interrelations between patient's health and the close environment. As an example of a geomarker we may take information on air pollutants, soil contaminants, specific composition of the local soil, water composition, background radioactivity, endemic diseases in the area, growing flora causing allergy and other relevant information. Although such an information is being used in numerous clinical studies

there is no systematic approach to using it in a routine predictive diagnostics and clinical practice. In order to improve the potential power of data processing, we should also consider adding new data related to, or describing overall clinical status of the patient, like stress scoring, life style scoring, extended patient profiling on the basis of all relevant data supplied exclusively by the patient.
All these data, as already outlined in the Table 1, represent clinical data items which can be analyzed in a complex manner by the available tools of informatics and the results may reveal important interrelations crucial for plausible predictions.

3.2. Mathematics and Informatics

The great advancement in the information and communication technology over the past decade unlocked the potential of mathematical tools and stimulated development of the new methods in the informatics. It is right time to use these new tools for improving the quality of healthcare and for the benefit of every patient, or better say in PPPM, for the benefit of every individual who wants to prevent becoming a patient. The progress in medical informatics and the role of computers in medicine has been comprehensively reviewed in 2005 by R. D. Lele [33]. The model based patient care with therapy imaging model management system using Bayesian networks as a powerful tool of *in vivo* diagnostics and therapy, has been introduced to the concept of PPPM by Lemke and Berliner recently [34].
Available data mining algorithms may be used for mining the patterns in the *in vitro* diagnostics databases and consequently transforming it to valuable medical knowledge, as well as they may be used for analyzing possible interactions among particular CDI as outlined above. Tools such as the k-nearest neighbor (kNN) algorithm can be used for computer assisted pattern recognition [35]. Particular types of neural networks may be trained to recognize different patterns in the patient's data and warn the physician and the patient. Genetic algorithms, theory of chaos, fuzzy logic, and other tools, together with the accumulated real clinical data and medical knowledge, may be used to create interactive computer models of human interactome allowing predictions and modeling of the specific situations and more.
The projects such as SWAN (Semantic Web Application in Neuromedicine), Reflect, Peregrin, Hanalyzer and other text-mining, semantic-mining and literature-mining tools [36] are gradually paving the way to reliable and structured knowledge bases, usable also in the healthcare. In this context, an excellent example of knowledge mining in the medical database and knowledge synthesis has recently been given by V. Sintchenko et al. [37]. This also stimulates the discussion about the medical knowledge semantics and the potential need for some type of XML-based [38] "eXtensible

Medical Markup Language" to be used for better knowledge structuring and building reliable medical knowledge bases.
Another inspiring example of the power of informatics and very interesting field for PPPM in the healthcare is the drug polypharmacology. Recently, statistics-based chemoinformatics approach has been used by for predicting new molecular targets for known drugs and 23 new drug-target associations out of 30 were consequently experimentally confirmed [39]. The potential for predicting new side effects and new indications for the know drugs or other therapeutic compounds is very high.
Even the search engines, such as Google, will change and offer more proper answers on the basis of synthesis of data rather than on listing the pages with the keywords or phrases typed [40]. This indicates that new powerful tools for data mining and knowledge structuring will continually develop and improve, and, undoubtedly, will be available also for healthcare.

Example 7: *Fuzzy logic in knowledge description*
To illustrate the potential use of the fuzzy logic, in the text following text we have description of certain knowledge about the human metabolism and interrelations among the following clinical data items: food, obesity, physical exertion, energy and the level of glucose: *"Eating a lot of food makes us obese and we start to feel bad about our figure. As a consequence we do some exercises requiring a higher amount of energy so that our glucose level drops, which makes us hungry and we have to eat another portion of food."* Such a text can be transformed into the logical formulas below.

Binary logic representation of the text:
"*high food* (true) ⟶ *obesity* (true)
obesity (true) ⟶ *physical exertion* (true)
physical exertion (true) ⟶ *low glucose* (true)
low glucose (true) ⟶ high food (true)"

Fuzzy logic representation of the text:
"If *high food* (not always true) THEN *obesity* (not necessarily true)
If *obesity* (partly true) THEN *physical exertion* (likely true)
If *physical exertion* (depends on the intensity) THEN *low glucose* (depends on training)
If *low glucose* (true, but how low?) THEN *high food* (not necessarily true)"

In the first representation of the text the facts can be either true (logical 1), or false (logical 0), which may sometimes lead to the conclusions inconsistent with reality. In

this example, if all is "true", we would end up with the "knowledge" stating that "Eating a lot of food makes us eat a lot of food", or, if all is "false", stating that "If we don't eat a lot of food we don't need to eat a lot of food", which may really be true in some people but generally it does not reflect the real metabolism.
In fuzzy logic the degree of "truth" can be anything in the interval <0,1>, and in the semantic terms it is expressed by using adverbs or phrases like "not always", "not necessarily", "somewhat", "a little", "sometimes", "very", "partly", "under certain condition", and other. This allows better adjustments of the models and better reflection of the essence of life's complexity [41–45].

3.3. Science and technology advancement and other tools

In the brief listing of the potential tools to help us with the complexity we can not omit scientific and technological advancement, which will also play important role from the informatics and PPPM point of view.
The publication of human genome [6] and the map of single nucleotide polymorphisms [46] and consequent improvement in the sequencing techniques over the past decade [7–9] represents a real milestone for personalized healthcare. There are, however, new important projects such as Human Proteome Initiative [13], Human Proteome Resource Program [47], Human Microbiome Project [48], Human Epigenome Project [49], Human Metabolome Project [50] and other, which will further empower the healthcare and boost the complex potential of the predictive, preventive and personalized medicine through supplying new data that will help to develop reliable computer models of human organism.
The tools for analyzing protein-protein interactions, functional data analysis and other software tools available [51–55] are already in use in the fields of life sciences such as systems biology [56].
The simplest example of the method helping to cope with the complexity is serum protein electrophoresis by which thousands of proteins in the sample are reduced to electrophoretic graph of 5 or 6 peaks with characteristic patterns attributable to the specific diseases. More sophisticated methods such as DNA microarrays [15, 18], protein microarrays [15], mass spectrometry [14, 56, 57], n-dimensional chromatography, and other methods have the power to analyze tens of thousands discrete compounds at a time thanks to the engaged information technology which is an essential tool for all these methods producing large amount of data [58].
The transformation of current paper medical records to the electronic medical records according to the standards that are already available [59, 60] may also substantially increase our ability to use the great amount of available healthcare information

for developing specific computer models for predictive, preventive and personalized medicine by making anonymized data available for statistical analysis, data mining and knowledge mining tools.

4. Implementation, perspectives and visions of informatics in the future healthcare – medinmatics in PPPM

4.1. Implementation

The first steps of implementation of medinmatics in PPPM can be summarized as follows:

- **Implementation in the clinical laboratories**, as it is estimated that laboratory diagnostics supplies the highest amount of total relevant clinical information needed for the patient care (Table 1). This ratio, of course, would probably be different for different fields and one can expect more laboratory tests to be used in internal medicine than in, say, ophthalmology, where the use of *in vivo* diagnostics can be more frequently expected.
- **Implementation in the practitioners and specialists' offices** where the physicians use the information acquired mostly by the methods of *in vitro* diagnostics and processed by predictive laboratory information systems in parallel with other complementary data processed by the information system at their office.
- **Implementation in the hospitals** where the spectrum of health-related information about an individual patient is broader, comparing to practitioner's office, thanks to more acute use of *in vivo* diagnostic procedures complementing *in vitro* analyses of patient's biological material.
- **Implementation in the pharmacies** which are in charge of supplying the patient with the prescribed drugs, vitamins, herbal products and/or nutritional supplements. All of these compounds may have particular specific effects on the individual patient and the information system in the pharmacy should be able to warn the patient (if the patient authorizes such a procedure) about the possible side effects on the basis of the knowledgebase and patient's electronic medical record which, in the near future, may contain, if allowed by the patient, also individual genomic data facilitating prescription of the effective drugs at an effective dosage for an individual patient.
- **Implementation in the health insurers' information systems** may allow real-time monitoring of the drug and laboratory tests use, therapy efficacy, calculating costs induced by the side effects of a particular drug, monitoring of regional

differences in morbidity and mortality, and planning appropriate investments in the new healthcare services and preventive actions, real-time public health statistics, effective communication with caregivers and patients.

- **Implementation of e-health** must bring electronic medical record in the format of structured data not a mere copy of a paper medical record. The structured medical records data will allow better text mining and knowledge mining necessary for patient-specific predictive models.
- **Running central health-related information portal** for the patients and healthcare professionals free of charge where everyone can find reliable and structured knowledge, general predictive models to work with (anonymously), following Health on the Net Foundation Code of Conduct [61].
- **Widening the spectrum of tests in clinical laboratory diagnostics**, which plays one of the key roles in PPPM, through protein microarrays, DNA microarrays, individual genome sequencing (personalized genomics), pharmacogenomics, polypharmacology, individualization via lab-on-a-chip technology, mass spectrometry engaging and noninvasive point-of-care methods [14, 62–64] in parallel with implementation of data mining, knowledge structuring and routine individual prediction supplying.
- **Under certain clinical conditions the medical intervention** may be necessary even if it has been predicted successfully. The role of information technology and patient's data processing and modeling is to make the therapy more efficient and personalized, with no, or acceptable, side effects for the patient. The transplantation of the organs is just one example where the role of informatics and the technology is clear and crucial for the individual patient treatment, which is to say that some of the particular components of the PPPM are already in place from the perspective of informatics in healthcare.

4.2. Perspectives and visions

With certain degree of irony we can refer to the current medicine as to "diseasecare" rather than the real healthcare. However, judging from the clear trend and speeding up of the promotion and practical application of predictive, preventive and personalized medicine worldwide, we can expect that within the next ten years the contemporary medicine and the healthcare will substantially change. Each individual will become the center point of the healthcare already in the "pre-patient" state in order to avoid entering the "patient state".

In other words, in contrast to current curative medicine working with the suffering patients, the future PPPM will primarily focus on the individuals who feel healthy and will help every person to prolong the objective state of health for as long as possible. An essential tool of future healthcare will be the personal computer, with emphasis on the word "personal" serving as an indestructible wireless and mobile communication device with ultra high speed and secured connection to the relevant health services. It should allow:

- viewing and downloading electronic personal medical records,
- viewing logs with the dates, the identification of the authorized persons who accessed the patient's medical records, the data viewed, and other logged information,
- adding patient's personal comments to the particular data, making the comments visible or hidden from the potential viewer,
- giving feedback to the physician,
- viewing warnings from the physicians,
- adding patient's observations and warnings for the physician,
- on-line diagnostics, based on the integrated expert systems,
- electronic confirmation of sampling to prevent misusing medical procedures at another person's name and consequent misrecording of the personal data to a different person. Such a feature has a very high potential of cutting costs of health insurance,
- viewing available predictions, if allowed by the patient,
- electronic check-in at the hospital or practitioner's wards,
- electronic reservation for the regular or irregular health check-up with confirmation of the particular time of the planned visit, thus minimizing the amount of people waiting at the practitioner's door step,
- running "digital self-check-up" software focused on analyzing supplied data from hand-held personal analytical devices based on the analytical biochips and „lab-on-a-chip" concept [62, 63], data from physical self-examination procedures such as blood pressure measurement, pulse rate, body temperature, weight, height, diuresis, and other complementary and clinically relevant data such as food and calories eaten, vitamins taken, sport activities, smoking, drinking alcohol, day of menstrual cycle, symptoms observed, and other,
- running expert software focused on assessing health status on the basis of special tests/questions (e.g. cognitive function monitoring, memory status, visual perception, hearing loss),
- GPS positioning and routing,
- Emergency calling,
- viewing suggested preventive actions according to the analyzed data,
- viewing all known side effects of the particular drug prescribed, reporting new

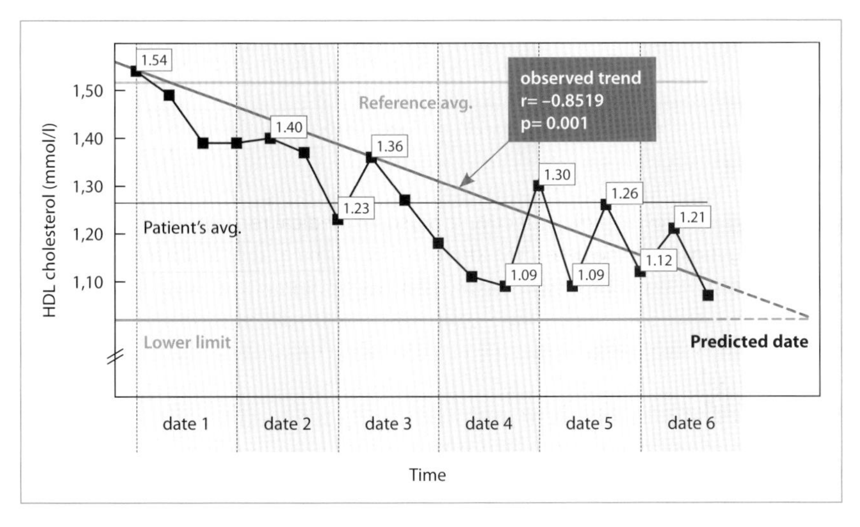

Fig. 4 Projection of a decreasing trend in the patient's data on the level of HDL-cholesterol in serum. If the trend remains unchanged, then at the predicted date the patient's HDL-cholesterol may reach the lower reference limit. Note that all values lie within the reference range (upper limit is not visible) so that taking a look at a single value at a time doesn't warn the physician about the emerging trend.

side effect observed by the patient, and confirming the particular side effect of the known ones,

- comparison of the personal data with the statistically processed population data of the corresponding age, giving clear answer if the person's health is better or worse – population referencing,
- comparison of the personal data with the statistically processed previous data of the same person, giving clear answer if the person's health is stable, better or worse – self referencing,
- finding the "metabolic age" by comparison of the population data which are significantly similar to the personal data (e.g. results of the laboratory tests, physical condition, lifestyle scoring, etc.),
- projecting analyzed trends in the data on the time scale and highlighting the dates when a particular value may decrease/increase below/above a critical threshold value if no preventive measures are applied (Fig. 4).

The next decade will likely bring changes in the diagnostics and we may expect that clinical laboratories will transform to the diagnostic centers equipped with sophisticated analytical devices which are hard to miniaturize, and require expertise and high throughput to be economically sustainable. At the same time, the developing "lab-on-a-chip" concept [62, 63] and noninvasive point-of-care (POC) [64] devices may facilitate individual testing at patient's place, including testing of food and beverages, at the time the patient needs, and the key role of the complex analysis of the measured data will be left for the validated expert software, accessible through the very personal "healthcare computer" mentioned above. Undoubtedly, the spectrum of tests for such personal analytical devices will gradually increase with the new technological advancements.

The expectations for predictive and personalized computer models applied in predictive, preventive and personalized medicine are indeed high. Among the most beneficial changes are the following:

- Shifting from "diseasecare" to healthcare,
- Significant increase in the quality of healthcare,
- Cutting costs of healthcare in the long run,
- Stimuli for other related fields which will benefit from the healthier population or will be necessary for advancing the new medicine,
- Computer-assisted diagnosis and knowledgebase second opinion,
- Prediction of possible problems in therapy and diagnostics,
- Best therapy and prevention suggestions,
- Therapy efficacy predicting, therapy monitoring,
- Predicting potential side effects of the therapeutic drugs and nutritional or herbal compounds,
- Health status monitoring,
- Supporting the health throughout the life time,
- Alternative therapeutic methods,
- Management of aging and prolongation of life span,
- Individual diet suggestions on the basis of processed personal medical data and available knowledge,
- Improved prenatal care through available self-monitoring prior to even get pregnant.

The 2020 visions for the related fields such as information search [40], microbiome [23], personalized medicine [65], synthetic biology [66], drug discovery [67], and metabolomics [68] have been outlined by the respective experts in the first 2010 issue of Nature.

These changes in healthcare, of course, will require substantial revisions of the health insurance and a brand new system of health education, together with solving important ethical issues we will face.

5. Ethical principles in informatics and PPPM

The potential power of informatics for improving healthcare in predictive, preventive and personalized medicine is clear. On the other hand, we all have to keep in mind and perpetually emphasize that the same informatics and the whole concept of PPPM can be misused if it gets into the wrong hands, as happened with many good ideas (e.g. ecology, education, democracy, insurance, mass media, medicine, nuclear power, religion, science) many times in the history of our civilization.
To minimize the chance of misusing the potential of PPPM through the power of informatics and information technology, the patient's, or more generally an individual person's, rights must be protected, regardless of the owner of the service (private or state), at the international and national levels by a clear, unambiguous legislation which should state, beside other statements:

- prerogative to refuse, without obligation for stating any reason, predictions and/or analysis of his medical and other personal data for preparing a patient-specific model,
- prerogative to share no personal data for the data processing and data mining,
- prerogative to view the identity of the authorized persons accessing the personal medical data, if shared, and to view the exact date, time and the actions of those persons,
- prerogative to forbid the access to his specific predictive model to any and all authorities and flagging data of choice as unavailable for anonymous statistics,
- prerogative to irreversibly delete his specific predictive model at any time, without being charged any fee,
- no discrimination on the basis of available predictions must be allowed in both private and state sectors,
- no individual must be forced by any and all means to any and all preventive actions suggested,
- the health of an individual must be clearly defined as more valuable then the "public health" since the concept of "public health" can only be built on the healthy individuals not vice versa. The concept of the "public health" in this respect tends to be misused against particular individuals by forcing people to take preventive actions that may be efficient in the "vast majority" while in the particular individual patient the same preventive action may pose an unacceptable risk. The prediction of such a risk is one of the professional tasks of the predictive, preventive and personalized medicine,
- Expertise, scientific evidence, common sense and the free public access to the evidence must be meritorious in the individual healthcare, not the political

decisions based on the vague impressions of "good for all",
- No individual or an organization, private or state, may store other people genome data unless allowed in the written consent by the person whose genome data are to be stored. Any person can withdraw the written consent at any time and consequently the stored data must be irreversibly deleted from all storage media. The exceptions from this rule are the subject of special legislation,
- prerogative to receive data analysis or genome data if asked anonymously,
- prerogative to have the health medical record account immediately locked if the personal identification device serving for logging in, was reported stolen, or lost, until the new one is issued,
- There must be a public portal offering customizable predictive models and genome data analysis,
- participation of any and all persons in the new PPPM must strictly be voluntary. The new legislation must not imply any obligatory participation in the predictive, or preventive, or personalized medical procedures.

Personal genomics and further successful development of the PPPM concept will surely make us realize how valuable is the data stored in the computers of caregivers and how vitally important it is to protect the data from those who may know how to misuse it, and, on the other hand, to analyze the data for the benefit of each particular individual. The role of ethics and medinmatics is crucial in the entire process.

6. Conclusion

The rapidly growing amount of information in healthcare and the increase in complexity, we face while trying to model the human body with all its components, in order to be able to predict possible health problems in an individual, seems to be a challenging task for the teams of professionals primarily in medicine, laboratory diagnostics, informatics, mathematics, communication technology, software engineering, life sciences, complexity science, linguistics, education, law, ethics, and other fields.

The concept of predictive, preventive and personalized medicine changes the role of informatics and information technology from the passive storage of accumulated data to a key active role. The computers, and the entire computer networks must actively assist in diagnostics and therapy, and provide a patient and the clinician with plausible individual predictions through computer-assisted analysis of the patient's clinical data with active referencing to the new healthcare knowledge bases. With

establishing a more active role of computers in healthcare, stricter requirements for the quality and competence in informatics-related issues must be defined, and the new legislation must be prepared.
In the end, a few more thoughts regarding the complexity of life and the information we continually gather on this phenomenon. As I have outlined above, current civilization has very powerful technology and tools to cope with the complexity, but judging from the current trends in society, it may take several centuries more, until we again realize that we have inherent ability to diagnose and heal, thanks to the most powerful tool we have – our mind, which is more powerful in dealing with complexity than any computer ever to be built (including the fictional "Deep Thought" of Douglas Adams). Our mind may very well be the mentioned "blue guitar" of Wallace Stevens. Let me finish with the philosophical question for all of us: Are we ready for being successful in sustaining health through the life time? What do we do as a civilization, if virtually everyone is healthy?

Keywords: informatics, complexity, predictive, personalized medicine, healthcare, perspectives

7. References

[1] http://www.ncbi.nlm.nih.gov/pubmed (20.05.2010).
[2] https://scifinder.cas.org/ (20.05.2010).
[3] http://www.sciencedirect.com/ (20.05.2010).
[4] http://www.scirus.com/ (20.05.2010).
[5] Costigliola V, Gahan, P, Golubnitschaja O: Predictive medicine as the new philosophy in healthcare. In: Golubnitschaja O (ed.): Predictive Diagnostics and Personalized Treatment. Nova Science Publishers, New York 2009, 1–3.
[6] International Human Genome Sequencing Consortium (ed.): Initial sequencing and analysing of the human genome. Nature 409 (2001), 860–921.
[7] Hayden Check E: Genome sequencing: the third generation. Nature 457 (2009), 768–769.
[8] Collins F: Has the revolution arrived? Nature 464 (2010), 674–675.
[9] Venter JC : Multiple personal genomes await. Nature 464 (2010), 676–677.
[10] Bird A: Perception of epigenetics. Nature 447 (2007), 396–398.
[11] Feinberg AP: Phenotypic plasticity and the epigenetics of human disease. Nature 447 (2007), 433–440.
[12] Abbott A: Project set to map marks on genome. Nature 463 (2010), 596–597.
[13] http://www.expasy.ch/sprot/hpi (20.05.2010).

[14] Cravatt BJ, Simon GM, Yates III JR: The biological impact of mass-spectrometry-based proteomics. Nature 450 (2007), 991–1000.

[15] Yu X, Schneiderhan-Marra N, Joos TO: Protein microarrays for Personalized Medicine. Clinical Chemistry 56 (2010), 376–387.

[16] http://www.genome.gov/13014330 (27.07.2009).

[17] http://www.ensembl.org/Homo_sapiens/Info/StatsTable, (release 57.37b, 03.2010).

[18] van't Veer LJ, Bernards R: Enabling personalized cancer medicine through analysis of gene-experession patterns. Nature 452 (2008), 564–570.

[19] Carro MS et al.: The transcriptional network for mesenchymal transformation of brain tumors. Nature 463 (2010), 318–325.

[20] http://www.metabolomics.ca/ (20.05.2010).

[21] Nicholson JK: 2020 visions: Metabolomics. Nature 463 (2010), 32.

[22] http://hmp.jcvi.org, (20.05.2010).

[23] Relman DA : 2020 visions: Microbiome. Nature 463 (2010), 26–27.

[24] Young D: Effects of herbs on laboratory test. AACC Press, Washington DC 2007, 1–303.

[25] http://www.ensembl.org (20.05.2010).

[26] http://apps.who.int/classifications/apps/icd/icd10online/, (WHO, 10th revison, 2007).

[27] http://www.ncbi.nlm.nih.gov/Omim/mimstats.html, (25.04.2010).

[28] Kapalla M, Matušková D: Information systems as an essential component of prediction in laboratory diagnostics. In: Golubnitschaja O (ed.): Predictive Diagnostics and Personalized Treatment. Nova Science Publishers, New York 2009, 529–548.

[29] Fraser CG: Biological Variations: From Principless to Practice. AACC Press, Washington DC 2001, 1–151.

[30] Young DS: Effects of Preanalytical Variables on Clinical Laboratory Tests. AACC Press, Washington DC 2007, 1–1982.

[31] Young DS: Effects of herbs on laboratory test. AACC Press, Washington DC 2007, 1–303.

[32] Guder WG, Narayanan S, Wisser H, Zawta B: Samples: From the patient to the Laboratory. GIT Verlag, Darmstadt 2001, 2–105.

[33] Lele RD: Computers in medicine. Progress in medical informatics. TataMcGraw-Hill, New Delhi 2005, 1–657.

[34] Lemke HU, Berliner L: Model based patient care with a therapy imaging and model management system. In: Golubnitschaja O (ed.): Predictive Diagnostics and Personalized Treatment. Nova Science Publishers, New York 2009, 131–145.

[35] Binder SR, Genovese MC, Merril JT, Morris RI, Metzger AL: Computer-Assisted Pattern Recognition of Autoantibody Results. Clin. Diagn. Lab. Immunol 12 (2005), 1353–1357.
[36] Lok C: Speed Reading. Nature 463 (2010), 416–418.
[37] Sintchenko V, Anthony S, Phan XH, Lin F, Coiera EW: A PubMed-Wide Associational Study of Infectious Diseases. PLoS One 5 (2010):e9535. doi:10.1371/journal.pone.0009535, 1–12.
[38] http://www.w3c.org/xml (20.05.2010).
[39] Keiser MJ et al.: Predicting new molecular targets for known drugs. Nature 462 (2009), 175–181.
[40] Norvig P: 2020 visions: Search. Nature 463 (2010): 26.
[41] Grim P: Self-Reference and Chaos in Fuzzy Logic. Research report #92–01, SUNY at Stony Brook, Dept. of Philosophy, Stony Brook, 1–67, 1992.
[42] Grim P, Mar G, Neiger M, Denis PS: Self-Reference and Paradox in two and three dimensions. Computers & Graphics 17 (1993), 609–612.
[43] Stewart I: A partly true story. Scientific American. 02/1993, 110–112.
[44] Isalan M, Morrison M: This title is false. Nature 458 (2009), 969.
[45] Hayden Check E: Life is complicated. Nature 464 (2010), 664–667.
[46] The International SNP Map Working Group (ed.): A map of human genome sequence variation containing 1.42 million single nucleotide polymorphisms. Nature 409 (2001), 928–933.
[47] http://www.proteinatlas.org (20.05.2010).
[48] http://hmp.jcvi.org (20.05.2010).
[49] http://www.epigenome.org/ (20.05.2010).
[50] http://www.metabolomics.ca/ (20.05.2010).
[51] http://www.genego.com (20.05.2010).
[52] http://www.millipore.com/pathways/pw/pathways&open&cid=B09011012 (20.05.2010).
[53] http://www.thebiogrid.org/ (20.05.2010).
[54] http://www.statsoft.com (20.05.2010).
[55] http://www.santafe.edu (20.05.2010).
[56] Blow N: Untangling the protein web. Nature 460 (2009), 415–418.
[57] http:// www.bdal.com (20.05.2010).
[58] Overdevest JB, Theodorescu D, Lee JK: Utilizing the molecular gateway: The path to personalized cancer management. Clinical Chemistry 55 (2009), 684–697.
[59] http:// www.hl7.org (20.05.2010).
[60] http://www.loinc.org (20.05.2010).
[61] http://www.hon.ch/HONcode/Conduct.html, (20.05.2010).

[62] Craighead H: Future lab-on-a-chip technologies for interrogative individual molecules. Nature 447 (2006), 387–393.
[63] Janasek D, Franzke J, Manz A: Scaling and the design of miniaturized chemical-analysis systems. Nature 447 (2006), 374–380.
[64] Kricka LJ, Park JY: Magnetism and magentoresistance: Attractive prospects for point-of-care testing? Clinical Chemistry 55 (2009), 1058–1060.
[65] Goldstein DB: 2020 visions: Personalized medicine. Nature 463 (2010), 27.
[66] Chruch G: 2020 visions: Synthetic biology. Nature 463 (2010), 28.
[67] Pisano GP: 2020 visions: Drug discovery. Nature 463 (2010), 30.
[68] Nicholson JK: 2020 visions: Metabolomics. Nature 463 (2010), 32.

Datenspeicherkonzepte für die Personalisierte Medizin

V. Spiridonov [a], R. Koppelstetter [b], U. Poth [a], W. Swoboda [b]

[a] Klinikum rechts der Isar an der Technischen Universität München, Rechenzentrum, Ismaninger Straße 22, D-81675 München

[b] Klinikum der Universität München, Marchioninistraße 15, D-81377 München

1. Einführung

Besser kann das Umfeld für moderne Hochleistungsmedizin kaum sein: mitten in München kooperieren die Rechenzentren der medizinischen Einrichtungen der beiden örtlichen Exzellenzuniversitäten hinsichtlich einheitlicher Konzeption und gemeinsamer Nutzung von IT-Ressourcen: das der TU München (Klinikum rechts der Isar der TU, MRI) und das der Universität München (Klinikum Universität München, KUM). An beiden Universitätskliniken wird in großem Umfang in den unterschiedlichen medizinischen Fachgebieten geforscht. Die Forschung stützt sich dabei zu einem großen Teil auf die laufende Krankenversorgung, so dass die dabei elektronisch erhobenen Daten nicht nur der regulären medizinischen Dokumentation dienen, sondern auch forschungsrelevant sein können. Zur Unterstützung von Forschung und Lehre, speziell für Langzeitstudien, ist ein effizienter Zugriff auf die archivierten fachabteilungsspezifischen Daten sowie auf die allgemeinen, die patientenbezogenen, die Befund- und Diagnosedaten von großer Bedeutung. Die klinikumsweit eingeführten File- und Collaboration/Exchange-Dienste sowie ihre standardisierte Sicherung und Archivierung sind fester Bestandteil der Forschung und Lehre in beiden Kliniken und bilden die Grundvoraussetzung für eine zukünftige Personalisierte Medizin. Diese integrierte zeitgemäße Datenverwaltung ist ohne moderne IT-Verfahren nicht mehr umsetzbar.

2. Die Datacenter Evolution

Speichertechnologien großer Datenzentren waren in der Anfangsphase geprägt durch ein monolithisches Design. Dadurch konnten zwar große Datenmengen zentral verwaltet werden, allerdings ließen die Systeme nur wenig Freiraum für Lösungen anderer Hersteller. So war man bei einer Speichererweiterung und Speicheranbindung

an den jeweiligen Hersteller gebunden. Analog zur Serverentwicklung bildeten sich in einem weiteren Schritt dezentrale Speichersysteme. Diese ermöglichten einen flexibleren Einsatz und konnten aufgrund von Standards gemeinsam in einem zentralen Storage Area Network (SAN) genutzt werden. Erst mit dem rasanten Wachstum der dezentralen IT-Landschaft zeigten sich deren Nachteile in Form einer hohen Komplexität und einer damit verbundenen aufwendigen Administration [1].
Heute ist das wichtigste Merkmal eines modernen Datacenters die Konsolidierung durch Virtualisierung der Hardware-Komponenten, um eine Vereinfachung des Managements und eine Kostenreduktion durch effizienten Einsatz von Standardelementen zu erreichen. Dadurch entsteht eine serviceorientierte IT-Umgebung, die schnell und flexibel die Entwicklung und Inbetriebnahme von Applikationen ermöglicht und die Hardware-Ressourcen besser ausnutzt. Mittlerweile existieren für die drei wichtigsten Bestandteile jedes Rechenzentrums praxiserprobte Virtualisierungstechniken, die eine Konsolidierung der IT-Systeme unterstützen:

- das Netzwerk als Kommunikationsplattform,
- die Server als Rechenverarbeitungsplattform und
- die Speicher als Datencontainer.

Im Bereich Netzwerke (VLAN-Technologie) und Server (VMware) sind diese Techniken schon seit Längerem üblich und standardmäßig im Einsatz. Im Bereich Storage sind sie aktuell auf dem Markt präsent und bieten zum ersten Mal die Möglichkeit, einzelne jeweils zu bestimmten Servern/Applikationen zugeordnete Storage-Systeme herstellerübergreifend zu bündeln, wesentlich effizienter zu nutzen, zu verwalten und dabei gleichzeitig die Ausfallzeit der Host-Systeme zu minimieren bzw. komplett zu vermeiden.

3. Das Datacenter-Gesamtkonzept – Zielsetzung und Einordnung in das IT-Konzept der beiden Rechenzentren

In einem ersten Schritt muss eine Konsolidierung der Storage-Services sowohl innerhalb der beiden Kliniken als auch klinikumsübergreifend stattfinden. Dazu werden die existierenden Speicher-, Backup- und Archivierungslösungen harmonisiert und kooperativ betrieben.
In einem weiteren Schritt werden diese Services in Form eines Lifecycle-Modells [2] aufgebaut, um sie in Zukunft auch weiteren klinischen Einrichtungen anbieten zu können [3]. Voraussetzung dafür ist eine gemeinsame Lösung, unter der Berücksichtigung folgender Ziele:

- dedizierte, flexible, dynamische und hierarchisch aufgebaute Storage-on-Demand-Zuteilung bezüglich Speicherung, Backup oder Archiv für zentrale wie dezentrale Anwendungen,
- Integration bereits existierender SAN- und Network Area Storage (NAS)-Lösungen (Hardware und Software),
- Konsolidierung der Storage-Hardware und Medium-Ressourcen für die dezentralen Systeme/Anwendungen im klinischen Bereich sowie im Bereich Forschung und Lehre,
- Disaster Recovery/Retrieve-Lösung für die zentralen/dezentralen Speichersysteme im Einklang mit der Hochverfügbarkeitsanforderung eines 7 x 24 Stunden Krankenhausbetriebs,
- Etablieren von standardisierten kostengünstigen Verfahren für Backup und Archivierung und
- Verbesserung der Qualität und Gesetzeskonformität zum Thema Storage und Datensicherung im medizinischen Umfeld.

4. Ist-Zustand Storage/Backup und Archiv in den Kliniken im MRI

Derzeit existieren in den Kliniken im MRI viele Storage-Insellösungen, die für einzelne Anwendungen angeschafft und implementiert wurden. In den Bereichen klinische Informationssysteme und PACS wurde jeweils eine SAN-Lösung mit unterschiedlich ausgeprägten Merkmalen wie Redundanz, Hochverfügbarkeit und Skalierbarkeit realisiert. Weiterhin existieren eine Reihe von NAS-Lösungen verschiedener Hersteller, geknüpft an diverse klinische und wissenschaftliche Anwendungen ohne großen Qualitätsanspruch.

Ein rasant steigendes Aufkommen an digitalen Patientendaten, insbesondere Bilder und Videos aller medizinischen Geräte und deren Verwaltung in Datenbanken, droht die IT zu überfluten.

Im Bereich Backup/Archiv ist die Lage ähnlich – es existieren viele Lösungen unterschiedlicher Hersteller, die an bestimmte Anwendungen gebunden sind: Tape Libraries, CD- und DVD-Brenner sowie diskbasierte Lösungen. Die meisten Bandbibliotheken stoßen längst an die Grenzen ihrer Skalierbarkeit, sind veraltet, haben sehr hohe Wartungskosten oder werden nicht mehr gewartet.

Eine Konsolidierung auf eine zentrale Lösung birgt einerseits Einsparungspotenzial bei den Investitions-, den Wartungs- und den Personalkosten und kann darüber hinaus eine deutliche Verbesserung der Standards, der Qualität und der Gesetzeskonformität mit sich bringen.

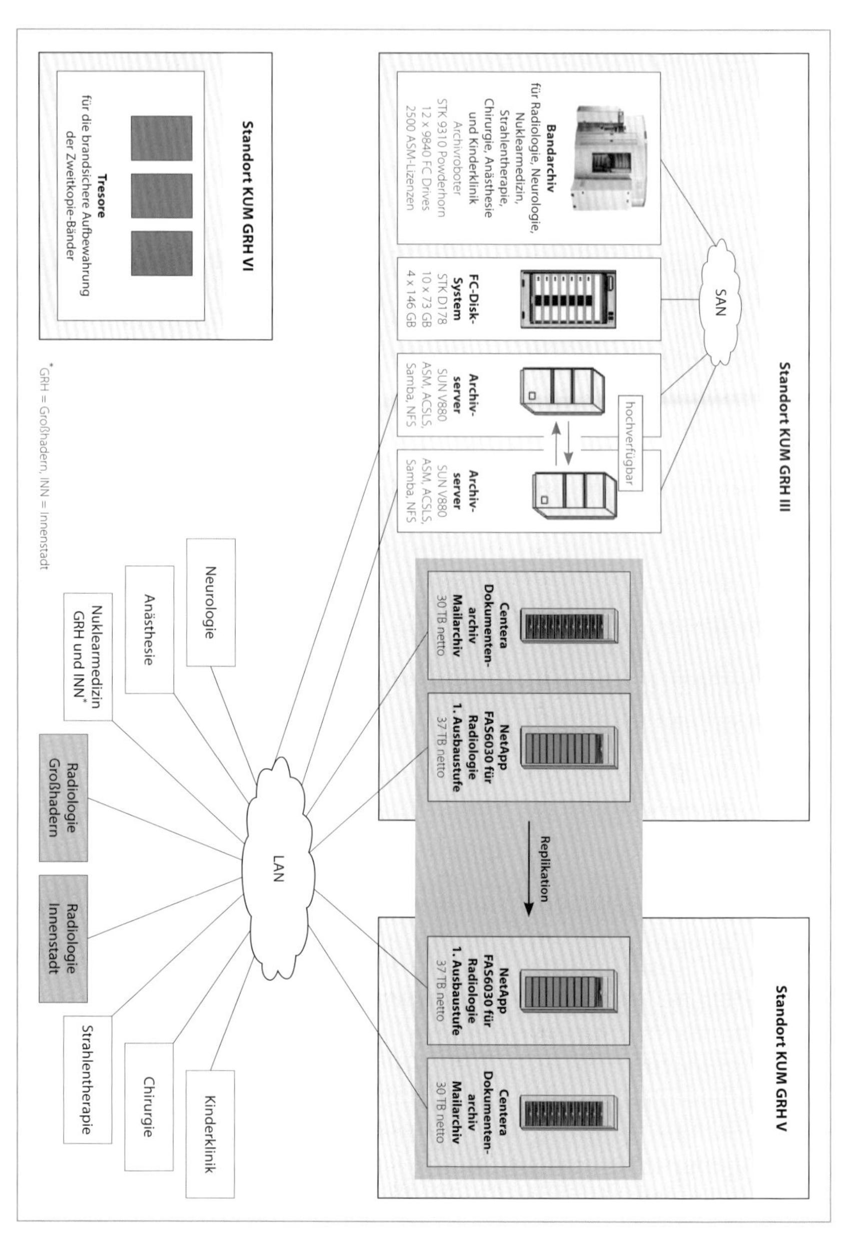

Abb. 1 Derzeitige Systemkonfiguration des Langzeitarchivs im KUM – eine schematische Darstellung.

5. Ist-Zustand Storage/Backup und Archiv im KUM

Auch im KUM hat sich im Laufe der Zeit aufgrund der unterschiedlichen Anforderungen von Anwendungen an die Speicherumgebung ein heterogenes Umfeld entwickelt. Insbesondere bei speicherintensiven Applikationen wie Backup und Archiv zeigen sich deren Auswirkungen deutlich. So findet z. B. die Gesetzeskonformität beim Archiv mehr Augenmerk, wohingegen Geschwindigkeit beim Backup eine größere Rolle spielt. Diese unterschiedlichen Anforderungen haben sich infolgedessen in Form von verschiedenen Speichersystemen widergespiegelt.
Mit dem Einzug der Fibre Channel-Technologie sind die Speichersysteme zwar in Form eines Storage Area Networks miteinander „verschmolzen", einem systemübergreifenden Einsatz hingegen waren den Herstellern bisher aufgrund der verschiedenen Technologien Grenzen gesetzt. Speicherspezifische Mechanismen zur redundanten Datenhaltung und deren Anbindungsarten sorgten dafür, dass unterschiedliche Anwendungen wieder dedizierten Speichersystemen zugeordnet werden mussten (Abb. 1).
Somit ist es in der derzeitigen Konfiguration am KUM zwar möglich, mehrere Anwendungen einem Speichersystem zuzuordnen, aber umgekehrt kann eine Anwendung nur stark eingeschränkt von zusätzlichem Speicher aus der heterogenen Umgebung profitieren. In der Regel muss bei dem Einsatz zusätzlicher moderner Speichertechnologie am KUM zunächst eine komplette Datenmigration der einzelnen Anwendungen auf das neue Speichermedium stattfinden, bevor diese wieder in Betrieb gehen können. Große Datenmengen – wie sie sich in einem Archiv anhäufen – erzwingen den parallelen Betrieb alter und neuer Archive, um während der Umstellung deren Ausfallzeiten zu minimieren.

6. Anforderung an das zukünftige Datacenter

Beide Kliniken verfügen jeweils über zwei räumlich getrennte Standorte der Rechenzentren (RZ), an denen die zentralen IT-Dienste hochverfügbar (USV, Klima, Netz) gestellt werden. Zur weiteren Absicherung im Katastrophenfall, zur gegenseitigen Serviceunterstützung und zur Bewältigung eines künftigen Bedarfs soll für die Services „Backup" und „Archiv" eine gemeinsame Kommunikationsschicht mit der Möglichkeit zur Anbindung von weiteren Standorten im Verbund der Rechenzentren der bayerischen Universitätskliniken aufgebaut werden. Die zukünftige Lösung soll redundant und hochverfügbar ausgelegt werden und dabei keinen „single point of failure" aufweisen. Die Kapazitäten sollen den Eigenbedarf über die nächsten fünf Jahre abdecken und darüber hinaus zusätzlich die Möglichkeit einer Skalierbarkeit

Anforderungen	Machbarkeit
Speicher-Infrastruktur	■ hersteller- und betriebssystemunabhängige Technologie ■ Möglichkeit für gleichzeitiges Sichern und Restore mehrerer Systeme ■ Schnittstellen über FC (Fibre Channel), FC over Ethernet ■ Erstellung von Clonen, Snapshots, Spiegelungen ■ Hochverfügbarkeit durch Clustering der Systeme ■ Unterstützung für Multivendor Strategien ■ Möglichkeit zur Optimierung der Storage-Auslastung durch Thin Provisioning ■ Virtualisierung ■ Möglichkeit zur schnellen Datenmigration ohne down time der Serversysteme ■ Integration/Schnittstellen zu allen gängigen Client/Server-Architekturen ■ Möglichkeit für Migrationsstrategien bei Herstellerwechsel, z. B. von zentralen medizinischen Anwendungen wie PACS, KIS u. a. ■ vereinfachte Handhabe für Betrieb, Wartung und Lizenzierung im gesamten Klinikum
Performance	■ individuelle Anpassung auf die verschiedensten Anforderungen in Form von Speicherklassen
Backup	■ Backup-to-Disk Strategien mit TSM (Tivoli Storage Manager) als Backup-Software ■ Backup VMware ESX mit Consolidated Backup (VCB) ■ Möglichkeit der Sicherung aller gängigen Datenbank- und Mail-Systeme im laufenden Betrieb ■ Möglichkeit für das Backup von Videos, Bildern, Voice ■ zentrales Backup und Restore Management ■ einfaches Lizenzmodel der Backup-Software
Archivierung	■ Archiv-to-Disk Strategien ■ möglichst API freies Archivieren von NSF, CIFS, DBs ■ Möglichkeit für die Erstellung von mehrfachen Kopien ■ revisionssichere Langzeitarchivierung ■ Mandantenfähigkeit der Archivsoftware ■ Möglichkeit zur Datenmigration bestehender Archive ■ Gesetzeskonformität in Bezug auf Archivierung
Security	■ Möglichkeit für eine Datenverschlüsselung mindestens mit 256 Bit ■ Mandantenfähigkeit des Systems ■ Benutzerberechtigung
Management	■ Monitoring und Reporting Tools ■ Verifizierung/Validierung ■ Priorisierung von Backup/Restore/Archivierung von geschäftskritischen Applikationen wie KIS und PACS ■ Tools für ein einfaches Abrechnungsmodell nach Speichervolumen und Speicherklassen

Tabelle 1 Anforderungen an die zukünftige Speicher-Infrastruktur.

für weitere Standorte bieten. Für die unterschiedlichen Qualitätsstufen, die sich für Online-, Backup- und Archiv-Storage ergeben, sollen verschiedene Speicherklassen definierbar sein. Diese sollen den individuellen Anforderungen auf einfache Weise zugeordnet werden können. So soll beispielsweise für das Archiv ein preisgünstigstes

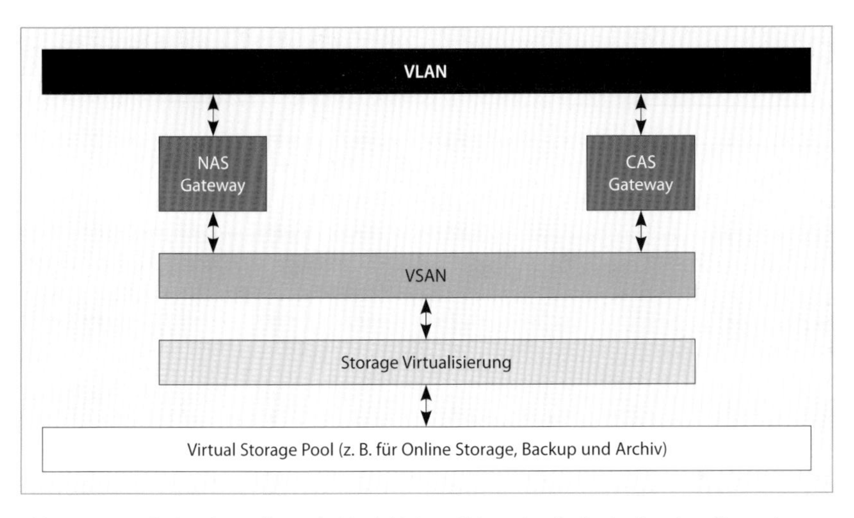

Abb. 2 Der virtuelle Speicherpool bietet die Möglichkeit zur Bildung virtueller Service-Templates für unterbrechungsfreie und schnelle Erweiterungen der IT-Infrastruktur.

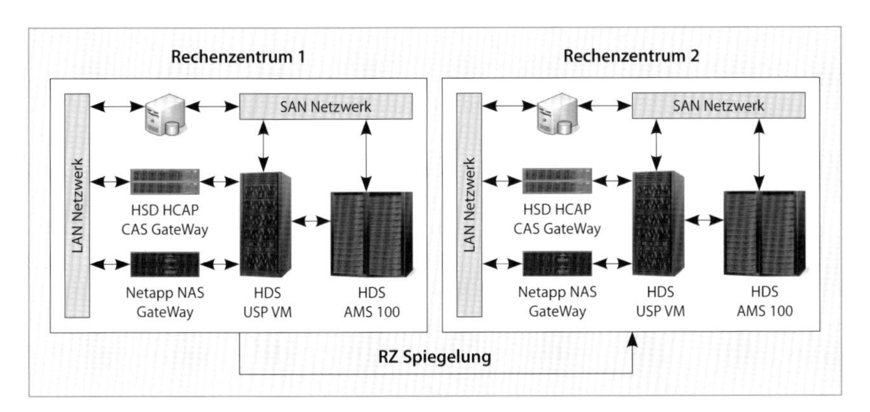

Abb. 3 Durch Spiegelung der Systeme an zwei über 11 km entfernten Standorten ist die Hochverfügbarkeit des Speichersystems sichergestellt.

Speichermedium, das allerdings den gesetzlichen Anforderungen genügt, eingesetzt werden. Zum Zwecke des Investitionsschutzes müsste die künftige Lösung außerdem bereits vorhandene SAN- und NAS-Infrastrukturen der Firmen Hewlett Packard, Sun Microsystems und EMC integrieren können (vgl. Tabelle 1).

7. Ein virtueller Speicherpool als Service

Mittels Speichervirtualisierungstechnologie wird ein zentraler plattenbasierter Speicherpool aufgebaut, der als Online-Speicher, Backup und Archiv-Medium alle geschäftskritischen Anwendungen im Klinikum bedienen kann (Abb. 2). Dieser Speicherpool wird redundant auf den beiden RZ-Standorten installiert. Durch synchrone Spiegelung der Speichersysteme oder anderer Host/Cluster-basierter Techniken wird die Hochverfügbarkeit der Daten sichergestellt (Abb. 3). Durch die Mandantenfähigkeit des Systems ist gewährleistet, dass nur der Dateneigentümer (Daten speichernde Klinik) Zugriff auf die Archivdaten hat [3].
Eine Storage-Virtualisierungsschicht, die sich gegenüber allen Host-Systemen einheitlich wie ein einziges System verhält, dient zur Entkoppelung der Host Bus Adapter (HBA) der Server zu den Speichersystemen. Diese wird redundant in beiden RZ-Standorten aufgebaut, um die Hochverfügbarkeit zu gewährleisten.
Der virtuelle Speicherpool ist Multi-Vendor fähig, das heißt hinter der Virtualisierung können sich Speichersysteme verschiedener Hersteller befinden – in Abhängigkeit der Anforderungen der Anwendungen und nach dem aktuellen Preis-/ Leistungsstand auf dem Markt. Voraussetzung ist, dass sämtliche Server-HBAs und Anwendungen von der Virtualisierungsschicht unterstützt werden. Alle bereits vorhandenen Speichersysteme können in dem Speicherpool aufgenommen und weiter verwendet werden.
Der Speicherpool wird in verschiedenen Speicherklassen (Tiers) aufgebaut und nach den spezifischen Anforderungen einzelner Anwendungen verteilt. Der Speicherpool wird einheitlich verwaltet, sämtliche Speichersysteme verschiedener Hersteller verhalten sich als Teile eines einheitlichen Systems. Dies erleichtert die Bedienbarkeit der Systeme und ermöglicht eine effiziente Auslastung des Speichermediums in der

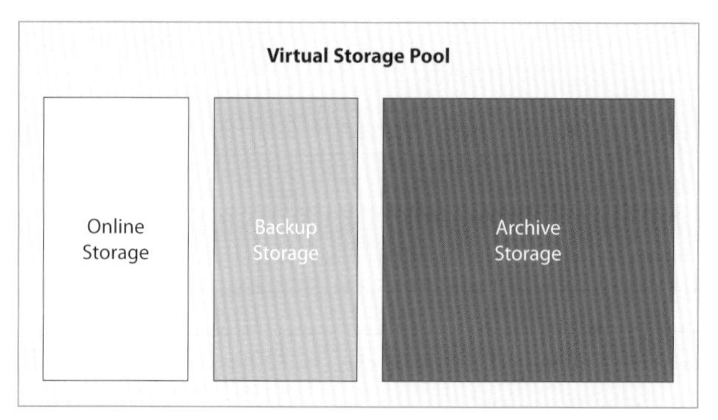

Abb. 4
Das virtuelle Speichertool besteht aus verschiedenen Speicherklassen.

jeweiligen Speicherklasse. Für veraltete Speichersysteme besteht auch die Möglichkeit einer Weiterverwendung in einer niedrigeren Speicherklasse. Eine Migration der Daten und die damit verbundenen Konfigurationsänderungen sowie die Ausfallzeit für die Server können im Hintergrund automatisch stattfinden.
Dies ergibt große Kosten- und Zeitersparnisse gegenüber anderen Lösungen. Weitere Vorteile sind die einfache Bedienbarkeit und Automatisierung der Prozesse. Vorgesehen ist eine Skalierbarkeit des Pools von mehreren Petabyte. Das zentrale Speichersystem besteht aus Speicherpools mit verschiedenen Speicherklassen. Diese Pools werden als eine Einheit zusammengefasst und verwaltet (Abb. 4).
Da das KUM und das MRI auf die gleiche Speichervirtualisierungstechnologie setzen, ist es in Zukunft auch möglich, die Speichervirtualisierungssysteme zu koppeln und Synergien über alle Tier-Stufen herbeizuführen.

8. Gründe für die Storage-Vitualisierung

Die Technologie „Storage-Virtualisierung" ermöglicht eine Trennung zwischen der logischen und der physikalischen Storage-Ebene, hierdurch werden die herkömmlichen 1:1-Verhältnisse vom Server zum Speicher aufgelöst. Der Server, der auf die Daten zugreift, sieht nicht mehr, auf welcher physischen Speichereinheit sich die einzelnen Daten befinden.
Durch Einziehen einer Virtualisierungsebene zwischen Server und physischer Speichereinheit sieht der Server somit nur noch logische virtuelle Volumes. Das Lösungskonzept basiert hauptsächlich auf der Trennung zwischen der logischen und der physikalischen Storage-Ebene, um die Vielzahl der Vorteile einer Storage-Virtualisierung nutzen zu können.

Diese Vorteile der Storage-Virtualisierung sind:

- Erhöhung der Flexibilität im SAN herstellerübergreifend
- unterbrechungsfreie Infrastrukturänderungen
- einfache und schnelle Bereitstellung von Storage-Ressourcen
- einfache und schnelle Ablösung alter Speichersysteme
- unterbrechungsfreie Migrationen, SAN weit
- heterogenes Mirroring, SAN weit
- synchrones/asynchrones Mirroring
- Snapshot- und Cloning-Verfahren
- Erhöhung und Verbesserung der Speicherauslastung
- zentrale und vereinfachte Administration

- Möglichkeit des einfachen Aufbaus von Disaster-Recovery-Lösungen
- Speicherplatz kann schnell, effizient, anwendungs- und bedarfsgerecht zur Verfügung gestellt werden
- Minimierung von Speicherkapazitäten durch Daten-Deduplizierung
- Verbesserung der Performance
- kleinere Backup-Fenster
- einfache Integration unterschiedlicher Speicherhersteller
- einfachere und schnelle Speicherskalierung
- optimale Datenhaltung aufgrund höherer Datenbeweglichkeit

9. Das Backup-Konzept

Das Backup-Konzept sieht eine Backup-to-Disk-Lösung vor. Folgende durchschlagende Argumente bekräftigen diese Wahl (in der Reihenfolge gewichtet):

- Performance: Restore-Zeiten sind um Faktoren schneller und skalieren mit der Kapazität mit der Anzahl der Spindeln.
- Homogenität: Konsolidierung auf wenige Speichersysteme bedeutet weniger Komplexität – was sich mit geringerem administrativen Aufwand und niedrigeren Personalkosten auswirkt.
- Flexibilität: Gemeinsamer Pool im SAN, keine Probleme mit gleichzeitigem Backup und Restore mehrerer Clienten, das Backup-Fenster ist mehr variabel.
- Sicherheit und Qualität: Bei einem Band weiß man erst, wenn es wieder gelesen wird, ob es defekt ist.
- Preis: Disks ermöglichen die schnellere Mitnahme von Marktinnovationen. Neue Bandtechnologien erzwingen meist auch den Einsatz neuer Laufwerke.
- Hardware-Störungen: lassen sich bei Platten problemloser bewältigen. Ein defekter Roboterarm oder ein verklemmtes Band im Laufwerk bereiten mehr Aufwand als eine defekte Platte in einem RAID-Verbund.

In den einzelnen Klinken in MRI existieren verschiedene andere Backup-Plattformen und Software-Verfahren. Diese sollen sanft abgelöst und durch den zentralen Backup-Dienst ersetzt werden. Dadurch ergeben sich große Einsparungen für das Klinikum – sowohl für den Betrieb als auch für die Wartung dieser Systeme. Alle Daten, die durch den neuen zentralen Backup-Dienst übernommen werden, bringen durch die vorhandenen Servicevereinbarungen eine festgelegte Anzahl an Versionen in den Backup/Archive-Pool mit. Der virtuelle Speicherpool bietet die Möglichkeit einer schnellen Provisionierung von flexiblem Speicher-Volumen zur Migration.

10. Das Archiv-Konzept und das Dokumentenmanagementsystem

Mit der Einführung des virtuellen Speicherpools als zentralen Dienst bietet sich die Möglichkeit, einen Tier-3-Archiv-Speicherpool anzulegen und diesen als Archivmedium für die in den Kliniken zu archivierenden Daten zur Verfügung zu stellen.
Durch ein Dokumentenmanagementsystem – Enterprise Content Management (ECM) – ist sichergestellt, dass die produktiven Daten der einzelnen Anwendungen in Archivdaten umgewandelt und ausgelagert werden können, wobei der Anwendung jederzeit bekannt sein sollte, wo sich die relevanten Daten befinden.
Das Content Archiving Storage (CAS) ist eine Speicherlösung für die Langzeitaufbewahrung von Datenbeständen. Mit dem CAS Gateway wird die Archivdaten-Verwaltung vom Storage-System entkoppelt.
Der CAS Gateway hat die Aufgabe, die ausgelagerten Daten aller Standardformate zu archivieren und im Archiv zu verwalten. Er wird in die SAN-Infrastruktur eingebunden und stellt eine Management-Plattform der Archivdaten dar, die autark, herstellerneutral, das heißt ohne feste Verdrahtung, mit dem eigentlichen Archiv-Storage-Pool funktioniert. Der CAS Gateway soll folgende weitere Anforderungen erfüllen:

- Zugriffsschutz auf die digitalisierten Inhalte im Archiv
- richtlinienbasiert, objektorientiert und mandantenfähig
- zentrales Online-Repository
- Zugriff/Abruf für ein breites Spektrum von Anwendungen über standardisierte Schnittstellen wie NFS, CIFS, WebDAV, HTTP, SMI-S
- schnelle Suche und Abruf mit Inhaltsauthentizität über standardisierte Schnittstellen
- gesetzeskonforme revisionssichere Archivierung von strukturierten, halbstrukturierten und nicht strukturierten Daten
- optimale Verfügbarkeit und Performance

Als CAS Gateway wurde das Produkt der Firma Hitachi Data System – HCAP – vorgesehen. Das HCAP-System setzt auf offene, standardbasierte Schnittstellen wie NFS, CIFS, web-basiertes WebDAV, HTTP sowie auf Speichermanagement-Standards wie die Storage Management Initiative Specification (SMI-S). Die Archiv-Server-Knoten und die Speicherkapazität lassen sich skalieren und können bis zu 80 Petabyte (PB) in einem Archivsystem bedienen. Dabei ist es möglich, dass die bereits vorhandene Speicherinfrastruktur ohne Weiteres genutzt und somit die Zahl der Storage-Systeme konsolidiert werden kann (Abb. 5).
Mit dem HDS-HCAP-System werden Gesetzes- und Unternehmensvorschriften erfüllt,

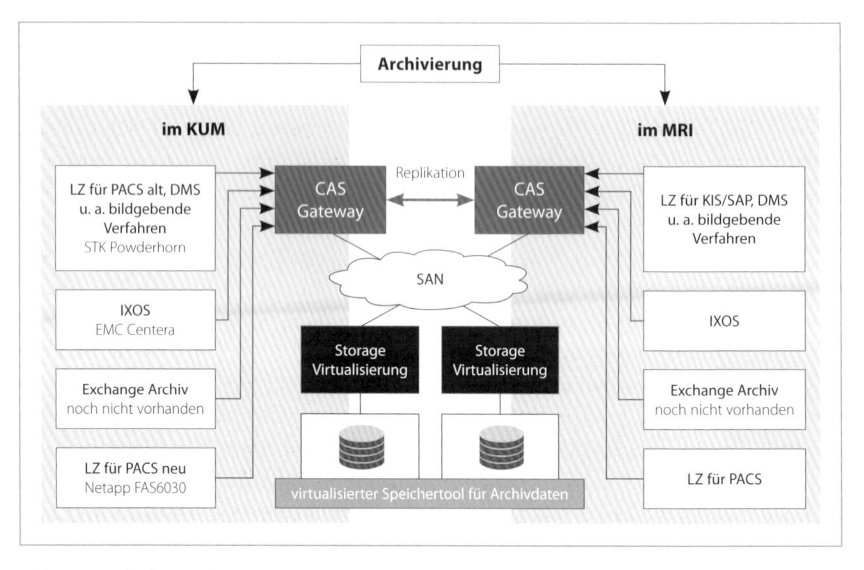

Abb. 5 Die zukünftige Archivlösung ersetzt die einzelnen existierenden Archiv-Plattformen (LZ = Langzeitarchiv).

welche die Einhaltung der Anforderungen in Bezug auf Erhaltung und Aufbewahrung von Inhalten gewährleisten. Durch die Mandantenfähigkeit des Systems ist sichergestellt, dass nur der Dateneigentümer (die datenspeichernde Klinik) Zugriff auf die Archivdaten hat.

Das Dokumentenmanagementsystem dient als Schnittstelle zwischen den einzelnen Anwendungen und dem Langzeitarchiv (LZ)/Speicherpool. Es ist die zentrale und intelligente Verwaltung aller im Klinikum anfallenden Daten (Abb. 6) [4].

11. Medical Archive Grid – das gemeinsame Storage-System der Universitätsklinika MRI und KUM für Backup und Langzeitarchivierung

Die Idee von einem virtuellen Speicherpool lässt sich konsequent fortführen, indem man versucht mehrere solcher Pools zu koppeln oder die Dienste in einem Pool grenzenübergreifend für andere medizinische Partner zur Verfügung zu stellen. Dadurch entsteht ein Speicher-Netz-Verbund (Medical Archiv Grid), der als Vision alle bayerischen Universitätskliniken miteinander verbinden kann und ihnen zukünftig den gemeinsamen Zugriff auf eine elektronische Patienten-Archiv-Akte ermöglicht.

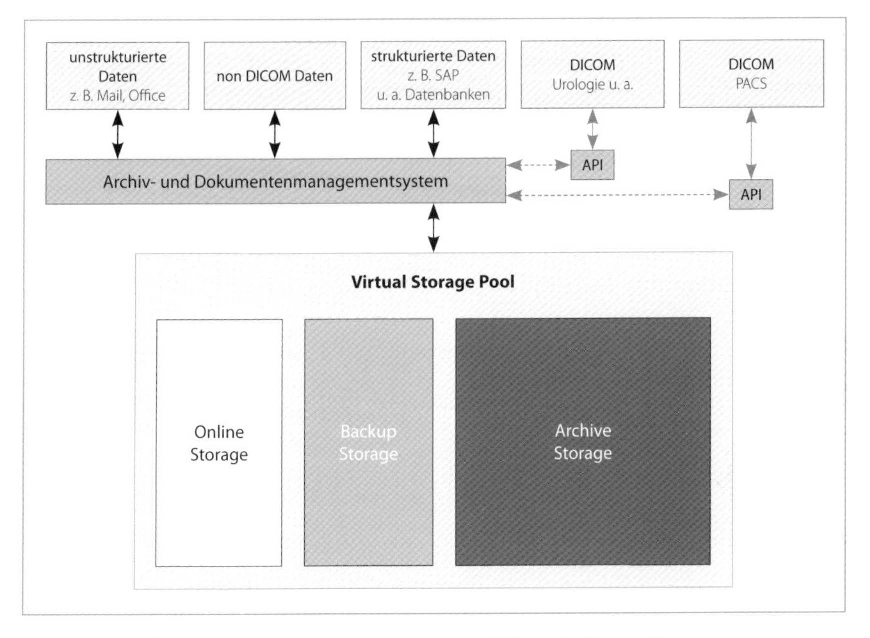

Abb. 6 In der Grafik wird das Dokumentenmanagementsystem als Enterprise Content Management schematisch dargestellt (API = Schnittstelle zur Anwenderprogrammierung; application programming interface).

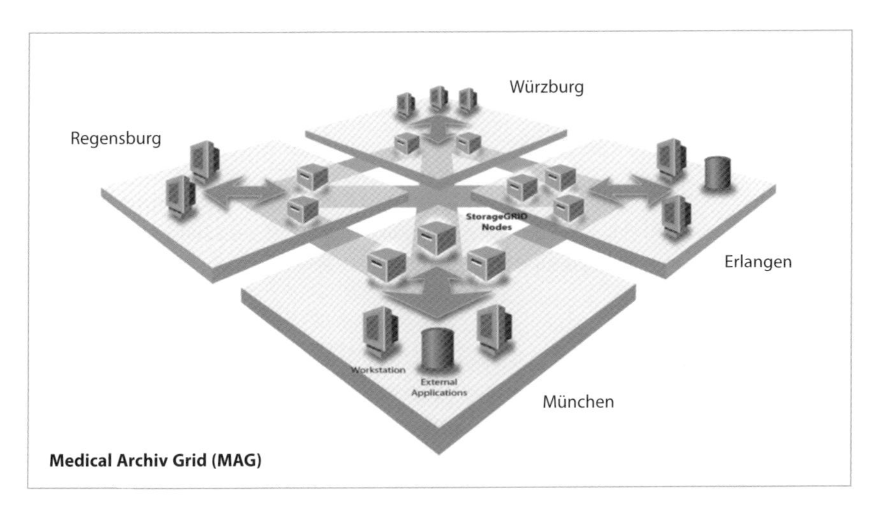

Abb. 7 Die geplante Archiv-Kopplung zwischen MRI und KUM.

In einem ersten Schritt wird eine Kopplung der MRI- und KUM-Archive vorgesehen (Abb. 7). Ziel ist die Auslagerung der Archiv-Disaster-Recovery-Zweitkopie auf den entfernten Standort der Partnerklinik zur Erhöhung der Hochverfügbarkeit und Reduzierung des Platzbedarfes der Kliniken für die Langzeitarchivierung [5]. Die technische Anbindung des Archives erfolgt kostenneutral über gesicherte Leitungen (VPN-Tunnel) des Münchner Hochschulnetzes. Es erfolgt eine 256-Bit-Verschlüsselung. Die Kopplung beider Archive bringt Vorteile für beide Partner der MRI und KUM:

- Kostenersparnis für Hardware und Software durch Konsolidierung der Storage- und Archiv-Hersteller
- Kostenersparnis für Hardware und Software durch Skalierungseffekte von über 20 % bei den Investitionskosten für gemeinsame Beschaffungen
- Katastrophenschutz durch die große Entfernung zwischen den beiden Standorten der Archive
- Platzersparnis durch die Lagerung der Archive an nur jeweils einem Standort des Klinikums
- Konsolidierung der Backup/Archiv-Technologie
- Know-How-Transfer
- einheitliches Kostenmodell mit einem gemeinsamen Storage-Klassen-Konzept
- einheitliche Administration und Rollout Services

Als nächster Schritt kann ein Dienst „Speicher on-demand“ für kleinere Kliniken angeboten werden, die selbst keine Storage-Infrastruktur haben.

12. Gesamtlösung für Archiv- und Backup-Dienste in MRI und KUM

Bei der Erstellung des Lösungskonzeptes wurden zunächst die technischen Anforderungen bewertet und die in Frage kommenden Systeme der verschiedenen Anbieter überprüft. Neben den technischen Kriterien flossen dabei auch Kriterien ein wie

- die Marktstellung des Herstellers,
- die Roadmap der Lieferanten,
- Erfahrungen mit diesen Systemen in vergleichbaren Projekten,
- die Zuverlässigkeit des Servicekonzepts,
- die Wechselwirkung und Kompatibilität dieser Systeme zu anderen beim Kunden installierten IT-Komponenten sowie
- das Preis-Leistungsverhältnis.

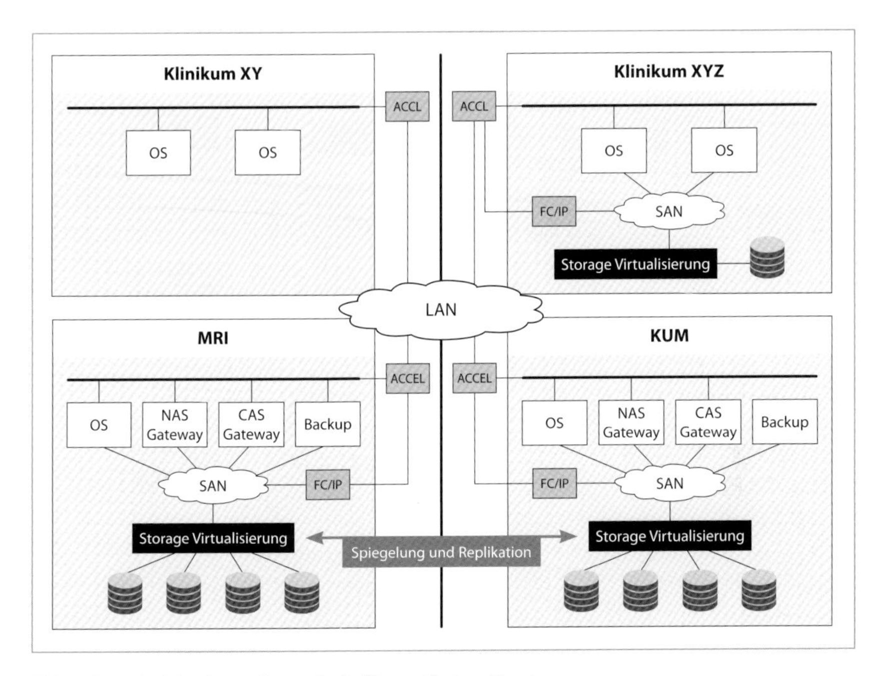

Abb. 8 Die technische Gesamtlösung der Archiv- und Backup-Dienste.

Wir haben uns nach sorgfältiger Prüfung der Anforderungen entschlossen, das Konzept für das MRI und das KUM mit den optimal aufeinander abgestimmten Systemen der Hersteller Hitachi Data Systems, IBM und Cisco weiter zu verfolgen (Abb. 8).
Alle hier aufgeführten Lösungen weisen eine hohe interne Redundanz und Leistungsfähigkeit auf und bieten in ihrer Gesamtheit eine rechenzentrumsübergreifende Verfügbarkeit der Services.

13. Ausblick

In der Medizin werden immens steigende Datenaufkommen und sehr lange Aufbewahrungsfristen in der Krankenversorgung sowie in der Forschung und Lehre verzeichnet. Die dort dringend benötigte integrierte und zeitgemäße Datenverwaltung ist ohne moderne IT-Verfahren nicht mehr umsetzbar. Mit der innovativen Speicherlösung zwischen den medizinischen Einrichtungen der beiden Universitäten in München werden zum ersten Mal große Speicherressourcen von knapp 100 PB

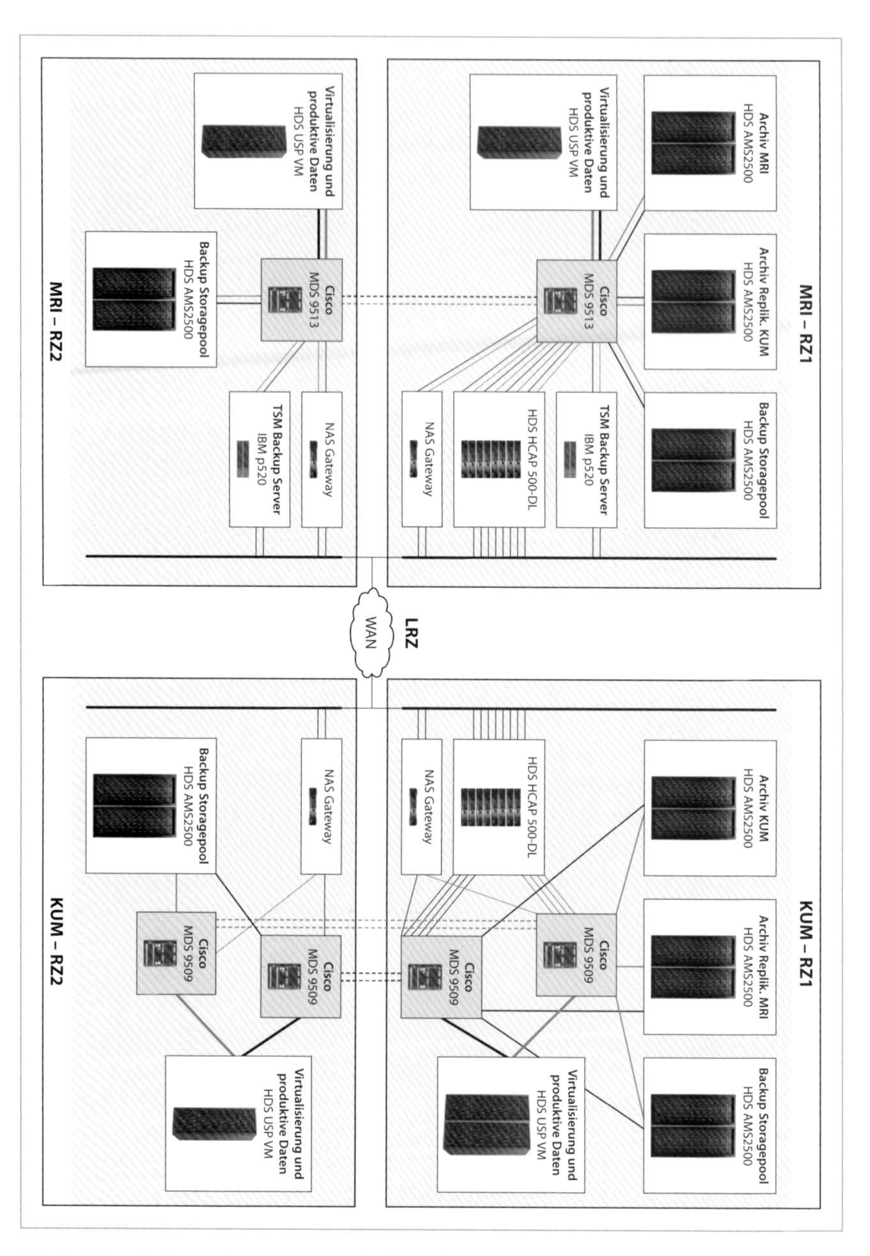

Abb. 9 Aufbau der Storage-Dienste mit optimal aufeinander abgestimmten Systemen unterschiedlicher Hersteller.

als Netzdienst standortübergreifend zur Verfügung gestellt (Abb. 9). Das daran angeknüpfte klinikübergreifende Langzeitarchiv trägt auch zur Qualitätsverbesserung der medizinischen Versorgung für den einzelnen Patienten bei und bildet eine der Grundvoraussetzungen für eine zukünftige Personalisierte Medizin, damit das Langzeitarchiv später zu einem forensischen und epidemiologischen Gedächtnis für eine ganze Region heranwachsen kann.

14. Zusammenfassung

Zur Bewältigung der wachsenden Anforderungen in der Personalisierten Medizin müssen Kliniken auf eine moderne IT-Infrastruktur zurückgreifen können. Diese zeichnet sich in einem hohen Maß durch die Bereitstellung von medizinisch relevanten Daten für Forschung, Lehre und Krankenversorgung aus. Ein überdurchschnittlich großes Speicherwachstum, lange Aufbewahrungszeiten und hohe Verfügbarkeit sind charakteristisch für dieses Umfeld. Sie erfordern den Einsatz neuer Methoden und Technologien wie eine zentralisierte Datenhaltung mit Speichervirtualisierung zur Bereitstellung der verschiedenen Speicherservices in Form virtualisierter Speicherpools. Darüber hinaus können diese Services einrichtungsübergreifend etabliert werden, wie im Rahmen der Langzeitarchivierung für das Klinikum Rechts der Isar an der Technischen Universität München und das Klinikum der Universität München aufgezeigt wird.

Schlüsselwörter: Datenspeicherkonzept, Speichervirtualisierung, Speicherservices, Speicherpool, Langzeitarchivierung, Content Archive Storage

Danksagung

Das Projekt Medical Archive Grid für die Umsetzung des Datenspeicher- und Langzeitarchivkonzeptes wird durch die Deutsche Forschungsgemeinschaft e. V. (DFG) gefördert.

15. Literatur

[1] Troppen U, Erkens R, Müller W: Speichernetze – Grundlage und Einsatz von Fibre Channel SAN, NAS, ISCSI und Infiniband, 2. Auflage, dPunkt-Verlag, Heidelberg 2008.

[2] Reid R, Fraser-King G, Schwaderer DW: Data Lifecycles: Managing Data for Strategic Advantage. John Wiley, Malden 2007.
[3] MAG: Medical Archive Grid – ein gemeinsames Speichersystem für Langzeitarchiv und Backup der Universitätskliniken Klinikum Rechts der Isar an der Technischen Universität München und Klinikum der Universität München – HBFG Antrag, 2010.
[4] Schmücker P: Elektronisches Dokumenten- und Archivmanagement der Gegenwart und Zukunft. mdi – Forum der Medizin_Dokumentation und Medizin_Informatik, 02/2009, 35.
[5] Borghoff U, Rödig P, Scheffczyk J, Schmitz L: Langzeitarchivierung – Methoden zur Erhaltung digitaler Dokumente. dPunkt-Verlag, Heidelberg 2003.

Potenzielle Anwendungen

Personalisierte Medizin und Informationstechnologie – Ein Statement aus der Pharma- und Diagnostikindustrie

B. Herpichboehm, U. Oberländer

Roche Diagnostics GmbH, Sandhofer Straße 116, D-68305 Mannheim

1. Hintergrund und Einführung

Technologische Innovationen haben die Medizin historisch in Schüben weiterentwickelt (Abb. 1). Heute stehen wir vor einem Umbruch, der sich vor allem aus drei großen Trends speist: Biomolekularisierung, Miniaturisierung und Computerisierung. Die Möglichkeiten der Medizin im Schnittpunkt Miniaturisierung der Medizintechnik sowie Computerisierung wurden in dieser Schriftenreihe von O. Dössel bereits umfassend dargestellt [1]. Im Folgenden sollen wichtige Entwicklungen an der Schnitt-

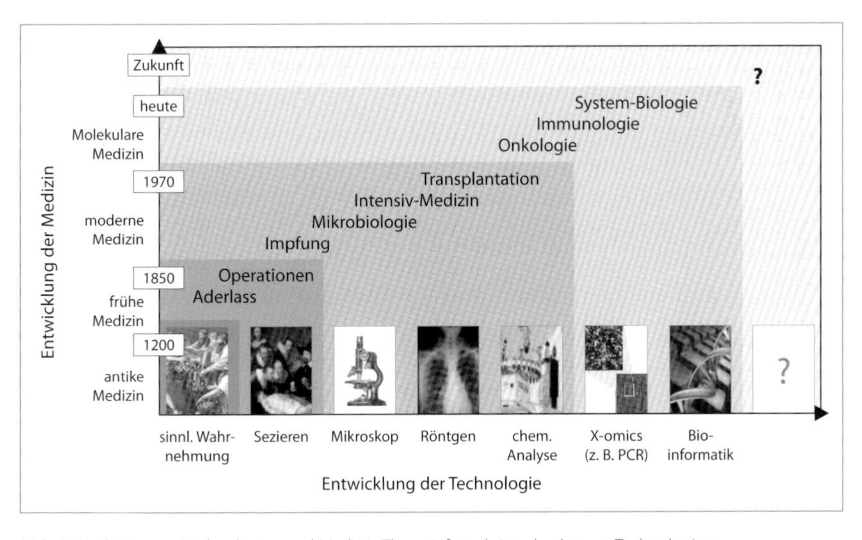

Abb. 1 Evolution von Technologien und Medizin: Therapiefortschritte durch neue Technologien.

stelle Biomolekularisierung und Computerisierung aufgezeigt werden. In patienten- und indikationszentrierter Sichtweise sollen gesundheitsbezogene Innovationen den Gesamtprozess Früherkennung → Diagnose → Patientenstratifikation/Therapiewahl → Therapiesteuerung/Compliance → Überwachung/Relapse-Erkennung sinnvoll verbessern. Mit "Biomolekularisierung" meinen wir vor allem ein vertieftes Eindringen in die Frage, warum manche Patienten von einer bestimmten Therapie profitieren und andere nicht, und einen systematischen Einsatz neuer Technologien wie Biomarker, bildgebende Verfahren und Bioinformatik, um diese Variationen zu verstehen. Die Verbesserung muss sich zunächst einmal in erzielbarer verbesserter Lebensqualität bzw. Lebensverlängerung für den Patienten beweisen. Jedoch stehen auch Fragen nach der Finanzierbarkeit auf dem Prüfstand.

2. Gesellschaftliche Rahmenbedingungen für Innovationen im Gesundheitswesen

Da die Sozialsysteme zunehmend an ihre Grenzen stoßen, wird es immer wichtiger Regeln zu implementieren, die dafür Sorge tragen, dass mit beschränkten Mitteln ein gutes Gesamtergebnis erzeugt wird. Diese Regeln beträfen nicht nur die „Zuteilung" aktuell vorhandener Mittel, sondern würden auch Innovatoren anzeigen, in welche Richtung investiert werden soll. Gerade vor dem Hintergrund der Finanzierbarkeit müssen Innovationen deshalb über den eingangs gewählten patientenzentrierten Ansatz hinaus beurteilt werden in der Sichtweise

- der *Gesamteffizienz* des Gesundheitssystems bzw. patientenübergreifender Teilprozesse in diesem System,
- der *Verteil- oder Zuteilungsprozesse* zwischen diversen Indikationen, gegebenenfalls auch zwischen verschiedenen Gruppen von Leistungserbringern und Versicherten sowie
- des *Zeithorizontes*, der mindestens die physische Lebenszeit der Akteure in diesem System umschließen sollte.

Wichtige Voraussetzung für die Steuerung von Verbesserungsprozessen ist die (politische) Definition, wie viele Mittel wer für welche Ziele einzusetzen bereit ist, und – hier wird die Informationstechnologie *eine* wichtige Rolle haben – auf welcher Datenbasis die Steuerung wird aufbauen können.

Es ist ermutigend zu sehen, dass das Thema Personalisierte Medizin auch von der Politik bereits adressiert wird. So wurde Mitte Oktober 2009 von den Universitäten Charité (Berlin) und Descartes (Paris) das erste "World Health Summit" veranstaltet.

Etwa 500 Forscher sowie Regierungsmitglieder und Meinungsbildner kamen unter der Schirmherrschaft von Angela Merkel und Nicolas Sarkozy in Berlin zusammen. Während der 4-tägigen Konferenz wurden Trends in Medizin und Gesundheitspolitik thematisiert. Ein Tag stand unter der Überschrift Personalisierte Medizin. Dies zeigt die Bedeutung, die diesem Thema in der medizinischen Wissenschaft und der Gesundheitspolitik bereits beigemessen wird. Auf dem "Roche Exchange Forum on Science and Technology Transfer in Personalized Medicine" diskutierten Experten über die Umsetzung und Kommunikation der Personalisierten Medizin [2].

3. Personalisierte Therapiewahl

Politik und Gesellschaft gehen also schon daran, die Rahmenbedingungen zu diskutieren, innerhalb deren die Innovation in der Medizin weiter befördert werden kann. Die medizinische Forschung an Universitätskliniken sowie in der Pharmazeutischen Industrie ist aufgebrochen, therapeutische Indikationen mit Verbesserungspotenzial zu identifizieren. Insbesondere hinsichtlich der Therapiewahl müssen wir feststellen, dass die Auswahl zwischen verschiedenen Therapiemöglichkeiten für ein Symptombündel oder für eine erkannte Indikation, die Wahl der Dosis sowie die Entscheidung betreffs Therapiedauer *heute* sehr häufig in einem Trial-and-Error-Verfahren erfolgen. Die Abb. 2 zeigt, für verschiedene Indikationsgebiete, dass die anfängliche Therapiewahl nur in 20–75 % der Fälle erfolgreich ist. Der Weg zur erfolgreichen Therapie ist daher mit Zeitverlust und vermeidbaren Nebenwirkungen gepflastert. Es ist naheliegend, dass in dieser Situation auch die Therapietreue (Compliance) der Patienten leidet, was es wiederum weiter erschwert, die Richtigkeit der eingeschlagenen Therapie

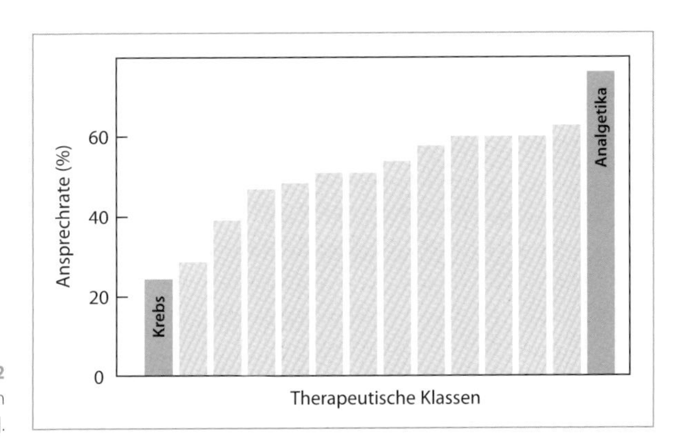

Abb. 2
Ansprechraten der initialen Therapiewahl [3, 4].

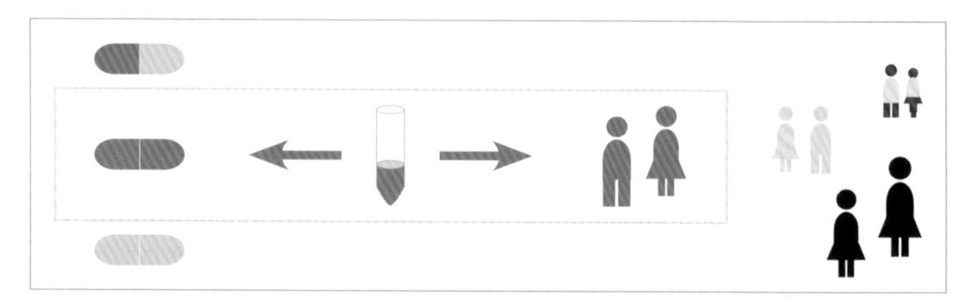

Abb. 3 Konzept der Personalisierten Medizin: Behandlung selektierter Patienten anhand des Ergebnisses von Biomarker-Tests.

zu beurteilen. Der soeben skizzierte verschlungene Pfad der medizinischen Fürsorge ist im Ansatz zu generisch oder zufällig („trial and error"), und erst im Nachsteuern (reaktiv) als personalisiert zu bezeichnen.

Demgegenüber wird mit dem Konzept der *Personalisierten Medizin* (Abb. 3) nicht mehr versucht, alle Patienten des gleichen Symptombündels mit *einem* Medikament zu behandeln. Das heutige Ideal des "one size fits all" Blockbuster-Medikaments wird sukzessive im Markt verdrängt werden durch klinisch differenzierte Medikationen, die in *enger* definierten Zielgruppen überragende klinische Wirksamkeit versprechen, geringere Nebenwirkungen zeigen und zu höherer Therapietreue führen [5].

Die Personalisierte Medizin wird auch unser Verständnis vertiefen darüber, *warum* manche Patienten auf Therapien ansprechen und andere nicht, denn eine wachsende Anzahl universitärer/institutioneller und industrieller/kommerzieller Gruppen hat – auch vernetzt, z. B. in den sogenannten „BioRegios" – begonnen, neue Technologien einzusetzen, um diese Variation zu erforschen. Vier Komponenten sind wichtig, wenn wir Therapien hochwertiger machen wollen:

- die Heterogenität des Krankheitsgeschehens verstehen,
- Biomarker finden, validieren und als Diagnostikum entwickeln,
- Patienten stratifizieren (mit Hilfe diagnostischer Tests) sowie
- Evidenz schaffen für verbessertes Nutzen-Risiko- und Nutzen-Kosten-Profil.

Die Wertigkeit (Kosteneffizienz) der Behandlungspfade der Personalisierten Medizin muss abgebildet werden vor dem Hintergrund der Kosten und Outcomes, die *im Status Quo* erzielt werden. Hier liegt eine weitere große Herausforderung an informationstechnologische Lösungen: Wird es uns gelingen in Zukunft valide Schlussfolgerungen zu ziehen aus den ungeheuren Datenmengen, die in der medizinischen Vor- und Fürsorge anfallen? Die „Erfahrungskurve", die heute der *einzelne* Arzt durchmacht

(mit Verstärkern wie Erfahrungsaustausch auf Symposien, Lesen von Fachpublikationen – und so gut das grundsätzlich überhaupt geht, *ohne* fundierte Patientenstratifizierung), könnte in Zukunft viel stärker und schneller ansteigen und den kontinuierlichen Verbesserungsprozess in der Medizin beschleunigen.
Eine große Herausforderung wird dabei sein, wie qualitätsgesichert, interpretiert und von Komorbiditäten und Sondereffekten bereinigt die zugrunde liegenden Daten sind, sowie wer zu ihnen Zugang hat. Wie gelingt es, *Gesundheits*daten zu anonymisieren und dennoch entlang der Zeitachse und quer über Versorger einer Person zuzuordnen? Zu Recht empfinden die Menschen diese Daten als ihre privatesten. Das Vertrauen in die Sicherheit der IT-Technologie und in die Politiker, Gesundheitsfunktionäre und IT-Firmen, die Lösungen vorschlagen, ist begrenzt.
Aber andererseits profitieren vor allem die Patienten selbst, wenn eine optimierte Datenbasis vorliegt, einerseits ihre eigenen Daten betreffend, und zum anderen betreffend der Daten von großen Referenzkollektiven mit gleicher Diagnose. Die neuen Disease-Management-Programme der Krankenkassen für chronisch Kranke könnten ein Kristallisationspunkt sein für strukturierte kontinuierliche Verbesserungsprozesse, wenn es gelingt, die notwendigen Daten zusammenfassend auszuwerten. Die individuelle Gesundheitsakte müsste lebenslang in lesbarer Form verfügbar sein und zum Beispiel auch genomische Sequenzierdaten (vgl. Beispiel CYP 450 in Kapitel 5.) beinhalten, die lebenslang stabil und aussagefähig sind.

4. Beispiele für Personalisierte Medizin

4.1. Biomarkerstratifizierte Krebsbehandlung

In der Brustkrebstherapie konnte gezeigt werden, dass es Subtypen dieser Krankheit gibt, die sich signifikant unterscheiden hinsichtlich Wirksamkeit adjuvanter therapeutischer Optionen. So profitieren nur Östrogenrezeptor-positive Patientinnen von der Komedikation mit Tamoxifen oder Aromatase-Inhibitoren. Und von einer Behandlung mit dem Antikörper Trastuzumab (Herceptin®, Roche) profitieren nur diejenigen Patientinnen (etwa 25 %), bei denen das HER2+ Gen exprimiert ist. Dies kann innerhalb von sechs Stunden festgestellt werden mit Hilfe des vollautomatischen Silber-*in-situ*-Hybridisierungstests für das HER2-Gen sowie das Chromosom 17 aus Gewebeproben (Inform™ HER2 SISH Test, Roche). Die Antikörper-Behandlung hemmt den HER2-Rezeptor und verlangsamt signifikant das Tumorwachstum bei diesen Patientinnen. Dies ist eines der (derzeit noch wenigen) gut etablierten Musterbeispiele für Personalisierte Medizin. Die Abb. 4 skizziert einige weitere onkologische Beispiele aus der Entwicklung der Firma Roche bzw. von Entwicklungspartnern.

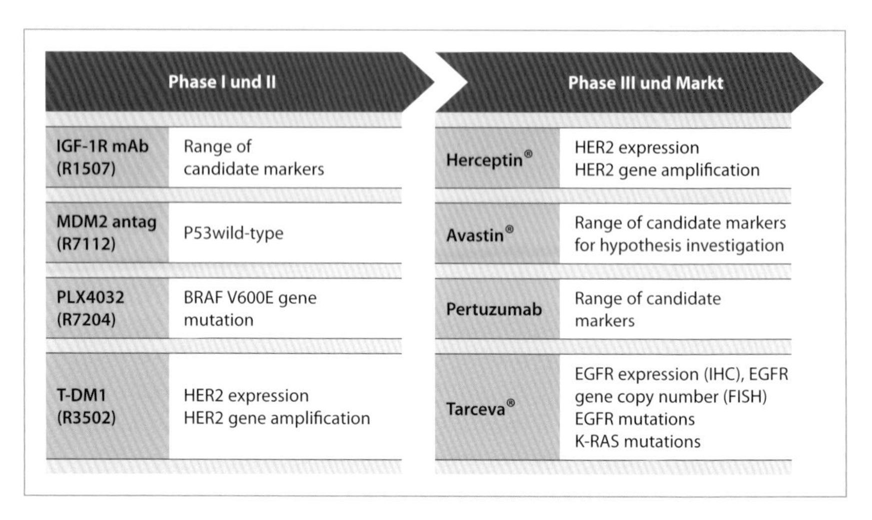

Abb. 4 Entwicklungsstand biomarkerstratifizierter Krebstherapien (Roche Gruppe). Biomarker-Programme für Pharmaprojekte in der Zusammenarbeit von Pharma und Diagnostics am Beispiel der Onkologie.

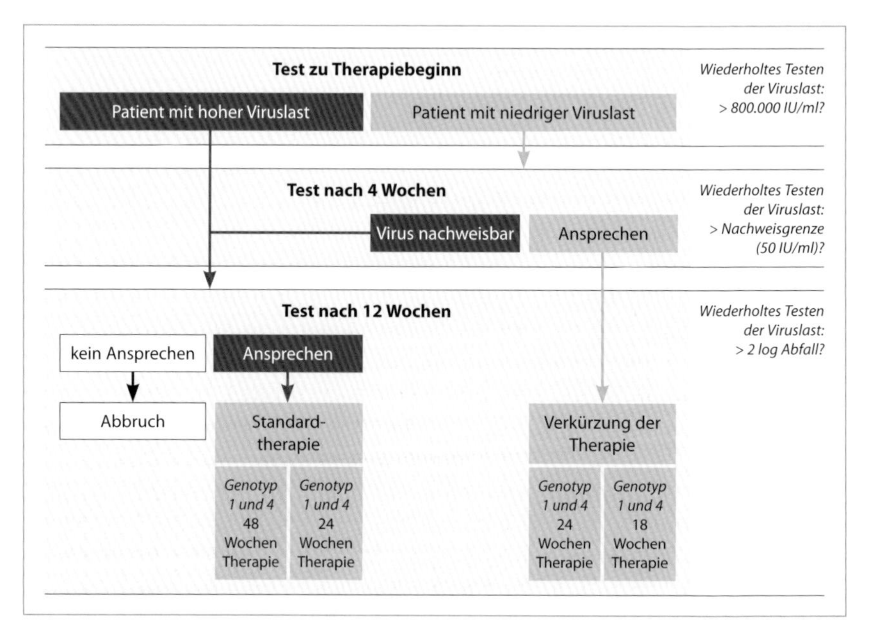

Abb. 5 Hepatitis C: Therapiesteuerung orientiert an Genotyp und Viruslast (t = 0, 4 und 12 Wochen) [6].

4.2. Individualisierte Therapie der Hepatitis C (HC)

Obwohl bei der Behandlung von Hepatitis C in den letzten Jahren wichtige Fortschritte erzielt werden konnten, gibt es viele Patienten, bei denen die Ersttherapie ohne Erfolg verläuft, d. h. nicht zu einem anhaltenden virologischen Ansprechen führt. Immer mehr Patienten sind deshalb auf alternative Therapielösungen angewiesen. Ende des Jahres 2008 hat die Europäische Kommission Peginterferon alfa-2a (Pegasys®, Roche) plus Ribavirin (Copegus®, Roche) für die Retherapie von Hepatitis-C-Patienten zugelassen, bei denen eine vorherige Therapie mit Interferon-alfa als Monotherapie oder in Kombination mit Ribavirin nicht erfolgreich war. Das neue Behandlungskonzept kann personalisiert werden entsprechend dem *Genotyp des HC-Virus* einerseits, und hinsichtlich der Patientencharakteristika (Kinetik des Therapieansprechens, wie anhand *gemessener Viruslast* im zeitlichen Verlauf feststellbar) andererseits (vgl. Therapieschema in Abb. 5).

- In Deutschland dominieren Hepatitis C Viren des *Genotyps 1*. Die sogenannte REPEAT-Studie zeigte, dass 57 % der Patienten, bei denen nach 12-wöchiger Therapie kein Virus mehr nachweisbar war (definiert als HCV-RNA-Werte unter 50 IE/ml), nach der vollständigen Behandlung geheilt waren. Die Messung der Viruslast des Patienten nach 12 Wochen Therapie erlaubt also die Vorhersage, ob eine vollständige Behandlung zu einer Heilung führt.
- Patienten des *Genotyps 2 und 3* waren generell 24 Wochen mit Pegasys® und Copegus® therapiert worden. Für Patienten mit niedriger Viruslast schon vor Beginn der Behandlung, die besonders schnell auf die Therapie ansprachen, wurde ein auf 16 Wochen verkürztes Therapieschema zugelassen. Dies markiert einen wichtigen Meilenstein in der Personalisierten Medizin.

5. Rolle von Biomarkern in der Personalisierten Medizin

5.1. Biomarker in der Entwicklung von neuen Therapien

Die obigen Beispiele haben die essenzielle Rolle von Biomarkern gezeigt. Unterschiedlichste Methoden kommen zum Einsatz (Abb. 6), von DNA- und RNA-Analysen mittels PCR, Gensequenzierung, Hochdurchsatz-Arrays, *in situ* Hybridisierung bis hin zum Proteintest durch Immunhistochemie oder Enzyme-Linked ImmunoSorbent Assay (ELISA). Nach Biomarkern wird sowohl im Blut und anderen Körperflüssigkeiten als auch in Biopsien und daraus hergestellten Gewebeschnitten gesucht. Letztendlich liefern sie wertvolle Informationen über komplexe pathophysiologische Vorgänge.

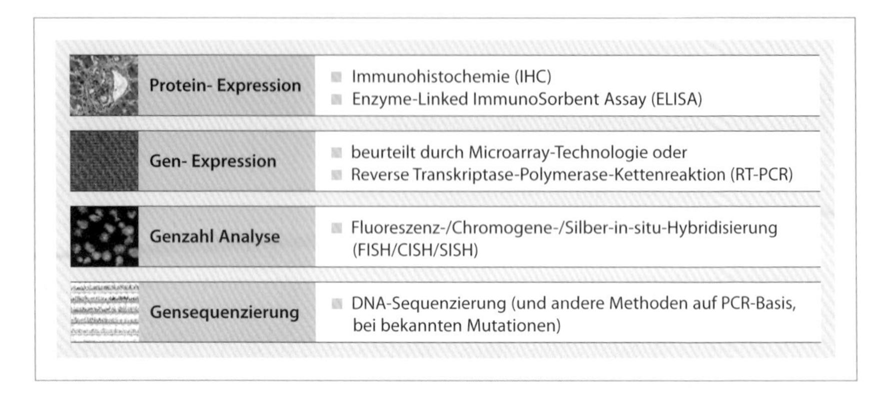

Abb. 6 Neue (mehr-)technologische Ansätze der Biomarker-Entwicklung.

In der Entwicklung neuer Medikamente wird nach Biomarkern gesucht, die einzeln oder in Kombination gut geeignet erscheinen um individuelle Therapieentscheidungen darauf aufzubauen. Die Marker-Suche wird erheblich erleichtert, wenn einschlägige pathophysiologisch abgesicherte Erkenntnisse vorhanden sind. So führte z. B. die Suche nach neuen Medikamenten für Dickdarmkrebs zu vertieftem Verständnis der Angiogenese und zur Entwicklung eines seit dem Jahr 2009 als CE markierten Diagnostikums verfügbaren Biomarkers, des Gentests TheraScreen® K-RAS Mutation Kit (Roche).

5.2. Biomarker-stratifizierte Behandlung des Kolon-Karzinoms

Bisher waren die therapeutischen Entscheidungen in der Behandlung des metastasierten kolorektalen Karzinoms abhängig vom Stadium, der Progressionskinetik oder der Symptomatik der Erkrankung. Die aktuellen Therapiestudien führen zu einer neuen Entscheidungsebene auf dem Boden der molekularbiologischen Charakteristika des Tumors.

Angiogenese und Therapie mit Angiogenese-Inhibitoren

Angiogenese beschreibt wesentliche biochemische Prozesse des (Zell-)Wachstums wie auch der Wundheilung. Auch solide Tumoren sind abhängig von einem mitwachsenden Kapillarnetz, das den Tumor mit Sauerstoff und Nährstoffen versorgt. Entsprechend versuchen anti-angiogenetische Therapieansätze die Gefäßversorgung und damit die Durchblutung eines Tumors zu reduzieren/zu blockieren. Eine

Gruppe von Anti-Angiogenese-Inhibitoren die in klinischen Studien untersucht wird sind Moleküle, die mit der Signal-Kaskade der Angiogenese interferieren.
Neuartige Therapiestrategien richten sich gegen die Blutgefäßversorgung von Tumoren z. B. über Inhibition des Vaskulären Endothelialen Wachstumsfaktor (VEGF)-Signalwegs durch neutralisierende Anti-VEGF-*Antikörper*. Anti-VEGF-Antikörper blockieren das Wachstum neuer Blutgefäße und vermeiden deren Eindringen in den Kreislauf und damit die Metastatisierung des Krebsgeschwürs. Bevacizumab (Avastin®, Roche) ist die erste Anti-VEGF-Antikörpertherapie, die in den USA die FDA-Zulassung erhielt. Dieses Medikament konnte nachweislich das Tumorwachstum verzögern und die Überlebenszeit der Patienten verlängern [7].
Eine andere Gruppe von Angiogenese-Inhibitoren bilden die *Anti-EGFR*-Antikörper Cetuximab (Erbitux®, Merck) oder Panitumumab (Vectibix®, Amgen). Bei Darmkrebs exprimiert die überwiegende Mehrzahl der Krebszellen Epidermale Wachstumsfaktor-Rezeptoren (EGFR). Das sogenannte RAS-Protein spielt eine Schlüsselrolle im EGFR-Signalpfad für Zellwachstum (Abb. 7). Die Blockade von EGFR führt zur Blockade dieses Pfades und damit zur Verlangsamung oder zum Aussetzen von Krebswachstum.

Genetischer Subtypus und Therapiewirksamkeit

Eine Mutation des K-RAS-Gens führt zu einer kontinuierlicher Aktivierung des RAS-Proteins, und macht dadurch die Blockade von EGFR nutzlos. Wie in Abb. 7 verdeutlicht, kann daher eine Wirksamkeit der Anti-EGFR-Strategie *nur* bei Tumoren mit

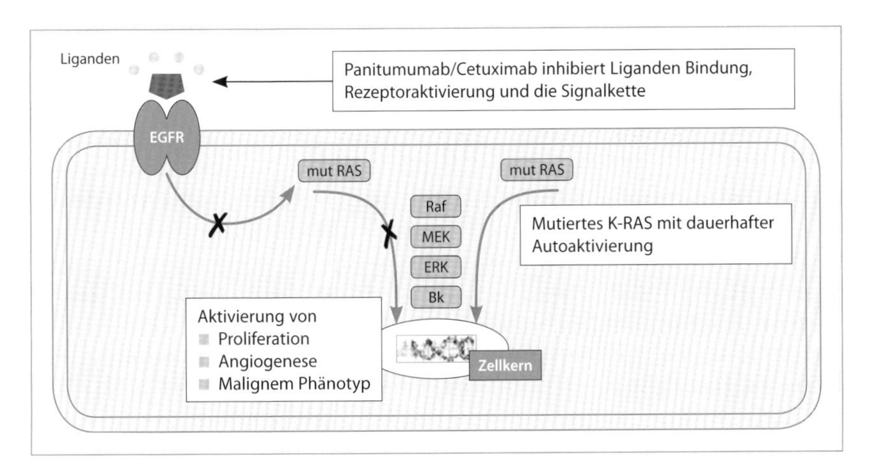

Abb. 7 Von der Biologie zur Behandlung. Beispiel: K-RAS [10].

einem K-RAS-Wildtyp (etwa 55 % der Population) erwartet werden. Während eine Anti-*VEGF*-Antikörpertherapie unabhängig vom K-RAS-Mutationsstatus verordnet werden kann [8], muss deshalb eine Anti-*EGFR*-Behandlungsstrategie mit der primären Analyse des K-RAS-Mutationsstatus abgesichert werden. Der Einsatz von Cetuximab oder Panitumumab bei Vorliegen einer K-RAS-Mutation birgt das Risiko der Nebenwirkungen und unnötiger Kosten, ohne einen nachweisbaren Nutzen in Aussicht stellen zu können [9].

Verbesserte Kosteneffizienz der Anti-EGFR-Therapie mit K-RAS-Stratifizierung
Abhängig vom genetischen Status wirken die Anti-EGFR-Medikamente nur bei 55–60 % der Patienten (bei den K-RAS-Wildtypen (WT)). Deshalb offeriert K-RAS-Testen folgende Vorteile:

- Wo *bisher keine* Anti-EGFR-Medikamente zugelassen waren: Bei gleichem Medikamentenpreis steigen die Gesamtkosten für die Behandlung eines gegebenen Patientenkollektivs nach K-RAS-Testen deutlich *weniger* als dies bei *un*stratifizierter Anti-EGFR-Zulassung der Fall wäre. In beiden Fällen wird die maximale Anzahl verlängerter Lebensjahre erreicht, d. h. mit K-RAS-Testen *steigt* die Kosteneffizienz, die Kosten je gewonnenem Lebensjahr *sinken*.
- Wo Anti-EGFR-Medikation *bisher unstratifiziert* verabreicht wurde: Eine deutliche Kostensenkung kann erzielt werden bei gleichem (bzw. bezüglich vermiedener Toxizitätsnebenwirkungen sogar leicht verbessertem) Patienten-Outcome.

5.3. Biomarker in der klinischen Prüfung und Zulassung neuer Therapien

Für interventionelle Studien können hohe Kosten entstehen (pro Indikationsentwicklung). In Fällen wie dem metastatisiertem Darmkrebs ist das noch relativ unproblematisch, da bereits vorliegende Daten durch Testen der DNA in archivierten Proben bezüglich K-RAS-Mutationsstatus *nach*stratifiziert und glaubhaft interpretiert werden können. In anderen Fällen, in denen das Testergebnis *während* der Behandlung eingreift, muss man *neue* interventionelle Daten erheben, unter Umständen sogar in mehreren Durchgängen, dann nämlich, wenn die Anfangshypothese, *wann* man *wen* testen und *wie* man auf ein Testergebnis reagieren sollte, sich als verbesserungsbedürftig herausstellt.
Erst nach dem Vorliegen von Studienergebnissen kann die sinnvolle Sequenz definiert werden, welche Indikationen, in welcher Reihenfolge/zu welchem Preis während des Produkt-Lebenszyklus entwickelt werden sollten. Schließlich muss die neue

Therapieempfehlung über Fachgesellschaften Eingang finden in Klinische Pfade und Vergütungsstrukturen. Augenmerk verdient dabei auch, wie innerhalb des Gesundheitssystems die Kosten verrechnet und gegebenenfalls Verdienstmöglichkeiten verlagert werden. Wenn notwendig, sollten Verrechnungs- bzw. Vergütungsänderungen lanciert werden, um *bei allen* Beteiligten eine WIN-WIN-Situation zu realisieren, insbesondere bei denen, die im neuen Therapiemodus in Vorleistung gehen müssten; bei hochpreisigen Biomarkern ist die Vergütung des Labors hier ein Thema.

5.4. Biomarker in der klinischen Routine

In der Patientenbehandlung, also nach der Markteinführung neuer Medikamente, können Biomarker weiterhin nützlich oder sogar notwendig sein um Patienten zu stratifizieren, um Krankheitsstadien zu differenzieren, oder um Wirksamkeit und Nebenwirkungen der Medikation zu monitoren.

Prognostische Patienten-Biomarker
Hierunter subsumieren wir Biomarker, die die biologische Variation zwischen Patienten beschreiben hinsichtlich ihres unterschiedlich zu erwartenden Ansprechens auf die Medikation. Diese Patientenstratifizierung kann basieren auf den Informationen von: DNA, mRNA, Proteinen, Metaboliten sowie klinischen Daten. So greift zum Beispiel das menschliche Genom in die Wirkung von Arzneistoffen ein:

- Der Metabolismus des Wirkstoffes – also seine Aufnahme, der Um- oder der Abbau – kann verhindert, verlangsamt oder beschleunigt sein. Die Gründe dafür untersucht die Pharmakokinetik.
- Eine Veränderung des Zielmoleküls kann die Wirkung der Arznei direkt schwächen oder verhindern. Diese grundlegenden, „ätiologischen" Unterschiede beschreibt die Pharmakodynamik.

Wirksamkeits-Biomarker
Wie mit Abb. 2 gezeigt wurde, liegt ein großes Problem in der Therapiewahl darin, dass man oft erst mit großem Zeitverzug die Wirksamkeit beurteilen und nachsteuern kann. Mit Biomarkern kann es jedoch gelingen, sehr früh und spezifisch die Wirkung der Medikation beim betreffenden Patienten zweifelsfrei zu dokumentieren.

Krankheits-Biomarker
Biomarker können weiterhin zur Differenzierung von Krankheitsstadien und Stratifizierung verwendet werden – entsprechend den Wirkmechanismen der Therapie. Die

therapeutische Wirksamkeit bzw. deren Nachlassen bei Progression der Krankheit – und die damit verbundene Notwendigkeit des Therapiewechsels – werden mit solchen Markern frühzeitiger erkannt.

Toxizitäts-Biomarker

Schließlich sind Biomarker auch attraktiv, wenn sie – weit bevor Schädigungen klinisch manifest geworden sind – einen individuellen und frühzeitigen Nachweis toxischer Nebenwirkungen der Therapie erlauben.

5.5. Erster diagnostischer Genchip für die klinische Routine: AmpliChip® CYP450

Cytochrom P450

Eine gewichtige Rolle für den Metabolismus zahlreicher Wirkstoffe spielt eine Enzymgruppe mit dem Namen Cytochrom P450. Diese Proteine sorgen vor allem dafür, dass wasserunlösliche Stoffe löslich gemacht und ausgeschieden werden können – dazu gehören mehr als ein Drittel aller körperfremden Stoffe und entsprechend viele Arzneimittel. Heute weiß man, dass diese P450-Maschinerie bei manchen Menschen genetisch bedingt langsamer arbeitet als bei anderen: Sie sind sogenannte „poor metabolizers" (schwache Metabolisierer), und entsprechend schleppend verläuft bei ihnen die molekulare Entsorgung von Medikamenten.
Noch eine weitere Eigenschaft der P450-Proteinfamilie ist für die Medizin von Bedeutung: Um fettlösliche Moleküle wasserlöslich zu machen, werden diese von den Enzymen umgebaut. Im ungünstigen Fall kann wegen dieser Veränderung zum Beispiel aus einem harmlosen Fremdstoff ein krebserregendes Gift werden. Viele unerwünschte Nebenwirkungen von Arzneimitteln entstehen daher durch die Arbeit von Mitgliedern der P450-Familie. Da deren Aktivität von Mensch zu Mensch variieren kann, treten die entsprechenden Nebenwirkungen unterschiedlich häufig auf [11].

Gen-Chips, AmpliChip® CYP450

Unser Erbgut enthält mindestens 30.000–40.000 Gene mit über drei Milliarden Bausteinen – und bei SNPs (Single Nucleotide Polymorphisms) geht es um einen einzigen dieser Bausteine, der an einer ganz bestimmten Stelle eines einzelnen Gens ausgetauscht ist.
Um diese Stelle zu finden, sind auch heute noch Zehntausende einzelner Experimente notwendig. Allerdings passen sie alle zusammen auf einen winzigen Silizium-Chip. Lediglich ein Zentimeter groß sind die DNA-Chips, die heute die Aufgabe eines Großlaboratoriums übernehmen. Auf ihrer Oberfläche kann man mit modernen

Techniken einige hundert bis mehrere hunderttausend kurze DNA-Fragmente unterbringen. Diese sogenannten Oligonukleotide – man kann auch ganze Gene auf dem Chip verankern – dienen als Angeln, mit denen man höchst spezifisch bestimmte Genom-Abschnitte aus einer Lösung fischen kann.
Zu diesem Zweck liegen die Oligonukleotide auf dem Chip als DNA-Einzelstrang vor: Befindet sich in der untersuchten Lösung ein Genom-Abschnitt mit gleicher Sequenz, bildet dieser mit dem Fragment auf dem Chip einen Doppelstrang. Diese Bindung bewirkt wiederum einen Fluoreszenz-Impuls, der mithilfe eines Lasers registriert wird. Weil die Zusammensetzung der DNA-Fragmente auf dem Chip bekannt ist, lassen sich auf diesem Weg Tausende Gen-Abschnitte gleichzeitig untersuchen – und genau das ist die Voraussetzung für schnelle, einfache und bezahlbare genetische Tests [11].
Der AmpliChip® CYP450 Test (Roche) kann 29 verschiedene genetische Varianten des CYP2D6-Gens und zwei wichtige Polymorphismen des CYP2C19-Gens unterscheiden, und mit dieser Technologie Menschen klassifizieren hinsichtlich der Wirksamkeit von Medikamenten, die im CYP450-Pfad verstoffwechselt werden.

6. Rolle der Biostatistik in der Personalisierten Medizin

Je klarer das pathophysiologische Verständnis, desto enger wird der Kreis der zu untersuchenden Biomarker-Kandidaten sein. Meist ist das wissenschaftliche Verständnis der individuellen Krankheitsprozesse und der Reaktion auf neue therapeutische Kandidaten sehr beschränkt, und demgemäß muss eine Vielzahl von Biomarker-Kandidaten mitgeführt und biostatistisch ausgewertet werden.
Das Herausfiltern erfolgversprechender Biomarker erfolgt zunächst in der Frühphase der koordinierten Medikamenten- und Biomarker-Entwicklung. In der Phase der klinischen Prüfungen (je nach Erfolg bzw. Indikationsausweitungsmöglichkeit wird es zahlreiche solcher Prüfungen geben) werden die Marker mitvalidiert. Schließlich wird, bei Bedarf, in der Phase der Verlaufskontrolle nachgesteuert.
Kernherausforderungen an die Biostatistik sind hierbei:

- das Auffinden von Korrelationen die gut genug sind um individuelle Therapieentscheidungen darauf aufzubauen (hier sehen wir eine weitere entscheidende Rolle von IT),
- das Absichern gegen Zufallsergebnisse und Artefakte (potenzielle Störgrößen (Confounder)) und
- die Festlegung des notwendigen Studienumfangs je Behandlungsarm, um Hypothesen verifizieren zu können.

Falls Biomarker-basierte Ergebnisse in Therapieentscheidungen eingehen, kann es passieren, dass eine befriedigende personalisierte Therapie erst nach mehreren Iterationen von mehrarmigen randomisierten Studien gefunden ist. Während sich die Gefahr total fehlschlagender Therapieentwicklungen verringert, steigt voraussichtlich der Aufwand in klinischen Studien je marktreif entwickeltem Medikament deutlich.

7. Ökonomische Implikationen der Personalisierten Medizin

7.1. Entwicklungskosten

Personalisierte Medizin wird auf breiter Front nur realisiert werden, wenn sie für die Industrie ökonomisch attraktiv und (weil) für die Gesellschaft bezahlbar und nutzbringend ist. Die forschende pharmazeutische Industrie investiert heute etwa 15–20 % des Umsatzes in die Entwicklung [12]. Wie oben angesprochen, wird die parallele Entwicklung und klinische Prüfung von Biomarkern zusätzliche Kosten mit sich bringen. Andererseits sollten sich die Totalausfälle in der klinischen Prüfung von Therapien verringern lassen. Dieses vormals „digitale" Risiko wird vielschichtig verlagert in die Biomarker-Selektion, in die Indikationsselektion, in die biostatische Validierung sowie in die Entscheidung pro oder kontra einer weiteren Schleife der klinischen Prüfungen, sodass es von der Qualität *vieler* Entscheidungen (und gelegentlich dem Quäntchen Glück) abhängen wird, ob künftig der Entwicklungsaufwand weiter ansteigen wird.

7.2. Vermarktungserfolg

Wenn Arzneimittel nur für ein biomarkerstratifiziertes Segment vermarktet werden, bedeutet dies zunächst einmal Beschränkung. Zum Beispiel kann die oben bereits diskutierte Brustkrebsbehandlung mit Trastuzumab (Herceptin®, Roche) nur für die 25 % der Patientinnen beworben werden, die die HER2+ Variante tragen. Auf Grundlage der wirklichen Verkäufe von Herceptin® wurde in einem EU-Land untersucht (Abb. 8), welche Differenz sich im Absatz hypothetisch ergäbe im Szenario *ohne* Biomarker-Stratifizierung. Dann würde man Herceptin® der vierfachen Zahl von Patientinnen als Option anbieten, mit drei Nachteilen allerdings: 1) Unstratifizierte Studien würden nur einen deutlich geringeren Vorteil der Behandlung mit Herceptin® gegenüber anderen Alternativen zeigen. Somit könnte nur ein geringerer Preis (Schätzung: -25 %) realisiert werden. 2) Die Penetration des Marktes wäre langsamer, vergleichbar mit anderen unstratifizierten Krebs-Medikamenten. Die *durchschnittliche*

Anwendungsdauer würde sich um etwa 35 % reduzieren, da bei der Mehrzahl der unstratifizierten Patientinnen das Medikament nicht wirksam wäre, also keine Verlängerung der Überlebenszeit oder der progressionsfreien Zeit einträte. Zusammengenommen würden die Effekte bewirken, dass kumuliert ab Ende des vierten Jahres *ohne* Stratifizierung netto *weniger* verkauft würde als dies heute, mit Stratifizierung, im deutlich kleineren HER2+ Marktsegment der Fall ist (Abb. 8). Das gegebene Beispiel zeigt, dass es *möglich* ist mit einem personalisierten Medikament sehr erfolgreich zu sein. Aber je nach Größe des stratifizierten Segments, Stärke der konkurrierenden Medikationen und anderen Faktoren kann sich das Umsatzpotenzial auch deutlich ungünstiger darstellen. Interessanter als diese Diskussion der Effekte für *einen* Pharma-Anbieter ist für die Gesellschaft (die Beitragszahler) die Frage, wie sich die Ausgaben *insgesamt* durch die Personalisierte Medizin verändern werden.

7.3. Gesamtausgaben für Medikamente

Die Abb. 8 zeigt, dass die Pharmafirma, die in ihrem Programm Personalisierte Medizin anbietet, in ihren Verkaufszahlen sogar zulegen kann. Dies könnte die Befürchtung nähren, dass Pharma-Ausgaben insgesamt (und Gesundheitsausgaben insgesamt) notwendig ansteigen werden. Andererseits wird jedoch in Zukunft immer weniger akzeptiert werden, dass die Hälfte aller Patienten wochen- und monatelang

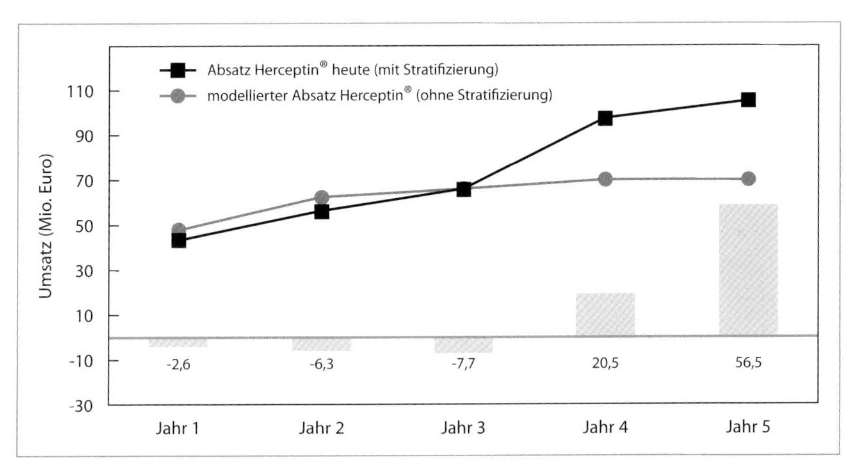

Abb. 8 Absatz von Herceptin® auf dem europäischen Markt mit und (hypothetisch) ohne HER2-Stratifizierung (Balken: kumulierte Differenz).

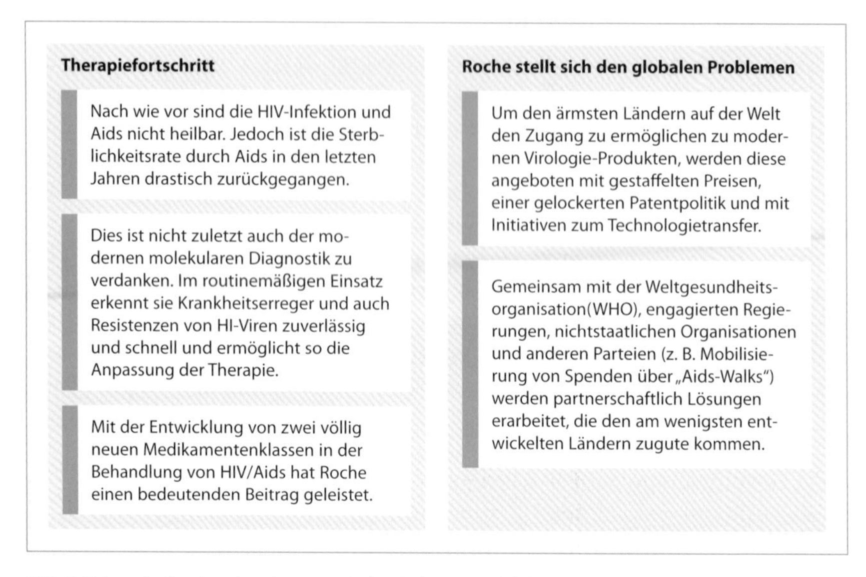

Abb. 9 Beitrag der forschenden pharmazeutischen Industrie zu globalen Problemlösungen (Beispiel: Aids/Roche [13]).

uneffektive Behandlungen bekommt, bis schließlich die passende Therapie gefunden ist. Indem exzessive oder in die falsche Richtung gehende Behandlungen vermieden werden, wird die Ressourcennutzung optimiert. Insbesondere werden die Ausgaben für *andere* Medikamente parallel deutlich zurückgehen sowie auch manche heute anfallenden Ausgaben, die mit (vermeidbaren) Nebenwirkungen sowie mangelhafter Therapietreue zusammenhängen.

7.4. Phantom der Mehrklassenmedizin

Wer „Zweiklassenmedizin" vor allem als ethisches Problem sieht, muss sich zunächst einmal eingestehen: Es *gibt* sie. Zumindest auf internationaler Ebene sehen wir Zahler, Trittbrettfahrer, und Abgekoppelte von Innovationen, letztere vor allem in der Dritten Welt. Aber wohin geht die Reise diesbezüglich innerhalb Deutschlands? Diese Diskussion ist politisch zu führen. Die Pharmaindustrie kann sich lediglich an den gegebenen Signalen orientieren, und will mit Personalisierter Medizin insbesondere erreichen, dass Innovation einerseits und Bezahlbarkeit andererseits nicht immer weiter auseinanderklaffen. Insofern wird die Personalisierte Medizin den

Druck in Richtung Mehrklassenmedizin zumindest nicht verschärfen. Wenn die Ansprechraten der Therapien stetig verbessert werden – auch wenn dadurch sich die adressierten Marktnischen verkleinern – und so Effizienzgewinne entstehen, werden die Patienten breit teilhaben können am medizinischen Fortschritt.

7.5. Multinationale Ebene und Technologietransfer

Pharmaentwicklung ist nur für den Weltmarkt „denkbar". Investitionen in neue Therapien müssen also vor dem Hintergrund multinationaler Szenarien entschieden werden. Da die Regeln sich in den Märkten unterscheiden und sich zudem schnell ändern, verglichen mit der Zeitspanne für die Entwicklung neuer Produkte, liegt hier ein weiteres unternehmerisches Risiko für die forschende Pharmaindustrie.
Ob Grippe-Pandemie oder Verbreitung der HIV-Infektion: Der Kampf kann nur international erfolgreich umgesetzt werden, und armen Weltregionen muss hierbei geholfen werden (Abb. 9).

8. Zusammenfassung

Personalisierte Arzneimittel-Therapie stellt definierten, Biomarker-charakterisierten Zielgruppen klinisch differenzierte Medikationen bereit, die überragende klinische Wirksamkeit verbinden mit geringeren Nebenwirkungen und zu höherer Therapietreue führen. In einigen Indikationen ist dieses Konzept bereits etabliert. Es wird vermehrt eingesetzt werden, wenn die „systemischen" Voraussetzungen in größerer Breite gegeben sind, also wenn

- Biomarker-Daten einfach erhoben werden können und zugänglich sind,
- entsprechende Test-Infrastruktur vorhanden ist,
- Therapie und Diagnostik budgetübergreifend betrachtet werden,
- die Vergütung auch für die Diagnostik sichergestellt ist,
- die Wissensvermittlung über die Biomarker in der Breite sichergestellt ist und
- die Sicht der Patienten berücksichtigt wird.

Personalisierte Medizin verspricht bei kompetenter Umsetzung – die Einbettung in IT-Lösungen ist *ein* wichtiger Aspekt dabei – rundum wesentliche Vorteile für den Patienten, aber auch für das Gesundheitswesen als Ganzes.

Schlüsselwörter: Biomarker, Biostatistik, biomarkerstratifizierte Behandlung

9. Literatur

[1] Dössel O: Medizintechnik 2025 – Trends und Visionen. In: Niederlag W, Lemke HU, Nagel E, Dössel O (Hrsg.): Gesundheitswesen 2025. Health Academy, Band 12, Dresden 2008, 115–126.

[2] Forum "Roche Exchange Forum on Science and Technology Transfer in Personalized Medicine". http://www.worldhealthsummit.org/files/whsPreliminaryProgram.pdf (10.01.2010).

[3] Spear BB, Heath-Chiozzi M, Huff J: Clinical application of pharmacogenetics. Trends Mol Med 7 (2001), 201–204.

[4] Lazarou J, Pomeranz BH, Corey PN: Incidence of adverse drug reactions in hospitalized patients: a meta-analysis of prospective studies. JAMA 279 (1998), 1200–1205.

[5] Hoffmann-La Roche AG: Personalized Healthcare. http://www.roche.com/personalised_healthcare.htm (10.01.2010).

[6] Sanchez-Tapias JM, Diago M, Escartin et al.: Peginterferon-alfa2a plus ribavirin for 48 versus 72 weeks in patients with detectable hepatitis C virus RNA at week 4 of treatment. Gastroenterology 131 (2008), 451–460. http://www.hepatitis-care.de (10.01.2010).

[7] Angiogenesis. In: http://www.nci.nih.gov/cancertopics (10.01.2010).

[8] Hurwitz HU, Yi J, Ince W, Novotny WF, Rosen O: The clinical benefit of Bevacizumab in metatstatic colorectal cancer is independent of K-ras mutation status. The Oncologist 14 (2009), 22–28.

[9] Heinemann V, Stintzing, S: The Treatment of Colorectal Carcinoma With Monoclonal Antibodies. Dtsch Arztebl Int 106 (2009), 31–32.

[10] Karapetis CS, Khambata-Ford S, Jonker DJ et al.: K-RAS Mutations and Benefit from Cetuximab in Advanced Colorectal Cancer. N Engl J Med 359 (2008), 1757–1765.

[11] Hoffmann-La Roche AG: Gene und Gesundheit, 2. Auflage 2006. In: http://www.roche.com/de/genes_and_health.pdf (10.01.2010).

[12] Booz & Company (2008), zit. nach Handelsblatt.

[13] Hoffmann-La Roche AG: Innovation für die Gesundheit, 2008. In: http://www.roche.com/de/order_corporate_brochure_d.pdf (10.01.2010).

[14] Hüsing B, Hartig J, Bührlen B, Reiß T, Gaisser S: Individualisierte Medizin und Gesundheitssystem. Zukunftsreport. TAB-Arbeitsbericht Nr. 126. Büro für Technikfolgen-Abschätzung beim Deutschen Bundestag, Berlin 2009.

Personalisierte Medizin und IT – Datenliquidität als neuer Erfolgsfaktor

S. Achenbach

Microsoft Deutschland GmbH, Geschäftsstelle Hamburg, Gasstraße 6a,
D-22761 Hamburg

1. Heilsame Datenflut

Die Personalisierte Medizin öffnet neue Wege mit bis vor kurzem undenkbaren Möglichkeiten. Im Mittelpunkt steht der Ansatz, für eine Gruppe von Patienten oder sogar für einzelne Individuen eine möglichst passgenaue Prävention oder Therapie anzubieten. Dabei entstehen eine ganze Reihe neuer Herausforderungen für Patient, Arzt, Kliniken und Kostenträger. Auch an die Informationsverarbeitung werden Fragen in völlig neuen Dimensionen gestellt. Die Komplexität, der enorme Zeitdruck und natürlich auch die schiere Masse an Informationen erfordern neue Ansätze, die im Folgenden näher untersucht werden.
Die Anpassung einer Therapie an die Spezifika einer Erkrankung ist nicht grundsätzlich etwas Neues, das Prinzip können wir z. B. an der Antibiotikatherapie betrachten. Als die ersten Antibiotika aufkamen, erschienen sie als wahre Wundermittel. Mit einem Präparat ließ sich eine ganze Palette bislang gefährlicher Erkrankungen heilen. Doch in nur wenigen Jahrzehnten haben die Antibiotika viel von ihrer ursprünglichen Schlagkraft eingebüßt. Neben der inzwischen nötigen, erheblich höheren Dosierung gehört heute in vielen Fällen eine Resistenzbestimmung zur modernen Antibiotikatherapie, um Erreger möglichst zielgenau außer Gefecht zu setzen. Das stete Bemühen, mehr Erkenntnisse über den Patienten und seine Erkrankung zu gewinnen, um eine möglichst passende Therapie zu wählen, zieht sich wie ein roter Faden durch die moderne Medizin; die Menge der gewonnenen Informationen steigt dabei seit vielen Jahren exponentiell an.
Mit dem Aufkommen von computerisierten Geräten hat sich der Trend weiter verschärft: Wir produzieren Unmengen an Rohdaten, deren Bedeutung sich unserem Verständnis oftmals entzieht. Erst durch die Anwendung von Algorithmen erhalten wir Werte, Kurven oder Bilder, die wir interpretieren können. Dabei sind die Roh- und

Metadaten jedoch nicht zwingend nutzlos, sie könnten zukünftig bei der Prävention, Diagnose oder Bekämpfung einer Erkrankung wichtig werden. Aber welche Daten uns dabei helfen könnten, wissen wir heute noch nicht. Dieser Trend wird sich in den kommenden Jahren weiter rasch beschleunigen: Kontinuierliche Messung von Blutwerten, RFID-Tracking oder genetische Analysen werden auch im klinischen Alltag Einzug halten – und für viele dieser Daten ist heute noch völlig unklar, wo und wie sie in Kombination mit den bestehenden Systemen abgelegt, geschweige denn ausgewertet werden könnten.

Für Krankenhäuser bedeutet das eine Datenflut, die vielfach auf eine einfache Art „gelöst" wird: durch Löschung. Ein Blutzuckermessgerät beispielsweise generiert je nach Typ mehrere Werte, die mit zahlreichen Metadaten lokal gespeichert werden: Bediener, Zeit, Raum, Patient, Softwareversion des verwendeten Algorithmus, Chargennummer des Messstreifens usw. Da für viele der Daten aktuell kein sinnvoller Bedarf gesehen wird und das Gerät nicht vernetzt ist, wird lediglich der Wert des Blutzuckerspiegels manuell in ein anderes System, oft auch nur auf das Papier der Krankenakte übertragen. Der Rest wird gelöscht und geht für zukünftig mögliche Auswertungen verloren. Gab es eine Korrelation zwischen einer nosokomialen Infektion und dem Gerät bzw. dem Benutzer des Gerätes bei verschiedenen Patienten? Welche Werte wurden mit einem bestimmten Algorithmus oder einer Charge gemessen? Retrospektiv sind solche Fragen nicht mehr zu beantworten.

Die aus Menge und Komplexität der Daten entstehenden Schwierigkeiten kann man exemplarisch auch an der evidenzbasierten Medizin analysieren. Die Berücksichtigung der individuellen Daten, die zu einem Patienten verfügbar sind, ist eine Aufgabe, die nach Informationstechnologie und zunehmend auch semantischen Analysen verlangt. Polymorbiditäten, Medikamenten-Medikamenten-Interaktionen sowie die enorme Masse an zugehörigen Publikationen in einem überschaubaren Zeitrahmen zu sichten und miteinander in Beziehung zu setzen, ist „von Hand" nicht mehr zu lösen.

Die für die Personalisierte Medizin nötigen Daten haben jedoch zusätzlich eine neue Dimension erreicht: die schwierige Interpretierbarkeit. Die Bestimmung eines Grampositiven oder Gram-negativen Erregers für die Antibiotikatherapie liefert einfache Daten, die ein Mensch lesen und verstehen kann, und selbst die mehreren tausend Bilder eines modernen CT-Scans kann man zumindest theoretisch und mit sehr viel Zeit einzeln ansehen, sie konfrontieren Arzt und Klinikum also „nur" mit dem Problem der Datenmenge. Genetische Daten fügen dem erneut eine oder zwei weitere Zehnerpotenzen hinzu, aber diese Datenflut ist ohne spezielle Software und ohne Kontext anderer Daten nicht entzifferbar. Schlimmer noch, selbst mit geeigneter Analyse ist nur ein verschwindend geringer Anteil mit unserem heutigen Wissen zu interpretieren.

Genau darin liegt eine Herausforderung der modernen Medizin: Die Daten benötigen zur Analyse einen Kontext von weiteren Daten, die allen Zentralisierungsversuchen zum Trotz durch eine weiter zunehmende Fragmentierung über viele verschiedene Systeme, Organisationseinheiten und Häuser verteilt sind. Interoperabilität zwischen diesen Systemen beschränkt sich in vielen Fällen auf Daten zur Abrechnung, nur ein kleinerer Teil der medizinischen Daten wird so zusammengeführt, dass er für bestimmte Auswertungen zur Verfügung steht. Dieser Aspekt ist insbesondere für die Forschung von Bedeutung. Die Entdeckung von Biomarkern ist in hohem Maße abhängig von klinischen Daten, die mit molekularen Labordaten korreliert werden müssen. Auch hier gilt wieder, dass heute unklar sein kann, welche Werte zukünftig relevant sein könnten. Forscher benötigen für die Erarbeitung von Hypothesen und Entdeckung von Mustern mehr Flexibilität.
Konnte sich ein Krankenhaus bisher abschotten und mit anderen Partnern wie Zuweisern oder Forschungslaboren primär per Papier oder unregelmäßiger Filetransfers kommunizieren, müssen nun die Grenzen kontrolliert geöffnet und für bestimmte Daten permeabel gemacht werden. Die Verfügbarkeit der Patientendaten muss ohne große zeitliche Verzögerung folgen, klinische und Labordaten müssen zusammen betrachtbar und analysierbar werden. Dabei unterscheiden sich die in den Bereichen verwendeten Systeme grundsätzlich, was den Austausch und die gemeinsame Verwendung sehr komplex macht.
Doch wie können Kliniken und Forscher auf diese Kombination aus immer mehr, immer komplexeren Daten und immer kürzeren Zyklen reagieren? Hierfür gibt es seit geraumer Zeit eine Reihe von unterschiedlichen Ansätzen.

2. Allianzen sichern

Traditionelle Grenzen verwischen. Um dem ständig hohen Innovationsdruck standhalten zu können, müssen Firmen heute viele neue Allianzen schließen. Das bedeutet, dass zahlreiche Forschungsansätze ohne externen Datenaustausch nicht zum Erfolg führen. Die Schwierigkeit dabei ist, dass sich die Datenformate zwischen den Firmen teilweise erheblich unterscheiden. Die nachträgliche Umarbeitung von Datenformaten ist zu komplex, so dass manchmal sogar zum „Brute Force"-Ansatz gegriffen wird: Um die Ergebnisse später einfacher weitergeben zu können, werden Daten, die später einmal ausgetauscht werden könnten, schon im Entstehungsprozess parallel in den jeweiligen Datenformaten der möglichen späteren Lizenznehmer abgelegt – ein enormer Aufwand.
Die Standardisierung der Austauschformate ist spätestens seit Ansätzen wie HL7 und CDISC (Clinical Data Interchange Standards Consortium) ein wichtiger Weg zu

leichterer Kooperation [1]. Dieser Ansatz wird beispielsweise von der BioIT Alliance verfolgt [2], die nach neuen Formen des Datenaustauschs zwischen Firmen, aber auch innerhalb von Unternehmen sucht. Ziele sind die Kostenreduktion, die Erleichterung von Kooperationen, die Wiederverwendbarkeit von Daten und die Erleichterung von multidisziplinärer Forschung. Zum Konsortium gehören über 200 Firmen, der Vorstand ist u. a. mit Vertretern von HL7 und CDISC besetzt, mit dem Ziel, bereits vorhandene Ansätze bestmöglich zu nutzen.

3. Forschen im Warenhaus?

Ein gängiger Ansatz für die Beherrschung großer Datenmengen ist seit einigen Jahren das Datawarehouse. Daten aus unterschiedlichen Bereichen werden multidimensional zusammengefügt, so dass der Nutzer die verschiedenen Dimensionen und den Kontext relativ frei durchsuchen kann, um Trends und Muster zu erkennen und zu analysieren. Dazu müssen die Rohdaten jedoch aufwendig bereinigt und für die entsprechende Fragestellung passend in Datenwürfel – sogenannte „Cubes" – gepackt werden. Der Zugriff auf unstrukturierte Rohdaten oder Bilder ist meist nicht möglich. Aufgrund der für die Aufbereitung nötigen Zeit werden die Daten fast ausschließlich retrospektiv betrachtet und sind somit für die Unterstützung der klinischen Routine nicht brauchbar. Besonders schmerzhaft für die Forschung ist, dass nur Fragestellungen analysiert werden können, die zuvor auch in Cubes aufbereitet wurden.
Die Datenaggregation verspricht hier neue Möglichkeiten. Daten aus unterschiedlichen Quellen werden durch Parser in Near-Real-Time aggregiert und sind so für die Nutzer unter Berücksichtigung der Zugriffsrechte direkt, anonymisiert oder pseudonymisiert sehr frei und beinahe in Echtzeit analysierbar. Strukturierte und unstrukturierte Daten stehen in einem System zur Verfügung und erlauben so die bruchfreie Analyse auch von Bildern und Texten, z. B. für die Entwicklung oder Überprüfung von Hypothesen [3]. Durch die Parser werden bestehende Standards unterstützt, es können jedoch auch proprietäre Datenformate, wie sie in der Forschung allzu oft anzutreffen sind, eingebunden werden.
Diese Flexibilität macht die Systeme auch für zukünftige, neue Systeme und Anwendungen sicher. Ebenfalls neu ist die Kombination solcher Datenaggregationsplattformen mit Software zur Genomanalyse. Messwerte und Kontextdaten aus der Klinik können so direkt mit genetischen Informationen korreliert und analysiert werden. Die Kombination der Datenaggregationsplattform „Amalga Unified Intelligence System" mit der Genomanalysesoftware von Rosetta Biosoftware kann als Beispiel für diesen Ansatz dienen [4].

4. IT-gestützte Suche nach individuellen Markern

Genomweite Assoziationsstudien (Genome-wide association studies, GWAS) zielen darauf, Korrelationen zwischen genetischen Variationen und anderen Merkmalen, wie das Ansprechen auf Medikamente, Erkrankungen, Altern oder Auswirkungen von genetischen Veränderungen nachzuweisen. Das National Institutes of Health (NIH) der USA sieht in solchen Assoziationsstudien die Grundlage für die Personalisierte Medizin [5]. Die Forschung ist dabei auf neue Lösungsansätze aus der Datenverarbeitung angewiesen, genetische Forschung vermischt sich mit IT-Innovationen. Microsoft Research beschäftigt sich seit Jahren mit dieser Schnittmenge und hat einen eigenen Forschungspreis für Forscher und Kliniker ausgeschrieben. Bisherige Preisträger haben sich u. a. mit Systemen zur Nutzung von genetischen Daten zur Erhöhung der Verschreibungssicherheit, universellen Datenformaten für DNA-Microarrays, Assoziationen entlang von Stoffwechselwegen oder der Datenqualität für GWAS befasst und so viele neue Aspekte und Ansätze der Forschung ermöglicht [6]. Neben der Standardisierung von Daten und neuen Ansätzen für Algorithmen ist eines der Probleme die schon weiter oben erwähnte stark angestiegene Datenmenge, die zusammen mit der hohen Komplexität sehr viel Rechenzeit fordert. Für ein einzelnes Projekt lohnt es sich oft nicht, ein leistungsfähiges Rechenzentrum aufzubauen. Hier bieten neue Ansätze wie Cloud Computing einen attraktiven Ansatz. Daten und Algorithmen werden ‚in die Cloud' geschoben. Der Forscher kann dort sehr flexibel kurzzeitig so viel Rechenleistung abrufen, wie für die komplexen Auswertungen oder Simulationen nötig ist. Liegen die Ergebnisse vor, kann die Kapazität mit wenigen Klicks wieder heruntergefahren werden. Einrichtungen haben so Zugriff auf eine enorme Rechenleistung, die sie flexibel und sicher für eigene Zwecke nutzen können, ohne selbst die entsprechende Infrastruktur aufbauen und verwalten zu müssen.

5. Personalisierte Vorsorge

Ein Ansatz der Personalisierten Medizin ist die Erkennung von genetischen Prädispositionen für bestimmte Erkrankungen. Basierend auf genetischen Erkenntnissen können Personen z. B. von ihrem erhöhten Risiko für Bluthochdruck oder Herzinfarkt erfahren und ihren Lebensalltag umstellen, um das Risiko gezielt zu vermindern, den Ausbruch zu verzögern oder gänzlich zu verhindern. Schon heute können wir die Motivation von Menschen, gesund zu leben, an vielen – oft unerwarteten – Stellen betrachten. Ein Großteil aller täglichen Entscheidungen, vom Kochtopf über den Teppich bis hin zum Auto, sind heute bereits von gesundheitlichen Überlegungen

beeinflusst [7]. Aber sind die Verbraucher daran interessiert, hierzu personalisierte Hilfe z. B. über das Web zu erhalten? Nach einer repräsentativen Studie aus dem Jahr 2009 unter erwachsenen Amerikanern [8] suchen 68 % Informationen im Web reaktiv beim Auftreten gesundheitlicher Probleme, nicht vorsorglich zur Vermeidung. Ein Großteil der Befragten wünscht sich allerdings von ihrer Versicherung oder von ihren Ärzten mehr aktive Unterstützung bei der Vermeidung gesundheitlicher Probleme auch durch eine elektronische Unterstützung im Alltag. 77 % der Befragten fanden Technologie dabei eher einladend als abschreckend.
Vielleicht betrachten wir Gesundheit manchmal zu medizinisch. Vor und nach einem akuten Geschehen gibt es Zeiträume im Menschenleben, die sich der medizinischen Betrachtung gänzlich entziehen und die doch äußerst relevant sein können. Lange bevor jemand zum Patienten wird, ist er oder sie ein normaler Mensch, bewegt sich eventuell zu wenig, raucht vielleicht oder isst ungesund. Anstatt erst in der Phase der Manifestierung aktiv zu werden, wäre eine frühe Unterstützung bei der Verhaltensänderung möglicherweise hilfreicher. Viele Ansätze zielen aber immer noch ausschließlich auf den akuten Anteil einer Erkrankung – und decken somit nur einen verschwindend geringen Abschnitt des Lebenslaufes mit nur noch eingeschränkten Möglichkeiten ab. Mit dem Aufkommen von persönlichen Gesundheitsakten im Web begann die Hoffnung, dass sich zum vielfach angekündigten mündigen Patienten nun auch noch der mündige Bürger gesellt. Er oder sie sollte Interesse an gesundheitlichen Dingen haben, die gesundheitlichen Daten im Web verwalten und mit den behandelnden Ärzten austauschen.
In der Praxis hat sich jedoch gezeigt, dass die vielen unterschiedlichen Nutzergruppen sehr divergierende Ansprüche an solche Lösungen stellen. Auch mit flexiblen Lösungen erscheint es kaum möglich, für alle Nutzergruppen attraktiv zu sein [9]. Ein Angebot für einen jugendlichen Diabetiker muss sich extrem von dem für eine 30-jährige Krebspatientin, für einen 65-jährigen Hochdruckpatienten und dem für einen 85-jährigen Angehörigen unterscheiden, um deren Bedürfnisse nicht nur zu bedienen, sondern auch ausreichend attraktiv zu sein, so dass sie auch tatsächlich genutzt werden. Die Anbieter von passenden Lösungen arbeiten daher auch mit grundsätzlich unterschiedlichen Ansätzen – und schließen damit die Daten wiederum in eine eigene Applikation ein, so dass die Nutzung der Daten mit anderen Applikationen oder der Austausch mit behandelnden Ärzten schwierig wird.
Hier verspricht der Plattformansatz neue Möglichkeiten. Eine offene Plattform verwaltet die medizinischen Daten. Unterschiedliche Applikationen nutzen diese Daten oder fügen neue Daten hinzu. Dabei entscheidet der Nutzer selbst, welche Daten gespeichert werden, wer auf welches Element zugreifen darf, was er damit machen darf, oder welche Daten er wieder löschen möchte. Die Anbieter von spezialisierten Lösungen greifen nach der Freigabe des Nutzers auf diese Daten zu, um dem Nutzer

bei seinen gesundheitlichen Problemen zu helfen. Das muss nicht unbedingt eine echte klinische Anwendung sein. Durch die frühzeitige Erkennung beispielsweise genetisch bedingter Erkrankungen erhalten Menschen erstmalig die Gelegenheit durch einen bewussten Lebenswandel auf genetische Faktoren zu reagieren und beispielsweise durch gesunde Ernährung oder Sport ihr individuelles Risiko zu reduzieren – schon die Unterstützung beim Abnehmen oder die sportliche Herausforderung durch eine virtuelle Laufgruppe im Web kann viel bewegen.

Doch wie sieht es mit diesem Ansatz in der Praxis aus? Haben Menschen wirklich ein Interesse, von einem solchen Risiko zu erfahren? Und wenn ja, ändern sie auch tatsächlich ihren Lebensalltag entsprechend, treiben Sport, stellen die Ernährung um oder hören mit dem Rauchen auf? Welche Auswirkungen hat die Umstellung von Gewohnheiten tatsächlich auf die Gesundheit? Um diese komplexen Fragen zu beantworten, ist im Jahr 2008 ein einzigartiges Forschungsprojekt entstanden [10], das genetische Tests mit Verhaltensbeobachtungen und der Nutzung von IT verbindet: 10.000 Angestellte, Familienangehörige und Freunde des Scripps Translational Science Institute wurden eingeladen, an einer Studie teilzunehmen, die über 20 Jahre hinweg diese Fragen untersuchen soll. Die genetische Information wird mit Mikroarrays der Firma Affymetrix ausgelesen, während Navigenics Inc. die Interpretation und die persönliche Beratung bezüglich eventueller Risiken übernommen hat. Alle genetischen Daten sowie die zugehörigen Fragebögen werden verschlüsselt auf der persönlichen Gesundheitsplattform Microsoft HealthVault abgelegt. Teilnehmer können die Daten in HealthVault-Applikationen nutzen, um die Empfehlungen umzusetzen, Daten zu sammeln oder mit ihren behandelnden Ärzten auszutauschen.

Bei aller Begeisterung für die neuen Möglichkeiten sollte eines nicht vergessen werden: Die Betrachtung der technologischen Herausforderungen und Ansätze der Personalisierten Medizin zeigt, dass der primäre Fokus nicht auf der Technik liegen sollte. IT ist kein Selbstzweck, sondern nur ein – unter Umständen sehr mächtiges – Werkzeug, das zur Lösung von Problemen beitragen kann. Das Outcome der betroffenen Patienten, die verbesserten Forschungsmöglichkeiten der Wissenschaftler zählen. Begleitet werden muss dieser Einsatz von Technologie aber auch von einer gesellschaftlichen Diskussion darüber, was Personalisierte Medizin – auch in der ethischen Betrachtung – erreichen soll und darf. Individuelle Merkmale könnten neben der Wahl einer günstigen Therapie auch Grund für die Verweigerung einer wahrscheinlich ungünstigen Therapie sein. Aber wer darf das entscheiden? Wie sollte die Verantwortung dafür zwischen Patient, Arzt, Kostenträger und Versorger verteilt werden?

Diese Diskussion wird in Zukunft zunehmend aufgeklärte Bürger fordern und zeigen, wie sie die Möglichkeiten der Personalisierten Medizin selbstverantwortlich auf neue Art und Weise nutzen wollen und werden.

6. Zusammenfassung

Die Komplexität, der enorme Zeitdruck und natürlich auch die Masse an Informationen in der Personalisierten Medizin rufen nach neuen Ansätzen der Informationstechnologie. Fragmentierung, aber auch die Unklarheit, welche Metadaten zukünftig für die Interpretation wichtig werden könnten, erfordern eine höhere Datenliquidität, Echtzeitanalyse und mehr Flexibilität. Das etablierte Datawarehouse erhält mit der Datenaggregationsplattform eine mächtige Ergänzung, die diese Forderungen in Forschung und Krankenversorgung adressieren. Innovationen in der Personalisierten Medizin bestehen zunehmend aus einer Mischung aus biomedizinischer und IT-Forschung. Für den Verbraucher stehen neue Plattformen für die Übertragung der Innovationen in den Alltag zur Verfügung und Untersuchungen zeigen, dass das Interesse an solcher Unterstützung groß ist. Welche medizinische Wirkung die individualisierte Prävention tatsächlich haben wird, ist Gegenstand ausgedehnter wissenschaftlicher Untersuchungen.

Schlüsselwörter: Datenaggregation, Interoperabilität, Exponentieller Datenanstieg, Datenliquidität, persönliche Gesundheitsplattformen, Akzeptanz

7. Literatur

[1] World Economic Forum (ed.): R & D and Innovation in the ICT Sector: Toward Globalization and Collaboration. The Global Information Technology Report, 2008–2009, 105.

[2] Microsoft® announces the formation of the BioIT Alliance to accelerate the development of personalized medicine. Personalized Medicine 3 (2006), 125–129.

[3] Plaisant C, Lam S, Shneiderman B, Smith MS, Roseman D, Marchand G, Gillam M, Feied C, Handler J, Rappaport H: Searching electronic health records for temporal patterns in patient histories: a case study with microsoft amalga. AMIA Annu Symp Proc 2008, 601–605.

[4] Fried I: Microsoft buys Merck unit in life sciences push. cnet news; http://news.cnet.com/8301-13860_3-10253374-56.html (08.04.2010).

[5] National Institutes of Health (ed.): Genetics of Common, Complex Disease. Fact Sheet, National Institutes of Health, 2007; http://www.nih.gov/about/researchresultsforthepublic/geneticdisease.pdf (08.04.2010).

[6] Microsoft Research (ed.): External Research: Computational Challenges of Genome Wide Association Studies (GWAS) Awards.

http://research.microsoft.com/en-us/um/redmond/about/collaboration/awards/gwas_awards.aspx (08.04.2010).

[7] Tillmanns C: GfK ConsumerScope – 20.000 Haushalte. GfK AG, Nürnberg 2008.

[8] Microsoft® (ed.): Microsoft® Health engagement Survey 2009, Kelton Research, Los Angeles 2009.

[9] Weitzman ER, Kaci L, Mandl KD: Acceptability of a personally controlled health record in a community-based setting: implications for policy and design. J Med Internet Res 11 (2009), e14.

[10] Scripps, Navigenics, Affymetrix and Microsoft team on groundbreaking health study – Personalized Medicine. Barbara Duck – Medical Quack, 09.10.2009, http://ducknetweb.blogspot.com/2008/10/scripps-navigenics-affymetrix-and.html (08.04.2010).

Die Rolle IT-gestützter Biobanken in der Personalisierten Medizin

S. Y. Demiroglu, O. Rienhoff

Georg-August-Universität Göttingen, Universitätsmedizin, Abteilung Medizinische Informatik, Robert-Koch-Straße 40, D-37075 Göttingen

1. Hintergrund

Seit der Entschlüsselung des menschlichen Genoms und dessen Veröffentlichung im Jahr 2001 [1] erlebte die Genomik einen großen Aufschwung. Es wurde vermutet, dass Mutationen in bestimmten Genen für bestimmte Krankheiten verantwortlich seien. Wenig später kam allerdings die Ernüchterung, dass es nur wenige Krankheiten gibt, bei denen ein Gen oder wenige Gene deren Ausbruch verursachen. Vielmehr beruhen die meisten Krankheiten auf Mutationen vieler Gene, die miteinander interagieren. Inzwischen hat sich darüber hinaus gezeigt, dass die Steuerungsmechanismen für die Gen-Transkription sowie die Interaktion mit der Umwelt des Individuums eine entscheidende Rolle spielen. Die Genomik wird von der noch komplexeren Epigenomik abgelöst.
Dem Humanen-Genom-Projekt (Entschlüsselung des menschlichen Genoms) folgte das Hap-Map-Projekt (Erstellung einer Haplotyp-Karte des menschlichen Genoms). In diesem Projekt wurden anhand von Single Nucleotide Polymorphisms (SNPs; einer Art von Genmutation) genetische Gemeinsamkeiten und Unterschiede zwischen 270 Individuen aus vier verschiedenen Populationen identifiziert und katalogisiert [2]. Es konnte gezeigt werden [3], dass die Genome zweier nicht miteinander verwandter Menschen nur zu 99,5 % identisch sind. Diese Tatsache dient zur Erklärung, wieso zwei Menschen bei gleicher Erkrankung auf Medikamente ganz unterschiedlich ansprechen können. Heute wird versucht, Biomarker zu finden, die die Reaktion von Patienten auf eine bestimmte Therapie vorhersagen können. Hierbei beschränkt sich die Forschung nicht mehr ausschließlich auf Mutationen im Genom, sondern zunehmend werden auch Umwelteinflüsse und Lebensgewohnheiten – also Aspekte des Epigenoms – mit einbezogen.
Für die biomedizinischen Analysen sind Ärzte und Wissenschaftler in hohem Maß auf qualitativ hochwertige Bioproben und entsprechend hochwertige klinische Daten

der Patienten bzw. Probanden angewiesen. Dabei ergibt sich ein weiteres Problem, das ansatzweise in der Pathologie bereits seit vielen Jahrzehnten bekannt ist: Die biomedizinische Forschung entdeckt im Laufe der Jahre neue Methoden, die Materialien zu analysieren, und bewahrt das Material deshalb zum Nutzen des Patienten über Jahre für Nachkontrollen auf. Gleiches gilt für die moderne Bioanalytik: Durch längere Aufbewahrung bietet sich die Möglichkeit, zu einem späteren Zeitpunkt eine bessere Analyse folgen zu lassen.

In der Krankenversorgung wird heute üblicherweise nach der Diagnosestellung des Patienten das von ihm gewonnene Biomaterial entsorgt. Gleichzeitig leidet die Forschung in der Personalisierten Medizin unter einem Mangel an qualitativ hochwertigem Biomaterial. Durch eine Zusammenarbeit von Versorgung und Forschung und mit entsprechenden Einwilligungserklärungen des Patienten könnte dem Engpass an Biomaterial für die Forschung entgegengewirkt werden.

Das qualitativ hochwertige Biomaterial, welches von der Forschung, aber auch für die Versorgung benötigt wird, muss nach strengen Regeln gewonnen und verarbeitet werden. Die analytische Qualität definiert sich über die richtige Asservierung und Lagerung für den späteren Analysezweck sowie über exakte Annotationen über die Verarbeitung und Aufbereitung jeder einzelnen Bioprobe. Das Qualitätsniveau wird von Fachgesellschaften, Zulassungsbehörden (z. B. FDA – Food and Drug Administration) oder in Ausschreibungen (z. B. EU) vorgegeben und stieg in den letzten Jahren deutlich an. Zu diesen Qualitätskriterien kommt hinzu, dass speziell in der Forschung das Probenmanagement immer wichtiger wird; die vorhandenen wertvollen Proben sollen möglichst effizient genutzt werden. Dies erfordert wiederum strenge Regeln für Portionierung und Zuteilung.

Ohne eine ausreichende Zahl an hochwertigen Bioproben können viele Studien in der Personalisierten Medizin gar nicht erst durchgeführt werden [4]. In der Krankenversorgung erwächst aus der Kenntnis der unterschiedlichen Reaktion von Therapien in Abhängigkeit vom genetischen Profil ein dringender Bedarf an entsprechenden Analysen und gegebenenfalls längerfristiger Probenasservierung – ähnlich wie bisher nur in der Pathologie, aber mit deutlich komplexeren und höheren Anforderungen als bei der Einlagerung von Paraffinblöcken.

Eine Lösung all dieser Anforderungen verspricht die Etablierung sogenannter „Biobanken" für die Forschung und Versorgung auf lokaler, nationaler und auch auf internationaler Ebene. Der Begriff „Biobank" ist dabei eine Sammelbezeichnung für ein vielschichtiges System von technischen, informatischen, organisatorischen und rechtlichen Elementen, das die oben kurz skizzierten komplexen Anforderungen erfüllen soll. Biobanken bieten die Möglichkeit, über einen langen Zeitraum hinweg qualitativ hochwertiges Biomaterial samt den dazugehörigen Qualitätssicherungsdaten, Asservierungsdaten, Lagerdaten, aber auch klinischen Daten usw. zu lagern

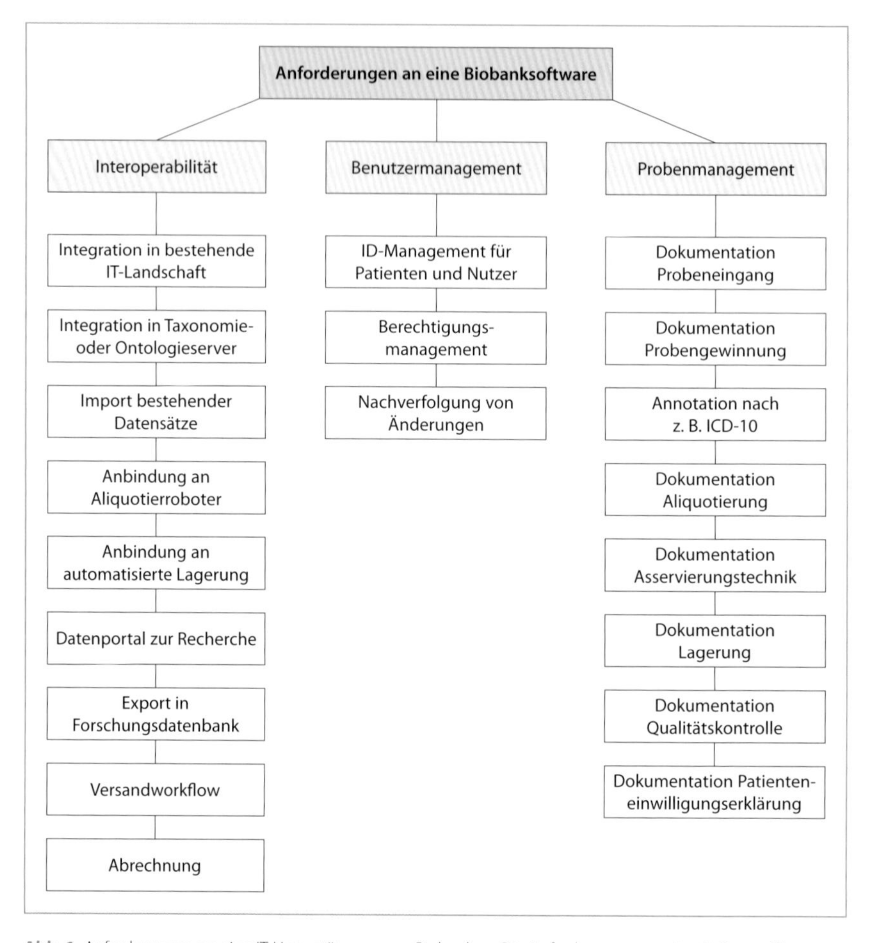

Abb. 1 Anforderungen an eine IT-Unterstützung von Biobanken. Die Anforderungen an eine Software für Biobanken werden üblicherweise aufgeteilt in drei Kategorien: bestehendes Umfeld, Benutzer und Proben. Weitere Kategorien können dazu kommen: etwa Governance oder Risiko.

bzw. zu speichern und auf Nachfrage wieder zur Verfügung zu stellen. In einer Stellungnahme definiert der Deutsche Ethikrat Biobanken als „Sammlungen von Proben menschlicher Körpersubstanzen […] (z. B. Zellen, Gewebe, Blut und die DNA als materieller Träger genetischer Information), die mit personenbezogenen Daten und Informationen ihrer Spender verknüpft sind bzw. verknüpft werden können. Biobanken haben einen Doppelcharakter als Proben- und Datensammlungen." [5].

Auch die deutschen öffentlichen Forschungsförderer haben den Wert der Biobanken realisiert, so dass die Qualität der Biobank und damit die Qualität der Studie zu einem wichtigen Auswahlkriterium bei Drittmittelanträgen geworden ist. Dabei spielt das Informationstechnologie-System mit dem die Biobank betrieben wird eine herausragende Rolle, da eine hohe Qualität des Biomaterials von einer sehr präzisen und ausführlichen Annotation seiner Herkunft und Lagerung abhängt [6]. Diese stetig anwachsende Menge an Annotationsdaten birgt Anforderungen, die ohne ausgeklügelte IT nicht mehr zu handhaben sind. Es ist zu erwarten, dass die bisher bestehenden Anforderungen an Studiensoftware in absehbarer Zeit auf die Software von studienrelevanten Biomaterial- und Bildbanken übertragen werden. Die Abb. 1 zeigt eine grobe Übersicht der Anforderungen an eine Biobanksoftware von Seiten des bestehenden Umfeldes, der Benutzer und der Proben.

2. Biobanken, IT und Personalisierte Medizin

Ein Problem des Aufbaus von Biobanken ist, dass bisher „Personalisierte Medizin [...] mit Informationstechnologie nicht in Verbindung gebracht [wird]" [7]. Dabei wird übersehen, dass Personalisierte Medizin nicht nur genomische Parameter verwendet, sondern vielmehr für alle Daten (klinische, Bilder etc.) ein viel höheres Qualitätsniveau und ein vollständiges problemorientiertes Datenspektrum erfordert. Es werden also nicht nur sehr viel mehr Daten, sondern der Qualitätsanspruch steigt und dies jeweils bezogen auf konkrete klinische Entscheidungen. Die Daten müssen dem Arzt zusammen mit Möglichkeiten zur Analyse präsentiert werden, so dass sich „Personalisierte Medizin [...] in Software realisieren [wird]" [7].
Die Biobank und ihre IT-Basis wird somit zu einer Schlüsselkomponente in der Personalisierten Medizin – zusammen mit Datenbanken klinischer Daten und Bilddaten (Abb. 2). Dabei ergibt sich diese Gliederung nicht aus dem klinischen Entscheidungsprozess, sondern nur aus unterschiedlichen Datenformaten und Datenvolumina. Sie ist also nicht inhaltlich, sondern aus den Zweckmäßigkeiten der gegenwärtigen IT-Lösungen hergeleitet. Im logischen Sinne werden deshalb übergreifend die verschiedenen Begrifflichkeiten wie „elektronische Akte" etc. weiterhin Verwendung finden.
Die Software zum Management von Biomaterialbanken ist noch in einer frühen Entwicklungsphase. International konkurrieren mehrere Dutzend Produkte auf dem begrenzten Markt. Erste Marktübersichten liegen vor und werden gerade von mehreren deutschen Universitätskliniken evaluiert. In diesem Jahr werden auch der Deutschen Forschungsgemeinschaft die ersten Anträge zur Begutachtung vorgelegt, die eine übergreifende Biomaterial-IT-Lösung für eine Universitätsmedizin zur Beschaffung und Inbetriebnahme vorsehen.

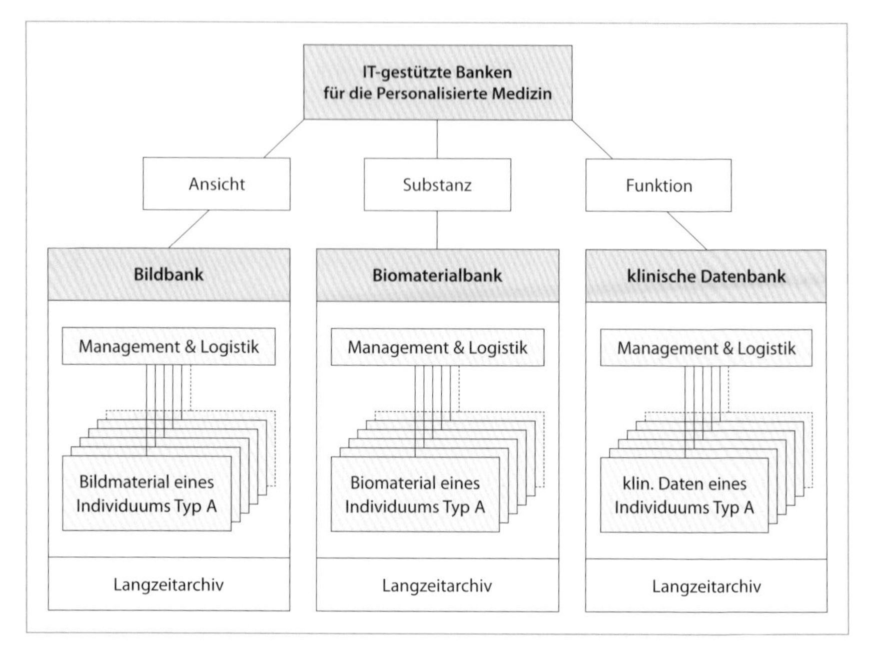

Abb. 2 Grobgliederung diagnostischen Materials in der Personalisierten Medizin. Aufgrund unterschiedlicher logistischer Anforderungen werden die Materialien und Daten der Individuen in unterschiedlichen „Banken" asserviert, gelagert und zur Nutzung für Versorgung und Forschung wieder bereitgestellt. Die Bank klinischer Daten wird traditionell als „Krankenaktenarchiv" geführt und in den letzten Jahren oft als „Elektronische Patientenakte" realisiert.

3. Biobanken für die Personalisierte Medizin in Forschung und Versorgung

3.1. Vorbemerkung

Die bisherige biologische Ausrichtung der Personalisierten Medizin hängt vordergründig mit der Forschung zusammen. In der Forschung wird an Biomaterial von Patienten untersucht, welche genomischen oder epigenomischen Auffälligkeiten mit der Krankheit und der Behandlung in Verbindung stehen könnten. Um diese Forschung betreiben zu können, werden Biobanken benötigt. In der Versorgung jedoch spielen Biobanken bisher nur eine untergeordnete Rolle. Hier stehen noch Bilddaten und medizinische Daten im Vordergrund. Es ist jedoch zu erwarten, dass sich dies ob der zunehmenden Kenntnisse über disponierende Faktoren im Genom und Epigenom schnell ändern wird.

3.2. IT-gestützte Biobanken für die Personalisierte Medizin in der Forschung

In Anlehnung an Riegman et al. [6] werden nach dem Ziel der Forschung zwei verschiedene Typen von Biobanken unterschieden:

- Populationsbiobanken und
- krankheitsbezogene Biobanken.

Mit Populationsbiobanken werden Biomarker zur Suszeptibilität und Identität erforscht, mit krankheitsbezogenen Biobanken werden Biomarker für die Analyse von Krankheiten und deren therapeutischen Interventionen (z. B. Medikamenten) erforscht. Größere Biobanken wie die Integrated BioBank of Luxembourg [8] vereinen diese Funktionen. Diese Biobank wurde 2007 von der luxemburgischen Regierung ins Leben gerufen und stellt eine Mischform zwischen Populations- und krankheitsbezogenen Biobanken dar.

Populationsbiobanken

Die wohl bekannteste und größte Populationsbiobank ist die UK-Biobank [9]. Ihr ambitioniertes Ziel ist es, 500.000 Probanden aus dem Vereinigten Königreich im Alter von 40 bis 69 Jahren bis Mitte des Jahres 2010 unter dem Motto „Improving the health of future generations" zu gewinnen [10]. Finanziert wird die UK-Biobank aus öffentlichen Geldern des UK Department of Health, des Medical Research Council, der Scottish Executive und der Wellcome Trust Medical Research Charity. Das langfristige Ziel dieser Biobank ist es, Forschung zu ermöglichen, die zu einer Verbesserung von Prävention, Diagnose und Behandlung von Krankheiten führt, um so die Gesundheit der gesamten Gesellschaft zu unterstützen [11].

Die hierfür gesammelten Biomaterialien umfassen hauptsächlich Blut und Urin, aber auch Speichel. In der Einwilligungserklärung können Probanden entscheiden, ob ihre medizinische Vorgeschichte pseudonymisiert für die Biobank abgefragt werden darf. Außerdem werden in den Assessment-Zentren noch Daten zur familiären Anamnese, zur persönlichen Krankengeschichte sowie zu den Ess- und Lebensgewohnheiten erhoben.

Zusätzlich werden Messungen von Körpergröße, Gewicht, Fettverteilung, Knochendichte, Lungenfunktion, Blutdruck, kognitiven Funktionen usw. durchgeführt. Aufgrund der riesigen Datenmengen ist für die UK-Biobank eine IT-Unterstützung essenziell. Die Teilung der flüssigen Proben in Aliquots und ihre Lagerung bei -80°C oder in flüssigem Stickstoff ist vollautomatisiert [10]. Pro Tag bearbeitet die UK-Biobank ungefähr 20.000 Proben [12].

Zusammenfassend kann gesagt werden, dass Populationsbiobanken, wie die IT-unterstützte UK-Biobank, die Personalisierte Medizin indirekt unterstützen, indem sie Forschung ermöglichen. Diesem Zweck dienen auch die vielen kleineren krankheitsbezogenen Kohorten, die in vielen Ländern angelegt werden. In Deutschland wird sich in diesem Jahr entscheiden, ob die nationale Helmholtz-Kohorte ebenfalls Biomaterial sammeln wird – und wenn ja, in welchem Umfang. Um eine Übersicht über die vielen aufwachsenden Biobanken zu erzielen, werden in Deutschland und der EU gegenwärtig Biobank-Register angelegt.

Krankheitsbezogene Biobanken

Der bisher übliche Ansatz zum Aufbau von Biobanken entstammt dem Ursprung der Personalisierten Medizin in der Ätiologie-Forschung. Hochspezialisierte Forschungsgruppen konzentrieren ihre Analysen auf Patienten mit einem sehr speziellen Krankheitsbild. Dieser Ansatz ist in Deutschland vorherrschend und wird durch die Diagnosen-Sortierung der vom Bundesministerium für Bildung und Forschung etablierten Gesundheitsforschungsstrategie unterstützt. Wie das oben erwähnte Beispiel der Biobank in Luxemburg zeigt, muss dieser Ansatz heute kritisch überdacht werden.

Als Beispiel für eine krankheitsbezogene Biobank diene die interdisziplinäre klinische Forschergruppe (KFO 179) [13], welche von der Deutschen Forschungsgemeinschaft gefördert wird. Sie erforscht neue Therapieoptionen für das Rektumkarzinom. Pro Therapie-Arm (A: nur 5-Fluorouracil; B: 5-Fluorouracil und Oxaliplatin) dieser Biomaterialstudie werden 150 Patienten mit einem Rektumkarzinom in den UICC-Stadien II/III des unteren und mittleren Rektumdrittels eingeschlossen. Das Ziel der KFO 179 ist es, für die Behandlung des Rektumkarzinoms einen Response- (Wirkung) und Toxizitäts-Score (Nebenwirkungen) zu entwickeln, der das Ansprechen der einzelnen Patienten auf eine Radiochemotherapie voraussagen kann. Damit ist dieses Beispiel typisch für die Forschung in Richtung Personalisierter Medizin.

Für dieses Vorhaben werden von den Patienten vor Beginn der Therapie Biopsien des Tumors und der gegenüberliegenden Mukosa entnommen. Zusätzlich wird nach den einzelnen Strahlentherapiebehandlungen Blut entnommen und bei der operativen (Teil-)Entfernung des Tumors wird weiteres Gewebe für die Biobank gewonnen. Ergänzend zur Sammlung des Biomaterials wird die Lebensqualität mit Hilfe von Fragebögen beim Einschluss in die Studie und jährlich danach im Follow-up erhoben und die Toxizität der Nebenwirkungen wöchentlich während der Therapie gemessen. Darüber hinaus wird die Pharmakokinetik erfasst und die Chemo- und Strahlentherapie überwacht und dokumentiert. Zurzeit befinden sich in der Biomaterialverwaltungssoftware der Biobank 10.000 Proben – mit einem Vielfachen wird im Verlauf des Projektes gerechnet. Bereits bei dieser vergleichsweise kleinen Menge an Proben erfolgt das Management der Bank mittels eines IT-Systems [14].

Dieses Beispiel zeigt, dass im Vergleich zu Populationsbiobanken krankheitsbezogene Biobanken der Personalisierten Medizin direkter zugeordnet werden können. Da krankheitsbezogene Biobanken und die dazugehörigen Studiendatenbanken Biomaterial und Daten zu einem bestimmten Krankheitstyp oder einer Gruppe von verwandten Krankheiten beinhalten, sind sie hoch spezialisiert. Dies erlaubt es, gezielt in einer großen Menge von Material und Daten statistische Analysen anzustellen oder Simulationen zu rechnen. Bei Krankheiten mit multifaktorieller Genese führt dieser Ansatz allerdings zu derartig umfangreichen Banken (um die Subgruppen adäquat abzubilden), dass die Abgrenzung zu populationsbezogenen Banken verwischt. Insbesondere gilt dies für die Infrastruktur zum Betrieb der Bank.

3.3. IT-gestützte Biobanken für die Personalisierte Medizin in der Versorgung

In der Versorgung geht es im Gegensatz zur Forschung darum, therapeutische Entscheidungen zu treffen, die auf einer problemorientierten Diagnostik beruhen. Neben Anamnese, körperliche Untersuchungen, bildgebende Verfahren (Sonografie, Röntgen, Kernspintomografie etc.), physiologische Tests (Lungenfunktionstest, Belastungstests, Reflexuntersuchungen etc.), Laboruntersuchungen, Gewebeuntersuchungen und Genanalysen bzw. Proteinanalysen (Genomik und Proteomik) sind neue Verfahren getreten: Mit der Möglichkeit zu Hochdurchsatz-Sequenzierungen von DNA wurde ein neues Zeitalter eingeläutet [15]. Neben der Genomik gewinnen erste Untersuchungen zur Proteomik [16] und Epigenomik an Bedeutung, da durch post-translationale Modifikationen eines Proteins aus einer abgeschriebenen DNA-Sequenz viele verschiedene Proteine mit sehr unterschiedlichen Funktionen entstehen können und diese diagnostische Bedeutung haben. In der Epigenetik spielt unter anderem die vererbliche Inaktivierung (hauptsächlich die Methylierung von Cytidin-Basen der DNA [17]) von bestimmten Chromosomen-Abschnitten [18] eine Rolle. Diese Inaktivierung führt dazu, dass Zellen mit identischer DNA unterschiedliche Funktionen haben können.
Die technologische Weiterentwicklung der Analysen ist besonders bei chronischen Erkrankungen, wie Diabetes oder Demenz, die sich über Jahre bis hin zu Jahrzehnten symptomatisch entwickeln, besonders interessant. Denn genau hier setzt die Idee der Biobank für die Versorgung an: Die heute möglichen Untersuchungen sollen bei eingreifenden Krankheitsbildern nach einiger Zeit mit neuen Methoden erneut geprüft werden können. Des Weiteren bietet eine solche Biomaterialbank die Möglichkeit, dass z. B. ältere Proben eines Patienten als Referenz zu neu entdeckten Symptomen und der damit einhergehenden Untersuchung fungieren könnten.

Der Ansatz, dass es außer Biobanken für die Forschung auch Biobanken für die Versorgung geben sollte, ist eigentlich nicht ganz neu. In den Pathologien von Universitätskrankenhäusern werden seit Jahrzehnten in Paraffin eingebettete Gewebestücke von Patienten aufbewahrt, um gegebenenfalls eine Diagnose nochmals überprüfen zu können. Auch bei den Sammlungen in der Pathologie spielen deren „Management", d. h. zum Beispiel die Güte der Annotationen, eine wesentliche Rolle. In der Pathologie zeigt sich bereits heute, dass nicht alle Untersuchungsproben aufbewahrt werden müssen.
Am Beispiel der Pathologie zeigt sich außerdem, dass die technische Entwicklung fortschreitet und es zu einer engeren Verknüpfung von Daten und Materialien in der Diagnostik kommt. So können zum Beispiel von einem immunhistologisch gefärbten Tumorgewebeschnitt so hochauflösende Bilder mit Scan-Techniken erstellt und in einer entsprechenden Bildbank gespeichert werden, dass ein Aufbewahren dieser Probe nicht mehr in jedem Fall erforderlich ist (vgl. Abb. 2). Diese Überlegung schließt ein, dass über eine Elektronische Patientenakte ein Zugriff auf beide Banken, die Biomaterialbank und die Bildbank, möglich sein muss. Bei der Komplexität der Materie ist jedoch davon auszugehen, dass ähnlich wie in der Radiologie und Labormedizin abgestufte Zugriffs- und Interpretationsverantwortungen entstehen werden. Gelöst werden müssen auch viele andere Details – wie etwa Eigentums- und Verwertungsrechte. Auch die Frage, wer die Kosten für die Archivierung zu tragen hat, ist neu zu lösen, da das Material ja nicht primär nur einer Episode, sondern auch dem lebenslangen Gesundheitsmanagement eines Bürgers zuzuschreiben ist.
Biobanken in der Versorgung kommt somit langfristig eine gleich wichtige Rolle wie Elektronischen Patientenakten zu, wobei in der Versorgung mehr offene Fragen bestehen als in den länger bestehenden Banken für die Forschung. Die heute in der Versorgung eingesetzten IT-unterstützten Biobanken spielen noch keine große Rolle. Wenn Biobanken in Zukunft in der Versorgung etabliert sind, werden sie einen wichtigen Beitrag zur Personalisierten Medizin eines jeden Menschen leisten. Bei diesen Betrachtungen sind futuristische Aspekte, wie die prophylaktische Aufbewahrung von Zellmaterial für spätere Therapien nicht einmal berücksichtigt.

4. Datenschutz und Biobanken

Nach deutschem Datenschutzrecht müssen Biomaterialdaten und medizinische Daten des Patienten sowie die identifizierenden Daten des Patienten für die Forschung getrennt voneinander aufbewahrt werden (Abb. 3). Zudem wird aus den identifizierenden Daten des Patienten ein Pseudonym gebildet, das in der Studiendatenbank genutzt wird. Dieses Pseudonym unterscheidet sich von dem Pseudonym,

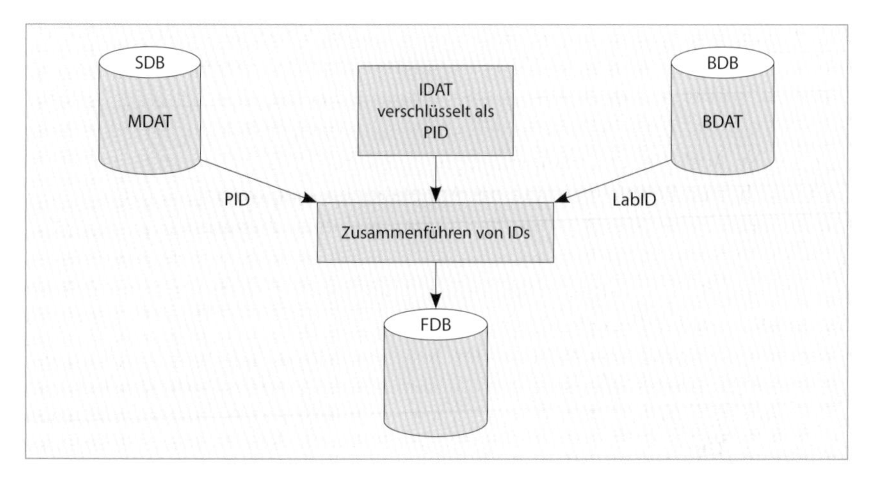

Abb. 3 Die datenschutzkonforme IT-Infrastruktur einer Biobank entsprechend den Konzepten der AG Datenschutz der TMF e.V. Mit Hilfe eines Pseudonymisierungsdienstes werden die identifizierenden Daten (IDAT) eines Patienten als Patientenidentifikator (PID) verschlüsselt. Dieser PID wird in der Studiendatenbank (SDB) verwendet, damit kein Bezug zwischen den medizinischen Daten (MDAT) und den identifizierenden Daten des Patienten hergestellt werden kann. In der Biomaterialdatenbank (BDB) werden die Biomaterialdaten (BDAT) aufbewahrt. Hier wird für den Patienten ein anderer PID benutzt und für das Biomaterial selbst ein Laboridentifikator (LabID). Um eine Analyse des Biomaterials mit den medizinischen Daten des Patienten korrelieren zu können, müssen die verschiedenen Identifikatoren (IDs) zusammengeführt werden. Eine Auswertung mit Genexpressionsdaten kann dann in der Forschungsdatenbank (FDB) erfolgen, da DNA-Sequenzen nicht in der Biomaterialdatenbank gespeichert werden dürfen. Diese Abbildung ist adaptiert von [14].

das in der Biomaterialbank genutzt wird. Im Gegensatz kann momentan ein Arzt in der Versorgung alle Daten eines Patienten einsehen. Diesbezüglich sind Fragen zu klären, ob die Einsicht in Biomaterialdaten nur im Kontext des Behandlungsvertrages gestattet sein darf und wie dies gegebenenfalls zu realisieren ist.

Wahrscheinlich wäre es besser, wenn das Biomaterial in der Versorgungsbiobank eines Patienten ebenfalls pseudonymisiert wäre. Um diese datenschutzrechtlichen Anforderungen erfüllen zu können, ist eine IT-Unterstützung von Biobanken unverzichtbar. Darüber hinaus kann beispielsweise mit einem Rechte- und Rollenkonzept sichergestellt werden, dass nur befugte Personen Daten in einer Biomaterialverwaltungssoftware ändern oder einsehen können. Zusätzlich kann ein sogenannter Audit Trail (Nachverfolgung von Änderungen) erfassen, welche Person zu welchem Zeitpunkt welche Änderungen vorgenommen hat und somit die Sicherheit zugunsten des Bürgers weiter erhöhen.

Des Weiteren bietet die Pseudonymisierung und konsequente Absicherung der Biomaterialbank (und auch z. B. einer Bilddatenbank) die Möglichkeit, die Daten eines

Patienten mit großen Kollektiven im Hinblick auf bestimmte Merkmale zu sortieren, zu durchsuchen und beispielsweise Genexpressionsdaten des Patienten mit den medizinischen Daten anderer Patienten zu korrelieren. Diese im Sinne der Personalisierten Medizin sinnvollen Maßnahmen zur Suche ähnlicher Fälle verlangen hoch abgesicherte IT-Systeme. Die elektronische Krankenakte des Patienten in der Personalisierten Medizin wird so zu einer Verbundstruktur, der die bisher existierenden Lösungen noch nicht gerecht werden.
Bei einer Zusammenarbeit von Biobanken in der Forschung und der Versorgung, könnte nach der Diagnose ein Teil des nicht verwendeten Biomaterials in die Versorgungsbiobank gehen, der andere Teil (wenn der Patient dem zustimmt) könnte direkt pseudonymisiert in die Forschung gegeben werden. Spätestens mit dem Ableben des Probanden könnten sämtliche Biomaterialien, samt klinischen Daten und Bilddaten nach Pseudonymisierung oder Anonymisierung in die Forschungsbiobank übergeben werden (wenn der Patient dem vorher zugestimmt hat). Dabei ist nicht festgelegt, ob es sich um zwei räumlich voneinander getrennte Biobanken handeln muss, oder ob nur die Zugriffe auf das jeweilige Biomaterial nur von der Forschungs- oder der Versorgungsseite aus erlaubt sind. Viele weitere Möglichkeiten stehen offen, wenn technische Lösungen die notwendige Sicherheit herstellen. Dabei muss beachtet werden, dass einige Daten selbst re-identifizierend sind und deshalb mit weitergehenden Verfahren (Splitting) geschützt werden müssen.

5. Fazit

Die Bedeutung von Biobanken für die Personalisierte Medizin wird sowohl in der Forschung als auch in der Versorgung immer weiter zunehmen. Aufgrund der größer werdenden Datenflut durch immer bessere Messungen und umfangreiche Annotationen kommt bereits heute keine Biobank mehr ohne IT-Unterstützung aus. Dieser Bedarf wird mit vielen anderen Faktoren dazu beitragen, dass die Bedeutung der IT für die Forschung und die Versorgung auch in Zukunft noch weiter ansteigen wird.
Die Qualität von Biomaterialien in einer Biobank ist für die Personalisierte Medizin von überragender Bedeutung. Zur Qualität gehört zum einen, dass für jede Probe eine Qualitätssicherung durchgeführt wird und zum anderen, dass die Annotationen sehr ausführlich sind. Es muss festgehalten sein, um was für Biomaterial es sich handelt, wann und mit welcher Methode es entnommen, aufgereinigt und asserviert wurde und wie die Probe gelagert wurde. Ein wichtiger Punkt ist dabei auch der Transport der Probe von der Entnahme des Patienten bis hin zur Biobank. Details der Kühlkette spielen eine wichtige Rolle, da ein wiederholtes Auftauen und Einfrieren oder wechselnde Temperaturen fast jeder Probe schaden.

Die Arbeitsabläufe von Biobanken und Großlaboren sind sehr ähnlich. Für beide Einrichtungen wird Patienten Biomaterial entnommen, meist Blut und Urin, und zur Analyse geschickt. Im Labor werden die Proben identifiziert aufbereitet, qualitätsgesichert, analysiert und gegebenenfalls asserviert. Die Ähnlichkeit der Abläufe ist sehr weitgehend. Deshalb verwenden viele Biobanken Funktionsmodule aus eingeführten Laborinformationssystemen (LIS). Durch die Qualitätssteigerung der Labormedizin aufgrund des Einsatzes von IT-Systemen in den 60er Jahren des vergangenen Jahrhunderts (Absenkung von Fehlidentifikationen um den Faktor 10) sowie der Effizienzsteigerung der Labore durch deren Industrialisierung können Biomaterialbanken als Vorbild dienen. Deswegen sollten auch Biobanken als industrielle Komplexe etabliert werden. Die Biobanken-Komplexe sollten sich sowohl um die Aufbewahrung und Erhaltung der Biomaterialien als auch um die Auswertung der Proben kümmern. Die Entstehung solcher eigenständiger Biobanken-Komplexe erfolgt momentan sowohl in der Industrie als auch in den ersten Universitätskliniken. Aufgrund von Lagerhaltungskosten und Vorbeugungsmaßnahmen bei Stromausfall oder anderen schwerwiegenden Ereignissen sollten Biomaterialproben zentral in einem automatisierten Lager aufbewahrt werden. Das betrifft sowohl die Proben der Pathologie, der klinischen Chemie sowie anderer Materialien aus klinischen Untersuchungen und zwar sowohl für die Forschung als auch die Versorgung. Durch ausgeklügelte Arbeitsprozesse muss sichergestellt werden, dass die Proben durch geeigneten Transport in dem Biobank-Komplex ankommen. Ein weiterer Vorteil eines Biobank-Komplexes wäre die Sicherung wertvoller Proben vor Entwendung.

Bei der gemeinsamen Aufbewahrung von Biomaterial für die Forschung und die Versorgung spielen die Patienteneinwilligungserklärungen eine große Rolle. Es wird klar zwischen Forschung und Versorgung unterschieden werden müssen. Für die Forschung wird eine Anfrage nach dem Biomaterial über die Biobank selbst oder die Forschungsdatenbank möglich sein und für die Versorgung über die Elektronische Patientenakte. Erst mit dem Einsatz von IT-gestützten industriell organisierten Biobanken wird die Personalisierte Medizin Wirklichkeit werden können.

6. Zusammenfassung

Die biomedizinische Analytik spielt in der Personalisierten Medizin eine große Rolle. Für die Diagnosesicherung in der Forschung und Versorgung ist es unerlässlich, qualitativ sehr gut konserviertes und annotiertes Biomaterial zur Verfügung zu haben. IT-unterstützte Biobanken bieten sowohl qualitativ hochwertige Konservierung als auch ausführliche Annotationen. Zum einen können Annotationen zur Lagerung, Asservierung, Qualität und Einverständniserklärung in einer zentralen Biodatenbank datenschutzkonform aufbewahrt werden. Zum anderen kann sichergestellt werden, dass die Proben richtig gelagert sind und mit IT-Unterstützung wiedergefunden werden können. Hierzu müssen die Identifikation und alle logistischen Prozesse weitgehend automatisiert werden. IT-gestützte Biobanken sind somit eine notwendige Voraussetzung für eine sichere Diagnostik in der Personalisierten Medizin.

Schlüsselwörter: Biomaterial, Biobank, Forschung, Versorgung, Personalisierte Medizin, Informationstechnologie

Danksagung

Ein besonderer Dank gilt Frau Andrea Dangl, die die Biomaterialverwaltung und die Studienverwaltung für die KFO 179 aufgebaut hat (Deutsche Forschungsgemeinschaft mit dem Förderkennzeichen BR 655/15-1). Ferner Herrn Fabian Rakebrandt, der die Biobankverwaltung des Kompetenznetzes Demenzen etabliert hat (Bundesministerium für Bildung und Forschung mit dem Förderkennzeichen 01GI0428).

7. Literatur

[1] Lander ES, Linton LM, Birren B, Nusbaum C, Zody MC, Baldwin J, and the International Human Genome Sequencing Consortium: Initial sequencing and analysis of the human genome. Nature 409 (2001), 860–921.

[2] The International HapMap Consortium: A haplotype map of the human genome. Nature 437 (2005), 1299–1320.

[3] Levy S, Sutton G, Ng PC, Feuk L, Halpern AL, Walenz BP, Axelrod N, Huang J, Kirgness EF, Denisov G, Lin Y, MacDonald JR, Wing Chun Pang A, Shago M, Stockwell TB, Tsiamouri A, Bafna V, Bansal V, Kravitz SA, Busam DA, Beeson KY, McIntosh TC, Remington KA, Abril JF, Gill J, Borman J, Roggers YH, Franzier ME, Scherer SW, Strausberg RL, Venter JC: The diploid genome sequence of an individual human. PLoS Biol 5 (2007), e254.

[4] Waltz E: Pricey cancer genome project struggles with sample shortage. Nat Med 13 (2007), 391.

[5] Nationaler Ethikrat: Biobanken für die Forschung – Stellungnahme. Saladruck, Berlin 2004.

[6] Riegman PH, Morente MM, Betsou F, de Blasio P, Geary P, and Marble Arch International Working Group on Biobanking for Biomedical Research: Biobanking for better healthcare. Mol Oncol 2 (2008), 213–222.

[7] Krüger-Brand HE: Die Komplexität ist ohne IT nicht beherrschbar. Deutsches Ärzteblatt 106 (2009), A-2072.

[8] IBBL. Integrated BioBank of Luxembourg. http://www.ibbl.lu/ (14.01.2010).

[9] UK Biobank. http://www.ukbiobank.ac.uk/ (14.01.2010).

[10] Elliott P, Peakman TC: The UK Biobank sample handling and storage protocol for the collection, processing and archiving of human blood and urine. Int J Epidemiol 37 (2008), 234–244.

[11] UK_Biobank. Consent form: UK Biobank. http://www.ukbiobank.ac.uk/docs/2006ConsentformA.pdf (14.01.2009).

[12] Blow N: Biobanking: freezer burn. Nature Methods 6 (2009), 173–177.

[13] KFO. Klinische Forschergruppe 179. http://www.kfo179.de (26.10.2009).

[14] Dangl A, Rakebrandt F, Demiroglu SY, Helbing K, Sax U, Rienhoff O: The IT-Infrastructure of a biobank for an academic medical center. MEDINFO 2010, IMIA accepted (2010).

[15] Pandey V, Nutter RC, Prediger E: Applied Biosystems SOLiD™ System: Ligation-Based Sequencing. In: Janitz M (ed.): Next Generation Genome Sequencing: Towards Personalized Medicine. Wiley-VCH Verlag, Weinheim 2008, 29–41.

[16] Farley AR, Link AJ: Identification and quantification of protein posttranslational modifications. Methods Enzymol 463 (2009), 725–763.

[17] Jeltsch A: Beyond Watson and Crick: DNA methylation and molecular enzymology of DNA methyltransferases. Chembiochem 3 (2002), 274–293.

[18] Egger G, Liang G, Aparicio A, Jones PA: Epigenetics in human disease and prospects for epigenetic therapy. Nature 429 (2004), 457–463.

Computerunterstützte Individualmedizin

M. D. Alscher

Robert-Bosch-Krankenhaus, Auerbachstr. 110, D-70376 Stuttgart

1. Einführung

Der einzelne Mensch ist bei medizinischen Problemen vor neue Herausforderungen gestellt. Die Ursachen liegen einerseits in den demographischen Verschiebungen im Aufbau der Bevölkerung mit Zunahme älterer Mitbürger mit häufig mehreren, chronischen Erkrankungen. Dies alleine wäre durch einen vermehrten Ressourceneinsatz zu kompensieren. Allerdings findet sich ein Rückgang des Rekrutierungspotenzials für Gesundheitsberufe (ebenfalls zum Teil aufgrund der demographischen Verschiebungen) und eine zunehmend gefährdete Finanzierungsbasis.
Auf Seiten der Leistungserbringer, und hier der Arzt als Schlüsselberuf, findet sich eine Ökonomisierung der Praxis, welche vom Gesetzgeber durch eine Neufassung der Rahmenbedingungen, beispielsweise der Einführung von Fallpauschalen, bedingt ist. Als weiterer Faktor kommt die zunehmende Wissensbasis hinzu. Als Basis der ärztlichen Tätigkeit sind Evidenzen für die Entscheidungen wesentlich. Es findet sich erfreulicherweise eine Zunahme der wissenschaftlichen Erkenntnisse. Der einzelne Arzt hat aber in dem skizzierten Umfeld große Probleme, die gewünschte Qualität in der Versorgung des individuellen Patienten zu gewährleisten, da Qualität korreliert ist mit dem Zeitaufwand des Arztes für den einzelnen Patienten. Da dies oftmals nicht mehr im gewohnten Umfang möglich ist bei zunehmender Komplexität, nimmt die Qualität ab.
Um dem Individuum eine gewisse Qualität zu gewährleisten, wird deshalb häufig versucht, durch Leit- und Richtlinien, klinische Pfade und weitere Standardisierungen medizinischen Leistungsgeschehens, den Arzt über Verpflichtungen, diese jeweils einzuhalten zu zwingen und eine Sicherheit hinsichtlich der Qualität zu gewährleisten. Dies muss aber zu einer Abkehr von individueller Problemlösung führen und kann für den individuellen Arzt-Patienten-Kontakt die eigentlich notwendige vertrauensvolle Basis zerstören. Es stellt sich die Frage, ob durch Einsatz neuer Technologien das skizzierte Problem aufgelöst werden kann unter Erhalt der traditionellen und individuellen Arzt-Patienten-Beziehung und Gewährleistung einer hohen Qualität. Ein potenzieller Lösungsweg soll skizziert werden.

2. Theoretische Vorüberlegungen

Bei Anwendung der ärztlichen Kunst findet sich das Problem, dass einerseits mit der Erhebung der Wissenschaft als Basis der Medizin ab dem 19. Jahrhundert große Erfolge hinsichtlich der Gesundheit von Patienten möglich wurden, anderseits das Individuum häufig aber nicht nach streng deduktiv-nomologischen Schlüssen analysiert wurde, wie von Wissenschaftstheoretikern wie Karl Raimund Popper (1902–1994) gefordert. Die in der Medizin häufige Ausnahme von der Regel kann aber nicht im Sinne von Popper als Falsifizierung des Schlusses in allen Fällen herangezogen werden, sondern es bedarf im Bestreben einer individuellen Problemlösung der Einführung einer zugelassenen Unschärfe für Einzelfälle. Für die ärztliche Praxis ist deshalb von Systemtheoretikern die Theorie des normischen Schlusses eingeführt worden, welcher noch korrekt ist, wenn er die Wahrheit in den meisten Anwendungsfällen enthält, aber eben nicht in allen Fällen [1]. Diese Zulassung von Unschärfe aus Sicht der reinen Wissenschaft entstand aus einer Analyse der Konflikte zwischen Kranken und Krankheitslehre, damit Individuum und Systematik und entspricht dem unterschiedlichen Ansatz zwischen monotoner und normischer Logik.
Versucht man jetzt technologische Lösungen für das eingangs skizzierte Dilemma zu entwickeln, kann dies berücksichtigt werden und man ermöglicht Lösungen, die an der ärztlichen Praxis orientiert sind und auch zukünftig helfen, eine individualisierte Medizin zu ermöglichen.
Bei der sogenannten „Diagnosis of first principle“, welche einer Diagnose nach monotoner Logik entspricht, erfolgt zunächst eine Beobachtung des Verhaltens des Systems [2]. Tritt eine Diskrepanz zwischen Vorhersage und Systemverhalten auf, wird die Vorhersage verworfen. Eine Systemanalyse schließt sich an, um die Diskrepanz zu beschreiben und zukünftig zu eliminieren. Es resultiert daraus bei komplexen Systemen ein sehr großer Rechenbedarf, der mit üblichen Computern nicht bewältigt werden kann. Auch das menschliche Gehirn ist bei komplexen Systemen damit überfordert. Ein heuristischer Ansatz umgeht dieses Problem. Heuristik ist die Kunst, wahre Aussagen zu finden; im Unterschied zur monotonen Logik, die lehrt, wahre Aussagen zu begründen. Friedrich Schleiermacher (1768–1834) postulierte erstmalig die Heuristik als eigenständige Wissenschaft neben der monotonen Logik. In der Informatik können mit heuristischen Methoden zulässige Lösungen bei geringem Rechenaufwand und kurzen Laufzeiten der Computer erzielt werden. Heuristik ist Beobachtung und Erfahrungsbildung und die Aufstellung eines Regelsatzes für Standardsituationen („rule of thumbs“). Dieses Wissen entspricht dem Expertenwissen, beispielsweise erfahrener Kliniker, wobei eine streng wissenschaftliche Ableitung nicht erfolgt. Für die Praxis der Medizin spielen Lösungsansätze entsprechend der „rules of thumbs“ weiterhin eine große Rolle. Die akademische Medizin lässt auch

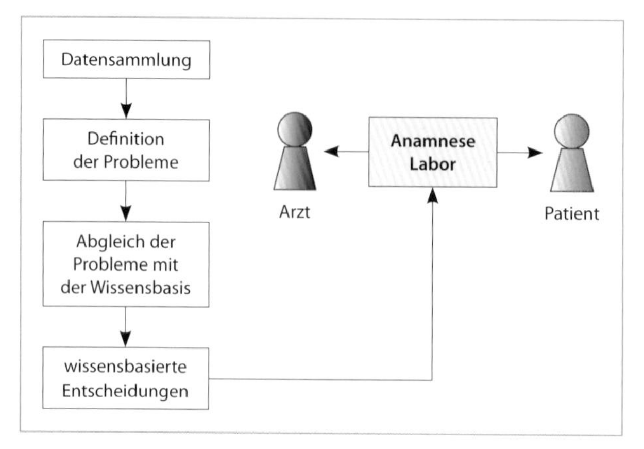

Abb. 1
Das Schema stellt den Prozess der Datensammlung und -analyse im Rahmen einer ärztlichen Problemlösung dar.

außerhalb von Expertensystemen entsprechende Problemlösungen zu, wie ein Blick in die Standardlehrbücher bestätigt. Für computergestütze Expertensysteme bietet ein heuristischer Ansatz den Vorteil, dass die Rechenkapazitäten nicht überdimensioniert werden müssen und Standardcomputer die Analysen durchführen können. Bevor ein Lösungsvorschlag skizziert wird, soll aber im nächsten Kapitel noch ein wesentlicher Aspekt ärztlicher Praxis beleuchtet werden.

3. Warum praktizieren Ärzte keine wissensbasierte Medizin?

Im Rahmen des Erstkontaktes Patient-Arzt erfolgt die Datensammlung, wobei dies über die Anamnese, die körperliche Untersuchung, die Laborwerte und die Erhebung weiterer physikalischer Daten (Bildgebung etc.) geschieht. Dann erfolgt die Bildung einer Arbeitsdiagnose auf der Basis vorhandenen Wissens und der Abgleich mit der vorhandenen Wissensbasis (Abb. 1). Es schließt sich eine Evidenz-basierte Entscheidung an. Dies ist die Theorie. Ein wesentliches Problem sind die Grenzen des menschlichen Erinnerungsvermögens, welche sowohl das Kurzzeitgedächtnis als auch das Langzeitgedächtnis betreffen. Die Wissensbasis ist zu groß, um gelernt zu werden, da die Kapazität des Langzeitgedächtnisses überfordert wird, und sie ist zu kompliziert, um angewandt zu werden, da die eingeschränkte Leistungsfähigkeit des Kurzzeitgedächtnisses dies nicht zulässt.
Gerade heute – mit zunehmend komplexeren Patienten mit komplexeren Problemen – ist die Prozessorqualität des menschlichen Kurzzeitgedächtnisses nicht mehr ausreichend. Dieses kann nur drei bis sieben simultane Variablen berücksichtigen.

Es gibt aber beispielsweise für typische Entscheidungssituationen in der ärztlichen Praxis bereits heute häufig 10–15 Variablen für Entscheidungen, die bei 13 Variablen beispielsweise 8.132 verschiedene Kombinationsmöglichkeiten bedingen.
Zusammenfassend bedeutet dies: Es ist nicht nur unmöglich alles Wissen zu lernen, sondern es ist für den Arzt unmöglich, das vorhandene Wissen in den zunehmend komplexeren Situationen anzuwenden. Diese ineffektive Anwendung von Wissen beeinträchtigt die Qualität und verursacht Kosten.

4. Lösungsvorschlag

Es besteht Einigkeit darüber, dass durch Informationstechnologien (IT) die medizinische Praxis hinsichtlich Qualität verbessert werden kann und Kosten reduziert werden. Beispielsweise kommen die Autoren des Berichtes „Die Vision einer individuellen quantitativen Medizin" zu den folgenden Aussagen [3]:

> *Wir gehen davon aus, dass im Jahr 2020 für jedes Individuum – zu „erträglichen" Preisen – eine Überfülle an gesundheitsrelevanter Information zur Verfügung stehen wird. Es handelt sich hierbei einerseits um Wissensdaten und andererseits um individuelle Patientendaten. Neue Techniken zur Sammlung, Strukturierung, Speicherung, Verbreitung und Präsentation von gesundheitsrelevanter Information werden es erleichtern, das rapide wachsende medizinische Wissen zugänglich und nutzbar zu machen. Viele der hiermit zusammenhängenden Entwicklungen sind bereits voll im Gange. So wird medizinisches Personal bei seiner Arbeit zunehmend durch leistungsfähige Informationssysteme mit Wissen unterstützt, das nah am aktuellen Forschungsstand ist. Umfangreiche medizinische Information über Prävention, Diagnose, Therapie und Prognose wird per Internet angeboten und interessierten Patienten zur Verfügung stehen. Auch hier sind Ansätze bereits vorhanden. Immer mehr Patienten werden mit medizinischem Vorwissen (inklusive Halbwissen) in die Praxen kommen. Die Patienten entwickeln zunehmend Urteilsfähigkeit hinsichtlich medizinischer Fragen, aber auch Anspruchshaltungen. Hier könnten medizinisch sauber geprüfte Informationssysteme ein Korrektiv darstellen und das Patient-Arzt-Verhältnis bei überzogenen Anspruchshaltungen entkrampfen helfen.*

Die derzeit bestehenden Programme haben aber nicht überzeugen können. Der Grund ist, dass die bisherigen Programme nicht die Begrenzungen der kognitiven Funktionen als Hauptproblem adressiert haben und nicht eingesetzt werden, um die breite Anwendbarkeit wissensbasierter Medizin durchgehend zu fördern.

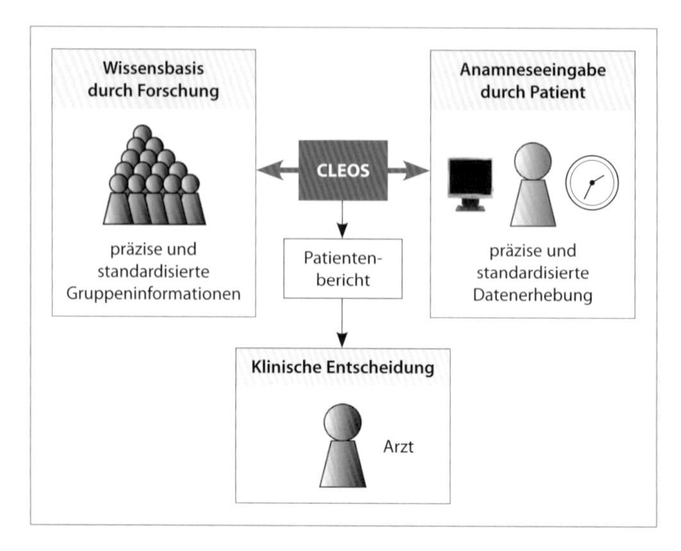

Abb. 2
Aufbau der Datenerhebung und -analyse durch das Programm CLEOS®.

Um das Potenzial von Informationstechnologien unter dem Aspekt hoher Qualität bei minimalen Kosten für die medizinische Praxis zu nutzen, ist ein spezielles Design des Programms notwendig: Die Lösung medizinischer Probleme erfordert zunächst eine komplette Datensammlung unter Einschluss einer präzisen Anamneseerhebung und körperlichen Untersuchung. Weiterhin muss dann eine Evidenz-basierte Entscheidung simuliert werden, wie sie der Arzt in der täglichen Praxis eigentlich treffen sollte. Computer sind besser als das menschliche Langzeitgedächtnis für die Datenvorhaltung geeignet. Der Datenabruf geht schneller und präziser. Weiterhin kann eine Analyse verschiedener Faktoren in komplexen Situationen bewältigt werden, in deren Ausmaß der menschliche Verstand versagt. Wir müssen deshalb einen Weg finden, wie das im Computer abgespeicherte Wissen effektiv genutzt werden kann, um wissensbasierte Entscheidungen in der täglichen Praxis zu ermöglichen.

5. Clinical Expert Operating System (CLEOS®)

Wir haben ein medizinisches Programm entwickelt (CLEOS® – CLinical Expert Operating System), welches diese Aspekte berücksichtigt (vgl. Abb. 2). CLEOS® ist webbasiert und kann über das Internet genutzt werden. Es kann in einem Intranet drahtlos über einfache und simple Geräte („handhelds") angewandt werden [4]. CLEOS® beginnt mit der Erhebung der medizinischen Anamnese, da auch heute noch 80 %

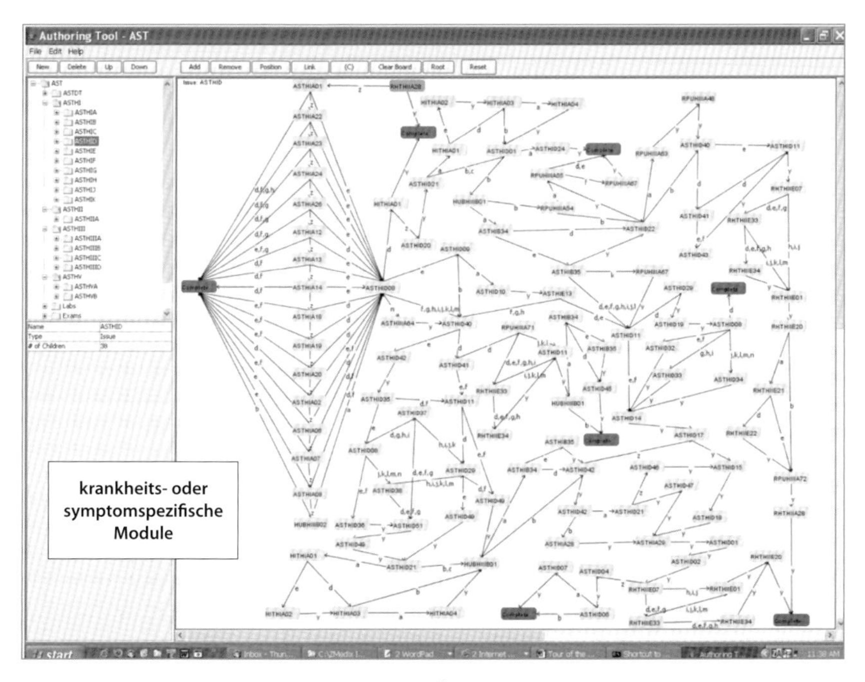

Abb. 3 Fragenbaum eines Moduls des Programms CLEOS®, wobei die Antworten (a, b, c, d, e, f) jeweils eine weitere Frage induzieren. Es ist ableitbar, dass jeder Patient, gesteuert durch seine Antworten, individuelle Wege durch das System geht und damit individuelle Fragen gestellt bekommt. Die Datenerhebung ist dadurch individualisiert.

aller Diagnosen durch eine präzise Anamneseerhebung gestellt werden können und dadurch Folgekosten vermieden werden, die ansonsten durch technische Untersuchungen angefallen wären [5]. CLEOS® interagiert direkt mit den Patienten und erhebt die Anamnese. Durch die Antworten wird der weitere Weg im System gesteuert, kein Patient bekommt die gleichen Fragen gestellt, sondern das Programm erstellt orientiert an den detektierten Problemen eine individuelle Anamneseerhebung (!) (Abb. 3). Die Analyse der Daten erfolgt durch interne Interferenzen auf der Basis von pathophysiologischen Überlegungen. Es erfolgt dadurch eine erhebliche Individualisierung der medizinischen Problemlösung. CLEOS® ist einfach zu programmieren, so dass auch Ärzte direkt Inhalte hinterlegen können.

Eine erste Studie konnte zeigen, dass selbst Patienten, die zuvor nie einen Computer verwendet hatten, mit dem Programm gut zurechtkamen [7]. Die Patienten gaben an, dass durch die Ergänzung der Befragung durch den Arzt mit dem Computer-Expertensystem bei ihnen der Eindruck entstand, dass sie noch nie so detailliert ihre

Organ System/ Issue	Problem Reported by Computer History but not Hospital Chart	Patients with Problems
Heart	Symptoms heart failure (dyspnea on exertion, paroxysmal nocturnal dyspnea, marked fatigue, pitting edema) with no prior diagnosis	10
	Symptoms decompensated heart failure in patients with prior diagnosis	2
	„Cardiac asthma" versus reactive airway disease	4
	Prior diagnosis angina with chest pain	1
	Symptoms effort-induced angina versus reactive airway disease manifest as chest tightness	1
	Effort induced chest pain, no prior diagnosis angina	3
	Prior MI no invasive treatment	2
	Prior MI and angioplasty in last year	1
	Syncope	1
	Hypertension	8
	Uncontrolled hypertension by self-reported BP	3
	Arrhythmia	12
Peripheral Vascular System	Symptoms compatible with intermittent claudication	5
	Symptoms intermittent claudication versus spinal stenosis	1
	TIAs in patients with prior CVA	2
	TIAs in patient with no prior CVA	2
	History carotid artery surgery	1
	History peripheral arterial surgery	1
	Symptomatic asthma in patients with prior diagnosis but no rescue or control meds	5
	History treated TB	1
	Symptoms obstructive sleep apnea	1
	Symptoms sleep apnea	1
Pulmonary	34 old woman with daily cough and sputum throughout year. Onset as child. (Computer and physician history reported new onset fever and dyspnea with history pneumonia 4 months prior to admission)	1
GI	GERD, AM cough and hoarseness in patient with asthma	1
	Symptoms active ulcer disease in patient with prior upper GI bleed	1
	Daily aspirin use in patient with prior upper GI bleed	1
	Dysphagia in patient with scleroderma	1
	Erectile dysfunction	5

GU/GYN	Symptoms urinary obstruction in elderly men	7
	Stress incontinence (women)	1
	Symptoms estrogen deficiency in patients taking HRT	1
	Symptoms recurrent cystitis and back pain in woman	1
	Urinary incontinence since prostate surgery 1 year PTA plus 6 months dysuria, back pain and polyuria/polydypsia.	1
Endocrine/ Metabolic	Uncertain thyroid status in patients treated previously for hyperthyroidism	3
	Polyuria/dyspsia, recent onset blurred vision	1
	Gout; no symptoms in last 1 year	1
	Polyphagia with no weight gain	1
	Diabetics with symptoms hypoglycemia	13
	Diabetics not monitoring or inadequately monitoring blood glucose	5
	Diabetics unaware of treatment regime for blood sugar	5
	Glaucoma	2
	Tunnel vision in patient with no prior diagnosis glaucoma	1
	Symptoms CNS vasculitis in patient with diagnosis SLE	1
	Episodic diplopia	1
	Tinnitus, hearing loss but no vertigo	1
	Current evidence major depression. No treatment.	2
	Major depression in setting of bereavement. No treatment.	1
	Current evidence moderate depression. No treatment	1
	Past history depression; not currently depressed; no meds	1
	Past history mania	1

Tabelle 1 Detektion von individuellen Problemen durch ein Computer-Expertensystem, die bei der herkömmlichen Anamneseerhebung durch den Arzt nicht erkannt wurden. Analysiert wurden 45 Patienten [7].

medizinischen Probleme darstellen konnten. Die überwiegende Mehrheit hatte den Eindruck, damit etwas für die individuelle Gesundheit Positives bei der Erstellung des Interviews mit dem Expertensystem zu tun. Eine Analyse von 45 Patientenbefragungen mit dem Computerprogramm zeigte eine signifikante Anzahl von individuellen Problemen, die vom Arzt nicht, jedoch vom Expertensystem detektiert wurden (Tabelle 1, [7]). Dies zeigt den Wert des Einsatzes von Computern hinsichtlich eines ganzheitlichen, holistischen Ansatzes. Als Folge der Anwendung des Programms werden große Datenbanken gebildet, welche der wissenschaftlichen Analyse im Rahmen von Versorgungsforschung zur Verfügung stehen.

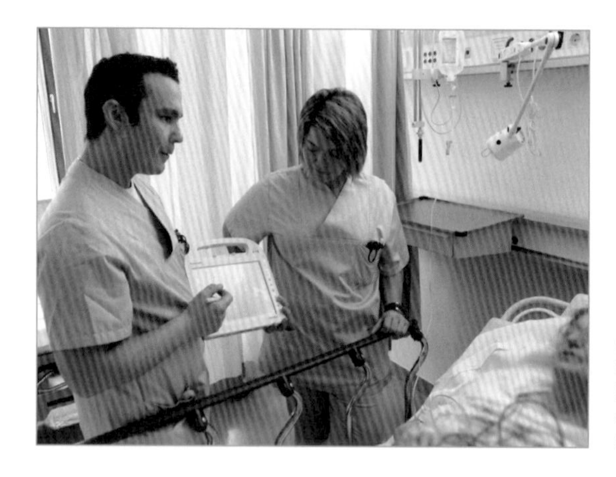

Abb. 4
Praktischer Einsatz des Expertensystems (CLEOS®) in der Notaufnahme des Robert-Bosch-Krankenhauses Stuttgart.

Dies ist aus unserer Sicht ein äußerst wichtiger Aspekt, da zukünftige Forschung an solchen Datenbanken durchgeführt werden wird [6]. Die Datenbanken in CLEOS® erlauben, die Qualität der Betreuung von Patienten zu messen. CLEOS® kann selbstständig zum Einsatz kommen und auch in strukturschwachen Regionen hohe Qualität garantieren.

6. Institutionalisierte Einbettung des Expertensystems CLEOS®

Wichtig ist, dass der medizinische Inhalt akademischen, überprüfbaren Kriterien genügt und nicht korrumpiert werden kann. Deshalb muss die Bewahrung und Weiterentwicklung des Inhaltes in einer gemeinnützigen, möglichst akademischen Struktur erfolgen. CLEOS® ist deshalb im Besitz einer deutschen Stiftung: IDM-Stiftung (Institut für Digitale Medizin/www.idm-foundation.org).
Die Anwendung des Programms hat gezeigt, dass im Rahmen einer klinischen Studie dieser Ansatz dem klassischen Ansatz einer Anamneseerhebung durch den Arzt hinsichtlich der Anzahl der detektierten medizinischen Probleme und der Qualität der Erhebung deutlich überlegen war [7]:

> *A combination of physician and computer-acquired histories, in non-emergent situations, with the latter available to the physician at the time he or she sees the patient, is a far superior method for collecting historical data than the physician interview alone.*

Zusammenfassend ist zukünftig für eine qualitativ hochwertige Individualmedizin der Zugriff auf Computer unabdingbar. Aufgrund der Rahmenbedingungen sollten diese bereits bei der präzisen Erhebung von individuellen medizinischen Daten des Patienten verwendet werden, weil nur so eine qualitativ hochwertige, Evidenz-basierte Entscheidung überhaupt möglich wird.
Wir haben exemplarisch einen solchen Lösungsansatz erarbeitet, der in der Realität bereits zum Einsatz kommt (Abb. 4). Für die volkswirtschaftliche Akzeptanz gilt: Individuelle Betreuung von Patienten bei hoher Qualität und Bezahlbarkeit für eine Mehrheit der Bevölkerung. Hier wird es zukünftig ohne Computerunterstützung keine Lösungen geben. Aus meiner Sicht ist es ureigenste Aufgabe der ärztlichen Profession sich hier zu engagieren.

7. Zusammenfassung

Der Arzt hat im derzeitigen Umfeld große Probleme die gewünschte Qualität in der Versorgung des individuellen Patienten zu gewährleisten, da Qualität korreliert ist mit dem Zeitaufwand des Arztes für den einzelnen Patienten. Aufgrund des wirtschaftlichen Umfeldes, der wachsenden Wissensbasis sowie der zunehmend älteren, multimorbiden Patienten ist der Standard einer individuellen, qualitativ hochwertigen Entscheidung in der täglichen Praxis zunehmend schwierig zu erbringen. Computer-Expertensysteme können helfen, dieses Dilemma teilweise aufzulösen.
Ein computerbasiertes Expertensystem, welches praktisch im Einsatz ist, ist der herkömmlichen Datensammlung durch den Arzt (Anamneseerhebung) bereits heute überlegen. Zusammenfassend ist zukünftig für eine qualitativ hochwertige Individualmedizin der Zugriff auf Computer unabdingbar.

Schlüsselwörter: Individualmedizin, Computer, Heuristik, Expertensysteme, wissensbasierte Medizin

8. Literatur

[1] Gross R: Individuality in medicine in light of new theory of logic. Med Klin 96 (2001), 690–691.
[2] Reitter RA: Theory of diagnosis from first principles. Artificial Intelligence 32 (1987), 57–95.
[3] Deuflhard P, Hege HC: Die Vision einer individuellen quantitativen Medizin. ZIB-Report 05-47 (2005), 1–7.

[4] Alscher MD: Computer in der Medizin – Chancen für eine hochwertige Versorgung. Dtsch Aerzteblatt 105 (2008), A-1897.
[5] Bachman JW: The patient-computer interview: a neglected tool that can aid the clinician. Mayo Clin Proc 78 (2003), 67–78.
[6] Hemmer PA, Costa ST, DeMarco DM, Linas SL, Glazier DC, Schuster BL: Predicting, preparing for, and creating the future: what will happen to internal medicine? Am J Med 120 (2007), 1091–1096.
[7] Zakim D, Braun N, Fritz P, Alscher MD: Underutilization of information and knowledge in everyday medical practice: evaluation of a computer-based solution. BMC Med Inform Decis Mak 8 (2008), 50.

Ambient Assisted Living und Personal Health – Aktivitäten, Strukturen und Perspektiven der Fraunhofer-Gesellschaft

T. Norgall [a], R. Wichert [b]

[a] Fraunhofer-Allianz Ambient Assisted Living, c/o Fraunhofer-Institut für Integrierte Schaltungen, Am Wolfsmantel 33, D-91058 Erlangen

[b] Fraunhofer-Allianz Ambient Assisted Living, c/o Fraunhofer-Institut für Graphische Datenverarbeitung, Fraunhoferstraße 5, D-64283 Darmstadt

1. Ausgangssituation und Umfeld

Der demographische Wandel sowie die Ressourcen- und Kostenproblematik im Gesundheitswesen lassen den Einsatz innovativer Technologien und Prozesse für nachhaltig praktikable Formen der Versorgung mit gesundheitsbezogenen Leistungen, aber auch für die alters- und befindlichkeitsgerechte Gestaltung räumlicher und sozialer Umgebungen zukünftig unverzichtbar erscheinen.
Bereits seit Anfang der 90er Jahre bringen Begriffe wie „Smart Home" und „Intelligentes Haus" bzw. „Intelligenter Haushalt" oder „Intelligentes Wohnen" die Möglichkeit zum Ausdruck, dass die in einem privaten Haushalt vorhandenen, üblicherweise unabhängig voneinander betriebenen Komponenten und Systeme der Haustechnik (Hausgeräte, Heizung usw.), teilweise auch der Unterhaltungselektronik (Audio-/ Video-Systeme) und der Telekommunikation (Telefon, Internet), computergestützt kommunizieren und kooperieren. Für entsprechende Systeme wird international auch der Begriff „Domotik" benutzt [1, 2].
Grundsätzlich lassen sich damit Komfort und Sicherheit für die Bewohner steigern sowie der Verbrauch von Ressourcen wie Energie und Wasser minimieren, aber auch die selbstständige Lebensführung gerade für ältere Menschen unterstützen, die in Ihrer Mobilität, ihren Sinneswahrnehmungen oder ihren motorischen Fähigkeiten eingeschränkt sind. Der Übergang zu gesundheitsbezogenen bzw. medizinischen Anwendungen ist dabei bisweilen fließend, verschiedene Motivations- bzw. Nutzungsaspekte „intelligenter" Wohnumgebungen überlagern sich häufig. Dies wird beispielsweise deutlich beim automatischen Schließen und Öffnen von Fenstern und Jalousien, das – verknüpft mit dem Ein- und Ausschalten der Beleuchtung – der

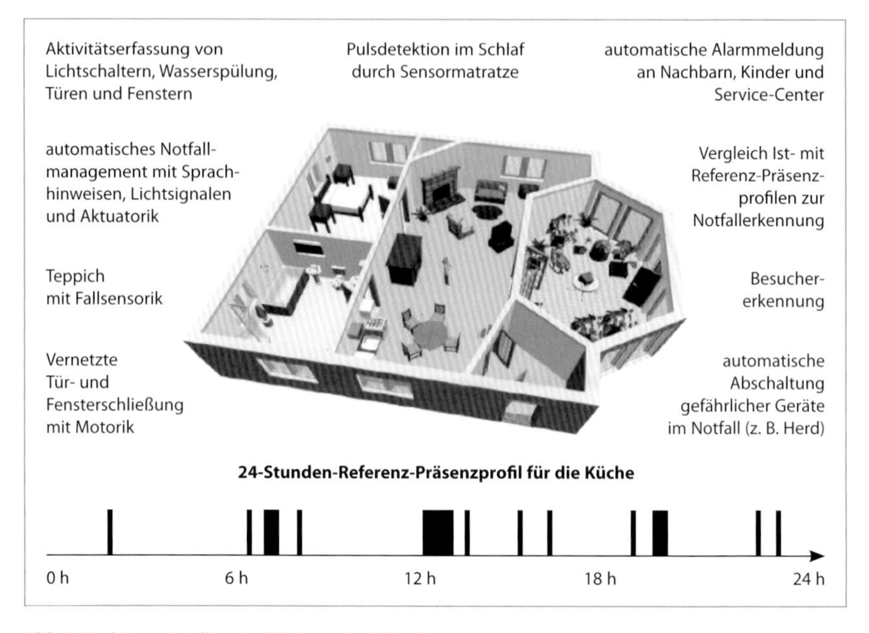

Abb. 1 Funktionen „intelligenten" Wohnens im inHaus1.

Komfortsteigerung, im Zusammenwirken mit Heizungs- und Belüftungssteuerung dem Energiesparen, im Hinblick auf mögliche Einbruchsrisiken der Sicherheit dient, für kranke oder behinderte Bewohner aber Voraussetzung für ein Leben bzw. Verbleiben in ihrem gewohnten privaten Umfeld sein kann.

In dem im Jahr 2001 in Betrieb genommenen „inHaus1" des Fraunhofer-inHaus-Innovationszentrums in Duisburg [3] ist eine umfassende Auswahl neuer Technologie- und Anwendungslösungen für das private Wohnen und insbesondere auch dafür entwickelt und erprobt worden, Senioren länger ein eigenständiges Leben zu ermöglichen (Abb. 1). Viele der im inHaus1 entwickelten und erprobten Lösungen sind mittlerweile erfolgreich in die Praxisanwendung gebracht worden.

Das inHaus-Zentrum wurde inzwischen um eine inHaus2-Anlage für den Nutzimmobilienbereich erweitert. Das Hauptziel von inHaus2 ist die zukunftsorientierte Entwicklung und Markteinführung von neuartigen, intelligenten Raum- und Gebäudesystemen (Smart Building) zur Steigerung der Gesamtattraktivität einer Nutzimmobilie. Diese Lösungen unterstützen und verbessern durch die Optimierung der Betriebsprozesse von der Planung und den Bau, über den Betrieb bis hin zum Facility Management den gesamten Lebenszyklus einer Nutzimmobilie.

Trotz ihrer Potenziale haben sich „intelligente" Wohnumgebungen bisher nicht flächendeckend, sondern lediglich teilweise und nur im gehobenen Marktsegment durchsetzen können. Verantwortlich hierfür ist nicht allein die kostspielige – in der Regel draht- bzw. kabelgebundene – Installation in der Bauphase, sondern noch mehr die mangelnde Möglichkeit, vorhandene Bausubstanz zu tragbaren Kosten entsprechend nachzurüsten.
Fortschritte der Mikroelektronik und der drahtlosen Kommunikationstechnik versprechen hier zukünftig Abhilfe und haben bereits weiterreichende Konzepte für den häuslichen und privaten Technikeinsatz mit neuartigen Anwendungsbereichen hervorgebracht, wobei insbesondere in letzter Zeit gesundheitsbezogene Anwendungen in Verbindung mit „intelligenten" Wohnumgebungen zunehmend neue Möglichkeiten eröffnen.
Durch die Verfügbarkeit kostengünstiger miniaturisierter Sensor- und drahtloser Netzwerkkomponenten in Kombination mit flächendeckenden Kommunikations- und Informationsinfrastrukturen wie dem Internet wurde ein international häufig mit „Personal Health" bezeichneter Ansatz für den personalisierten gesundheitsbezogenen Technikeinsatz geschaffen. „Personal Health" charakterisiert gleichzeitig die Zielrichtung eines Paradigmenwandels, der von der organisationszentrierten über die prozessgesteuerte Gesundheitsversorgung zu personenzentrierten, individualisierten Formen der Prävention, Diagnostik, Therapie und Pflege führt. Sichtbarste Ausprägungen sind Systeme zum Telemonitoring, aber auch andere Formen der Telemedizin in Verbindung mit dem intensiven Einsatz von Informationstechnologie und Telematik (eHealth) [4, 5].
Die zum Telemonitoring eingesetzten Systeme bestehen typischerweise aus Sensoren für gesundheitsrelevante Parameter und einer im unmittelbaren Umfeld des Benutzers befindlichen oder vom Benutzer getragenen Basisstation. Diese kann sowohl ein ortsfestes, mit einem Festnetzanschluss verbundenes persönliches Computersystem als auch ein mobiles Gerät (Smartphone, PDA etc.) sein und erfasst die von den Sensoren mit drahtloser Übertragungstechnik gelieferten Daten, bereitet diese gegebenenfalls auf und leitet sie über ein weiteres drahtloses oder drahtgebundenes Übertragungssystem (WLAN, GSM, UMTS bzw. Ethernet, ISDN, DSL) zum Arzt, Krankenhaus oder telemedizinischen Dienstleister/Zentrum weiter, wo Datenspeicherung und -auswertung stattfinden [6].
Dabei können aus den meist erheblichen Mengen anfallender Daten vielfältige gesundheitsrelevante personenbezogene Informationen extrahiert werden. Dies gilt umso mehr, wenn im Sinne modellbasierter Diagnose, Prävention und Therapie weitere digitale Patientendaten (Bilder, Vitalparameter, demographische und anamnestische Daten, Laborbefunde) einbezogen werden. Für die Personalisierte Medizin, wo bislang in erster Linie genetische und molekulare Informationen, Arzneimittel-

therapie und bildgebende Verfahren im Fokus stehen, bietet die (Langzeit-)Auswertung von aus Personal-Health-Anwendungen gewonnenen Daten zusätzliche, bisher nicht erschlossene Möglichkeiten.

Der mit „Personal Health" sehr eng verknüpfte Bereich „Ambient Assisted Living" (AAL) teilt mit dem früher entstandenen Begriff „Ambient Intelligence" das grundlegende Konzept der Interaktion zwischen dem Menschen und seiner Alltagsumgebung, die in die Lage versetzt wird, sich des in ihr handelnden Menschen, seiner Ziele und Bedürfnisse „bewusst" zu werden und den Menschen aktiv bei der Durchführung von Tätigkeiten und der Erreichung seiner Ziele zu unterstützen. So kann Nutzern die Bedienung von Geräten erleichtert sowie deren Funktionsweise und Verhalten an den Nutzer angepasst werden.

Technische Basis von „Ambient Intelligence" ist die Durchdringung der Gegenstände des täglichen Lebens mit Informations- und Kommunikationstechnik – der Mensch wird von einer Vielzahl von „Information Appliances" und „Smart Artefacts" umgeben. Durch drahtlose Netze und eingebettete Sensorik wird die Voraussetzung geschaffen, dass die Appliances in einer Umgebung situationsbezogen als Gesamtverbund agieren können. Darüber hinaus ermöglichen Strategien für die Selbstorganisation dieser Geräte-Ensembles eine Adaption an die jeweiligen Bedürfnisse oder Wünsche der Benutzer. Als eines der aussichtsreichsten Anwendungsgebiete für derartige Systeme wurde die Unterstützung von Funktionen des täglichen Lebens durch „ambient intelligente" assistive Systeme identifiziert und mit „Ambient Assisted Living" bezeichnet. Die erhofften Ergebnisse sollen nach vorherrschender Auffassung vor allem älteren Menschen ein langes selbstbestimmtes Leben in den eigenen vier Wänden ermöglichen und Menschen mit besonderen Bedürfnissen unterstützen.

Vergleicht man die durch „Ambient Assisted Living" und „Personal Health" bezeichneten Domänen, ergibt sich eine gemeinsame Schnittmenge: Auf „Ambient Intelligence" basierende Systeme eignen sich auch für „Personal Health"-Anwendungen. In der Praxis verzichten zahlreiche, nach eigenem Selbstverständnis „Ambient Assisted Living" verkörpernde Entwicklungen weitgehend oder gänzlich auf im eigentlichen Sinne „ambient intelligente" Anteile und bedienen sich lediglich der für „Personal Health"-Systeme typischen Komponenten und Funktionen. Andererseits werden in „Ambient Assisted Living" zunehmend auch Techniken des „intelligenten" Wohnens einbezogen.

In den vergangenen Jahren hat sich eine wachsende Zahl von Fraunhofer-Instituten mit gesundheitsbezogenen Anwendungen und Projekten mit AAL- bzw. „Personal Health"-Bezug auseinandergesetzt. Dabei erwies sich häufig, dass eine erfolgreiche Vermarktung von Projektergebnissen Konzepte für marktfähige medizinische oder gesundheitsbezogene Problemlösungen voraussetzt, deren Gestaltung die verfügbaren Ressourcen und Kompetenzen einzelner Projekte und Institute überforderten.

Wesentliche Ursachen hierfür liegen in der Struktur und dem Regulierungsgehalt der entsprechenden Märkte – nicht nur auf nationaler, sondern auch auf europäischer und globaler Ebene.
Ausgehend von der beschriebenen Situation haben sich verschiedene Aktivitäten und Strukturen für die Kooperation zwischen Fraunhofer-Instituten, aber auch mit Partnern außerhalb der Fraunhofer-Gesellschaft entwickelt, auf die im Folgenden näher eingegangen wird.

2. Fraunhofer-Innovationscluster „Personal Health"

Regionale Innovationscluster schließen die Lücke zwischen Wirtschaft und Wissenschaft. Die Förderung von Clusterinitiativen ist ein zentraler Teil der Hightech-Strategie der Bundesregierung [7]. Im „Pakt für Forschung und Innovation" hat die Fraunhofer-Gesellschaft die Aufgabe übernommen, Innovationscluster zu konzipieren und umzusetzen. Ein Innovationscluster hat die Aufgabe, die Kräfte in einer Region für ein Themenfeld zu bündeln und für die Lösung von anspruchsvollen Aufgaben zu aktivieren. Neben der Industrie und den Hochschulen werden auch weitere ansässige außeruniversitäre Forschungsinstitute eingebunden, die für das Themenfeld wichtige Beiträge leisten können.
Ziel des im Jahr 2006 ins Leben gerufenen Fraunhofer-Innovationsclusters „Personal Health" ist es, Forschungsideen mit ambulanten und klinischen Bedarfsperspektiven für den personalisierten gesundheitsbezogenen Technikeinsatz frühzeitig abzugleichen, entsprechende innovative Entwicklungen anzustoßen und deren Umsetzung in marktfähige Produkte zu fördern [8]. Die Metropolregion Nürnberg-Erlangen-Fürth mit ihrem Portfolio einschlägiger Institutionen und Firmen bot hierfür günstige Voraussetzungen.
Das Fraunhofer IIS hat seit Ende der 90er Jahre bei der Entwicklung miniaturisierter, körpernaher Sensoren und drahtloser Netzwerke, der Analyse von Biosignal- und Bildinformationen und der Erarbeitung entsprechender Kommunikations- und Interoperabilitätsstandards wichtige Beiträge zur Gestaltung personalisierter gesundheitsbezogener Systeme geleistet. Beispielhaft seien hier lediglich das erste einschlägige Forschungsprojekt mit dem programmatischen Titel „Body Area Network" (BAN) [9], das Grundlagen für das Forschungsgebiet gelegt hat sowie das in Kooperation von verschiedenen Fraunhofer-Instituten entstandene Systemkonzept senSAVE® [10] genannt, wo Sensortechnologie und damit verbundene Signalverarbeitung, neuartige Elektrodenmaterialien sowie geeignete telematische Unterstützung im Vordergrund standen (Abb. 2). Diese Entwicklungen bildeten die Basis für die inhaltliche Ausrichtung des Fraunhofer-Innovationsclusters „Personal Health" mit Schwerpunkt

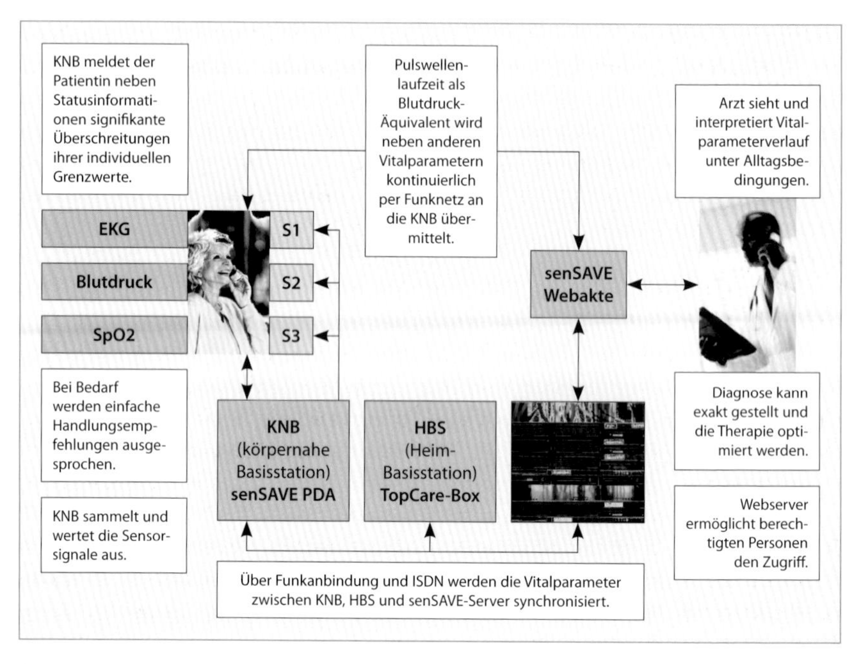

Abb. 2 Das senSAVE®-System.

auf Entwicklungen zur Primär- und Sekundärprävention sowie zur Nachsorge im heimischen und persönlichen Umfeld. Aufgrund der gleichzeitig stattgefundenen erfolgreichen Entwicklung im Geschäftsfeld Computer-Assistierte Diagnose (CAD) am Fraunhofer IIS wurde der Cluster nachträglich um das Forschungsgebiet „Personalisierte Diagnostik“ erweitert.

Ein wesentliches Element des Fraunhofer-Innovationsclusters „Personal Health“ ist das Medizintechnische Test- und Anwendungszentrum METEAN [11], welches in Kooperation mit dem Universitätsklinikum Erlangen-Nürnberg im Klinikbereich eingerichtet wurde. Nach einer aufwendigen Renovierungsphase wurden die METEAN-Räume in zwei Stufen (Herbst 2007, Juni 2008) in Betrieb genommen. Das Zentrum zeichnet sich durch seinen interdisziplinären Ansatz aus und enthält einen Demo-Bereich, der auch Exponate von Kooperationspartnern einbezieht. Ein Veranstaltungsraum ermöglicht die Durchführung zahlreicher Informations- und Fortbildungsveranstaltungen, die von der Kliniknähe entscheidend profitieren. Eine Hauptaufgabe von METEAN ist die Vorbereitung und Durchführung von Studien und Pilotprojekten sowie die Validierung und Verifizierung medizinischer Sensor-, Signalverarbeitungs-

und Befundungssysteme. Im METEAN arbeiten naturwissenschaftlich-technische und medizinische Forschungsabteilungen, Kliniken, ambulante medizinische Dienste, Krankenkassen, Industrie und Verbände zusammen.
Bereits die erste Projektphase des Clusters führte zu der Erkenntnis, dass die Berücksichtigung regulatorischer Vorgaben und insbesondere die regularienkonforme Entwicklung von produktnahen prototypischen Systemen eine unerlässliche Voraussetzung für die erfolgreiche Vermarktung von Entwicklungsergebnissen darstellt. Dementsprechend wurde für METEAN der Aufbau eines Qualitätsmanagement-Systems für die Medizintechnik nach DIN EN ISO 13485 (voraussichtliche Zertifizierung im 4. Quartal 2010) und eines Risikomanagement-Prozesses nach DIN ISO 14971 einschließlich umfangreicher interner Qualifizierungsmaßnahmen in Angriff genommen. Erste einschlägige Erfahrungen konnten bereits durch die normkonforme Entwicklung des Bewegungssensors ActiSENS und des HemaCAM®-Systems zur automatisierten Blutbildanalyse sowie die Sekundär-Transfer-Standard-Validierung eines Pulsoximeters nach DIN EN ISO 9919 gesammelt werden. Es ist vorgesehen, entsprechende Leistungen auch anderen Abteilungen des Fraunhofer IIS sowie anderen Fraunhofer-Instituten zur Verfügung zu stellen und METEAN als Kompetenzzentrum für regulatorische Anforderungen in der Medizintechnik innerhalb der Fraunhofer-Gesellschaft zu etablieren (Abb. 3).
Ein überregionales Netzwerk ergänzt die in der Metropolregion vorhandenen Kompetenzen. Zur Beratung und Mitwirkung bei der laufenden Weiterentwicklung des Innovationsclusters wurde ein Strategieteam installiert, das neben Universitätsklinikum und Universität auch Krankenkassen und Industrie umfasst. Die Einbeziehung der Strategieteam-Partner in relevante Entscheidungsprozesse reicht dabei bis zur Möglichkeit, durch materielle Beteiligung ein Mitgestaltungsrecht an der Auswahl und Priorisierung von Forschungsthemen und damit der strategischen Ausrichtung wahrzunehmen. Der Fokus der Zusammenarbeit mit den Strategieteam-Partnern lag zunächst auf Projekten der Versorgungsforschung. Die Einbeziehung von Kostenträgern wurde dadurch behindert, dass gesetzliche Vorgaben diesen nur die Mitwirkung an Studien mit zugelassenen Medizinprodukten gestatten und jegliche Beteiligung an Entwicklungskosten medizintechnischer Geräte verbieten.
Mit industriellen und medizinischen Partnern, aber auch anderen Fraunhofer-Instituten werden Verbundprojekte durchgeführt, von denen beispielhaft OASIS (Bewegungsmonitoring und -klassifikation sowie Sturzdetektion mit drahtlosen Multi-Sensor-Netzwerken) [14] und CHRONIOUS (Erfassung von Vitalparametern, Atmung und Sauerstoffsättigung durch in ein Kleidungsstück eingearbeitete Sensoren) [15] sowie Mammo-iCAD (Computer-Assistierte Diagnose von Mammographien) aus dem CAD-Bereich genannt seien. In Fortsetzung des letztgenannten Projekts konnte bereits eine vorklinische Observerstudie vorbereitet und durchgeführt werden.

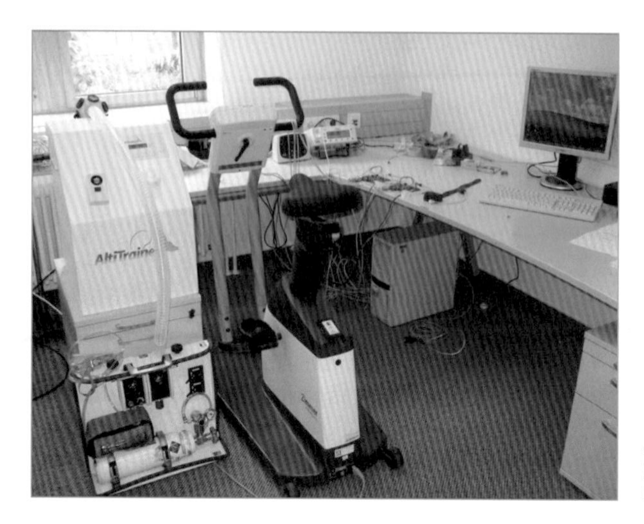

Abb. 3
Pulsoximeter-Validierung im METEAN Erlangen

Das Innovationscluster „Personal Health" dient auch dazu, in der Fraunhofer-Gesellschaft vorhandene einschlägige Kompetenzen zu identifizieren und koordiniert weiterzuentwickeln. Dementsprechend ist das Cluster mit der Fraunhofer-Allianz „Ambient Assisted Living" (vgl. Kapitel 3) vernetzt und hat zur Etablierung des Allianz-Schwerpunktbereichs „Personal Health" wesentlich beigetragen.
Das Bayerische Wirtschaftsministerium fördert das Innovationscluster „Personal Health" im Rahmen der bayerischen Cluster-Offensive [16].

3. Das Fraunhofer-Zukunftsthema „Assisted Personal Health"

Die Fraunhofer-Gesellschaft und ihre Institute reagieren auf aktuelle und prognostizierte Marktbedürfnisse, nehmen aber auch Einfluss auf die Entwicklung zukunftsträchtiger Technologien durch eigene Vorlaufforschung. Ausgehend von sechs Themenfeldern, welche die wichtigsten Nutzeffekte künftiger Technologien und Produkte identifizieren (Gesundheit, Umwelt, Sicherheit, Kommunikation, Energie und Mobilität), hat die Fraunhofer-Gesellschaft im Jahre 2008 zwölf Zukunftsthemen identifiziert, zu denen disziplin- und institutsübergreifend neue Technologien und Lösungen entwickelt werden sollen, um Herausforderungen wie Klimawandel, Ressourcenmangel oder Gesundheitsvorsorge zu begegnen [17].
Als eines dieser Zukunftsthemen bezeichnet „Assisted Personal Health" intelligente, assistierende Systeme, welche die Gesundheitsvorsorge, die Diagnostik, die Therapie

und die Pflege unterstützen, wobei Technologien, Produkte und Dienstleistungen ganzheitliche Systemlösungen bilden. Wie bereits in der Begriffswahl zum Ausdruck kommt, werden dabei Assistenzsysteme angestrebt, die sowohl „Personal Health"-Konzepte als auch „Ambient Assisted Living"-Elemente aufgreifen.
Ein wichtiger Aspekt ist dabei die konzeptionelle Einbeziehung einer durchgängigen, geschlossenen Versorgungskette – vom Anwender und seinem sozialen Umfeld bis zur medizinischen Einrichtung, den Vertretern der verschiedenen Heilberufe, Krankenkassen, Verbänden und Sozialdienstleistern – in die Technikgestaltung, wo bisherige Assistenzsysteme jeweils nur Teilbereiche mit einzelnen Dienstleistern und isolierten Infrastrukturen adressiert hatten. Entsprechende neue Geschäftsmodelle und die Einbindung von Anwendern und Industrie bereits bei der Produktentwicklung wurden als unabdingbare Voraussetzung für den Erfolg von „Assisted Personal Health" identifiziert.
Die Gestaltung und Umsetzung des Zukunftsthemas wird durch eine größere Anzahl kooperierender Fraunhofer-Institute umfasst. Die dabei entstandene informelle Vernetzung war eine wichtige Voraussetzung für die Entwicklung der Fraunhofer-Allianz „Ambient Assisted Living" in ihrer heutigen, auch den Themenbereich „Personal Health" einschließenden Form.

4. Die Fraunhofer-Allianz „Ambient Assisted Living"

In den derzeit 19 Fraunhofer-Allianzen (Stand Anfang 2010) kooperieren jeweils Institute oder Abteilungen von Instituten mit unterschiedlichen Kompetenzen, um ein Geschäftsfeld gemeinsam zu bearbeiten und Forschungsergebnisse gemeinsam zu vermarkten.
Die Allianz „Ambient Assisted Living" (AAL) wurde Mitte des Jahres 2007 von sechs Fraunhofer-Instituten gegründet, um das zunehmend ins Blickfeld der Fachöffentlichkeit rückende gleichnamige Forschungsfeld gemeinsam zu bearbeiten [18]. Adressierte Themen waren neben Komfortfunktionen die Unterstützung der Benutzer in den Bereichen Wohnen, häusliche Pflege oder Büro, die stationäre Pflege in Pflegeheimen und die Bereitstellung von mobilen Diensten. Die Allianz verständigte sich dabei auf das Ziel eines gemeinsamen Systemkonzepts, in das Kommunikationstechnik, Sensorik, Aktorik und Energieversorung integriert werden.
Parallel dazu formierte sich eine Gruppierung von Fraunhofer-Instituten, die im Rahmen des Fraunhofer-Zukunftsthemas „Assisted Personal Health" vorwiegend gesundheitsbezogene und medizintechnische Anwendungen entwickelten und eine separate Fraunhofer-Allianz „Personal Health" anstrebten. Diese kam unter anderem deshalb nicht zustande, weil eine inhaltliche Abgrenzung zur bestehenden

AAL-Allianz nicht hinreichend gelang und angesichts fortschreitender Konvergenz der Themenbereiche auch zunehmend weniger sinnvoll erschien. Diese Konvergenz zeichnete sich im internationalen Außenraum exemplarisch in den Aktivitäten der im Jahr 2008 gebildeten „Continua Health Alliance" ab, in der derzeit über 200 Firmen und Organisationen zusammenarbeiten, um die Grundlagen für einen internationalen Markt im Bereich „Personal Health" zu entwickeln. In programmatischen Darstellungen, aber auch auf technischer Ebene in den Continua Guidelines und zugrundeliegenden Normungsaktivitäten zur herstellerübergreifenden Interoperabilität von Systemkomponenten werden die Ausprägungen Telemonitoring/Disease Management und Fitness/Wellness zunehmend durch „Independent Living"-Anwendungen ergänzt. Um international Einfluss auf diese Entwicklungen nehmen zu können, ist die Fraunhofer-Allianz „Ambient Assisted Living" seit Anfang 2010 ebenfalls Mitglied der „Continua Health Alliance".

Als zielführend erwies sich letztlich eine Erweiterung und Neustrukturierung der Allianz AAL mit zwei inhaltlichen Schwerpunkten, die den Bereichen „Assisted Living" und „Personal Health" zugeordnet sind. Diese Bereiche überlappen sich inhaltlich und bezüglich der beteiligten Akteure. Der Bereich „Assisted Living" umfasst Assistenzsysteme für Wohnen und Lebensführung, Büro, Freizeit und Spiele sowie private gesundheitsbezogene Anwendungen. Der Bereich „Personal Health" umfasst personalisierte Prävention, Diagnostik und Therapie, gesundheits- und notfallbezogene Assistenz mit Bezug zum regulierten Bereich des Gesundheitswesens.

Nach der im November 2009 stattgefundenen Erweiterung umfasst die Fraunhofer-Allianz „Ambient Assisted Living" unter der Leitung des Fraunhofer IGD (stv. Leitung Fraunhofer IIS) nunmehr 13 Mitglieder, die Fraunhofer-Institute für:

- Rechnerarchitektur und Softwaretechnik FIRST, Berlin (www.first.fraunhofer.de)
- Angewandte Informationstechnik FIT, Birlinghoven (www.fit.fraunhofer.de)
- Nachrichtentechnik, Heinrich-Hertz-Institut HHI, Berlin (www.hhi.fraunhofer.de)
- Arbeitswirtschaft und Organisation IAO, Stuttgart (www.iao.fraunhofer.de)
- Digitale Medientechnologie/Projektgruppe Hör-, Sprach- und Audiotechnologie IDMT, Oldenburg (www.idmt.fraunhofer.de)
- Experimentelles Software Engineering IESE, Kaiserslautern (www.iese.fraunhofer.de)
- Graphische Datenverarbeitung IGD, Darmstadt (www.igd.fraunhofer.de)
- Integrierte Schaltungen IIS, Erlangen (www.iis.fraunhofer.de)
- Mikroelektronische Schaltungen und Systeme IMS, Duisburg (www.ims.fraunhofer.de)
- Produktionstechnik und Automatisierung IPA, Stuttgart (www.ipa.fraunhofer.de)
- Photonische Mikrosysteme IPMS, Dortmund (www.ipms.fraunhofer.de)

Die Allianz deckt durch die Ausrichtung der beteiligten Institute ein breites Spektrum einschlägiger Kompetenzen ab und verfügt aus zahlreichen Projekten über eine Vielfalt von Einzelanwendungen, die allerdings häufig projektspezifische Plattformen und Infrastrukturen voraussetzen. Die Drei-Jahresplanung der Allianz sieht vor, eine universelle modulare Plattform für AAL- und „Personal Health"-Anwendungen zu erstellen, die zukünftig in einer Vielzahl verschiedener Projekte verwendet werden kann. Für die Schnittstellendefinitionen und die Sicherstellung von Ad-hoc-Interoperabilität auf semantischer und Prozessebene soll möglichst auf anerkannte internationale Standards bzw. Festlegungen – z. B. der Continua Health Alliance oder des laufenden EU-IP-Projekts UniversAAL, an dem Mitglieder der Allianz beteiligt sind – zurückgegriffen werden.
Die Allianz vertritt die Fraunhofer-Gesellschaft im Außenraum in den Themenfeldern „(Ambient) Assisted Living" und „Personal Health". Sie führt strategische Marktanalysen und Studien zu diesen Themen durch und organisiert Messebeteiligungen, PR-Aktionen, gemeinsame Akquise und Vermarktung sowie Anfrage- und Angebotsmanagement. Die dezentrale Strategieplanung auf Institutsebene, die von der Allianz koordiniert wird, ist ein wichtiger Erfolgsfaktor der Fraunhofer-Forschungsplanung. Neben der Umsetzung gemeinsamer Vorlaufforschung ist auch die Einflussnahme auf die Gestaltung von Forschungs- und Entwicklungsprogrammen und regulatorischen Rahmenbedingungen auf nationaler und internationaler Ebene vorgesehen. Hierfür kooperiert die Fraunhofer-Allianz AAL u. a. mit dem VDE und der DGBMT sowie der Telematikplattform Medizinischer Forschungsnetze TMF e. V.
Vertreter der Allianz sind in mehreren Arbeitsgruppen der BMBF/VDE-Innovationspartnerschaft AAL und in der Leitung des Programmkomitees der Berliner AAL-Kongresse aktiv.

5. Zusammenfassung

Technische und soziodemographische Faktoren haben während des letzten Jahrzehnts in der Fraunhofer-Gesellschaft eine Folge von Entwicklungen motiviert, deren zugrundeliegende Konzepte durch die Begriffe „Smart Home", „Personal Health" und „Ambient Assisted Living" charakterisiert werden. Dabei sind insbesondere mit dem „inHaus"-Zentrum, dem Innovationscluster „Personal Health", der Entscheidung für „Assisted Personal Health" als Zukunftsthema und der Allianz „Ambient Assisted Living" mit ihren Bereichen „Assisted Living" und „Personal Health" Strukturen entstanden, welche die aktuellen und absehbaren Entwicklungen der Fraunhofer-Gesellschaft im Bereich ambienter personalisierter und gesundheitsbezogener Assistenzsysteme und Dienste maßgeblich bestimmen.

Schlüsselwörter: Ambient Assisted Living, Ambient Intelligence, Domotik, Fraunhofer-Allianz AAL, Fraunhofer-Gesellschaft, inHaus-Zentrum, Personal Health, Smart Home

6. Literatur

[1] Norgall T: Fit und selbstständig im Alter durch Technik – von der Vision zur Wirklichkeit? Bundesgesundheitsblatt – Gesundheitsforschung – Gesundheitsschutz 52 (2009), 297–305.

[2] Norgall T: Personalisierter Technikeinsatz – Zukunftsperspektive gesundheitlicher Prävention? Public Health Forum 17 (2009), 19.e1–19.e3.

[3] inHaus 2010, www.inhaus-zentrum.de

[4] Norgall T, Blobel B, Pharow P: Personal Health – The Future Care Paradigm. In: Bos L, Roa L, Yogesan K, O'Connell B, Marsh A, Blobel B (eds.): Medical and Care Compunetics 3, Series Studies in Health Technology and Informatics, Vol. 121, IOS Press, Amsterdam 2006, 299–306.

[5] Blobel B, Norgall T: Standardbasierte Information und Kommunikation in der integrierten Versorgung – Das Personal Health Paradigma. HL7-Mitteilungen, Heft 21/2006, 33–40.

[6] VDE Initiative MikroMedizin (Hrsg.): Thesen zum Anwendungsfeld Telemonitoring – Thesenpapier Telemonitoring. VDE, Frankfurt am Main 2005.

[7] Bundesministerium für Bildung und Forschung (Hrsg.): Forschung und Innovation für Deutschland – Bilanz und Perspektive. BMBF, Berlin 2009.

[8] Fraunhofer Innovationscluster Personal Health 2010, http://www.personalhealth.fraunhofer.de/ (30.03.2010).

[9] Schmidt R, Norgall T, Bernhard J, von der Grün T, Mörsdorf HJ: Body Area Network – a Key Infrastructure Element for Patient-Centered Medical Applications. In: Deutsche Gesellschaft für Biomedizinische Technik (Hrsg.): Proc BMT 2002, Frankfurt am Main 2002.

[10] senSAVE® – Sensor Assistance for Vital Events 2010, http://www.sensave.de/ (30.03.2010).

[11] METEAN Medizintechnisches Test- und Anwendungszentrum 2010, http://www.metean.de/ (30.03.2010).

[12] ActiSENS – Aktivitätsmessung, Bewegungsklassifikation, Persönliche Bewegungsbilanz 2010, http://www.iis.fraunhofer.de/bf/med/sensorik/actisens.jsp (30.03.2010).

[13] HemaCAM – Computerassistierte Mikroskopie für die Hämatologie 2010, http://www.iis.fraunhofer.de/bf/med/bild/hemacam.jsp (30.03.2010).

[14] OASIS – Open Advanced System for Disaster and Emergency Management 2010, http://www.oasis-fp6.org/ (30.03.2010).
[15] CHRONIOUS – An Open, Ubiquitous and Adaptive Chronic Disease Management Platform for COPD and Renal Insufficiency 2010, http://www.chronious.eu/ (30.03.2010).
[16] Bayerisches Staatsministerium für Wirtschaft, Infrastruktur, Verkehr und Technologie (Hrsg.): Cluster-Offensive Bayern – Im Netzwerk zum Erfolg, München 2010, http://www.stmwivt.bayern.de (30.03.2010).
[17] Fraunhofer-Zukunftsthemen 2010, http://www.fraunhofer.de/forschungsthemen/fraunhofer-zukunftsthemen/ (30.03.2010).
[18] Fraunhofer-Allianz „Ambient Assisted Living" 2010, http://www.aal.fraunhofer.de/ (30.03.2010).
[19] Carroll R, Cnossen R, Schnell M, Simons D: Continua: An Interoperable Personal Healthcare Ecosystem. IEEE Pervasive Computing & (2007), 90–94.
[20] Continua Health Alliance 2010, http://www.continuaalliance.org/ (30.03.2010).

Gesellschaftliche Auswirkungen

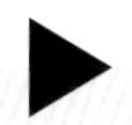

Einfluss der Personalisierten Medizin auf IT-Strukturen und deren Management im deutschen Gesundheitswesen – Ergebnisse einer Delphi-Studie

B. Hamer

Georg-August-Universität Göttingen, Medizinische Informatik, Robert-Koch-Straße 40, D-37075 Göttingen

1. Einführung

In den vergangenen Jahren wurden zunehmend molekulardiagnostische Verfahren in die klinische Diagnostik und Therapie einbezogen. Daten, die nach Entschlüsselung des menschlichen Genoms zunächst in der Forschung eine Rolle gespielt haben, sollen nun zu einer Personalisierten Medizin beitragen, die individuelle genetische Merkmale in Diagnose und Therapie einbezieht mit dem Ziel, die Krankheitsentstehung zu verhindern oder zu verzögern sowie Krankheiten früh zu erkennen und gezielter behandeln zu können.
Durch die zunehmende klinische Nutzung vor allem von automatisierten Hochdurchsatztechnologien wie Sequenzierung, Microarrays und Massenspektrometrie, laufen seit Entschlüsselung des menschlichen Genoms die beiden Forschungsrichtungen Bioinformatik und Medizinische Informatik immer stärker zusammen. Genetische Merkmale werden mit phänotypischen Ausprägungen korreliert, um den Beitrag genetischer Faktoren zur Krankheitsentstehung zu ermitteln.
Die hohen Datenvolumina, die bei der Korrelation genotypischer und phänotypischer Merkmale anfallen, müssen computerunterstützt gespeichert, verarbeitet und analysiert werden und in klinische Systeme wie z. B. Krankenhausinformationssysteme oder die Elektronische Patientenakte integriert werden. Während die Bioinformatik mit ihren Methoden die Korrelation und Analyse der Daten ermöglicht, sorgt die Medizinische Informatik für deren Integration in klinische „Workflows". Beide Disziplinen haben nun das gemeinsame Ziel, eine Personalisierte Medizin zu unterstützen.
Doch wie verändert sich dadurch das IT-Management von Einrichtungen der Gesundheitsversorgung? Welche Entwicklungen werden sich dort in den kommenden Jahren durchsetzen und was steht ihnen entgegen? Welche Aspekte müssen

wir jetzt berücksichtigen, um nun die richtigen Entscheidungen für die künftigen Entwicklungen im Gesundheitsbereich treffen zu können? Diese Fragen waren Ausgangspunkt einer Delphi-Studie der Universität Göttingen zum Einfluss der Personalisierten Medizin auf das deutsche Gesundheitswesen. Sie konzentriert sich auf den Bereich der genomischen und molekularen Daten in der Personalisierten Medizin.
Für die Abteilung Medizinische Informatik der Universität Göttingen ist die damit zusammenhängende Frage, nämlich „Vor welchen Herausforderungen stehen zukünftige IT-Manager von Gesundheitseinrichtungen?" besonders interessant, denn in der Göttinger Studienrichtung Medizinische Informatik werden IT-Manager ausgebildet. Die Studie diente also als Entscheidungsgrundlage, wie das Göttinger Curriculum für Medizinische Informatik angepasst werden sollte. Die Delphi-Studie ist Teil der Dissertation „Die Konvergenz von Bioinformatik und Medizinischer Informatik – Konsequenzen für die Ausbildung von IT-Managern am Beispiel des Göttinger Curriculums für Medizinische Informatik" [1].

2. Die Delphi-Studie

2.1. Methodisches Vorgehen

Ziel der Delphi-Analyse war, zu ermitteln, welche Entwicklungen sich wann im deutschen Gesundheitswesen voraussichtlich durchsetzen werden. Dabei ging es nicht darum vorauszusehen, wann bestimmte Technologien realisierbar sind oder was methodisch dazu erforderlich ist, wie etwa bei den seit 1992 in Deutschland vom Bundesministerium für Forschung und Technologie geförderten Delphi-Befragungen zur Zukunft von Wissenschaft und Technik [2–4]. Es wurden bewusst Entwicklungen gewählt, die technisch machbar oder bereits auf dem Weg sind und sich schon heute in Deutschland oder auch anderen Ländern wie den USA abzeichnen – unabhängig davon, ob sie wünschenswert sind oder zur Verbesserung oder Ökonomisierung des Gesundheitswesens beitragen können. Vielmehr sollte ihre tatsächliche Bedeutung für das deutsche Gesundheitswesen und damit für das IT-Management von Gesundheitseinrichtungen in den nächsten zehn bis fünfzehn Jahren abgeschätzt werden – vor dem Hintergrund der Akzeptanz sowie der technischen, sozialen, finanziellen und gesellschaftspolitischen Rahmenbedingungen. Niemand kann die Zukunft sicher voraussagen, aber Delphi-Analysen ermöglichen einen Blick in die Zukunft, indem sie sich das Wissen einer Gruppe von Experten zunutze machen.
Bei der Delphi-Befragung wurden etwa 360 deutsche Experten aus Gesundheitsversorgung, Management sowie Forschung und Entwicklung befragt. Die Befragung erfolgte online und in zwei Runden. Die Teilnehmer erhielten nach der ersten Runde

Thesen	Abk.
Thesengruppe Diagnostik und Therapie	
Mind. 10 % der Bürger nutzen in ihrem Leben mind. ein Mal nicht-ärztliche Gentest-Angebote.	T1
Gendiagnostische Verfahren wie Chip-Arrays, Sequenzierung und PCR zählen für onkologische, kardiovaskuläre, neurologische sowie Infektionskrankheiten zur medizinischen Routineanalytik.	T2
Zur Therapieentscheidung werden Systeme eingesetzt, die auf Basis genetischer, proteomischer und molekularer Daten die system. Auswirkungen therapeutischer Eingriffe vorhersagen können.	T3
Molekulare bildgebende Systeme werden bei schwerwiegenden Erkrankungen wie Krebs, kardiologischen und neurologischen Erkrankungen (z. B. Alzheimer, Epilepsie) standardmäßig zur Therapieüberwachung eingesetzt.	T4
Thesengruppe Medizinische Dokumentation	
Ein Viertel aller Versorgungsinstitutionen verwendet Elektronische Patientenakten, die die Dokumentation genetischer Daten ermöglichen.	T5
50 % aller klinischen Patientenstudien beinhalten auch genetische oder genomische Daten.	T6
Genetische und genomische Daten werden rechtskonform mit dem deutschen Datenschutz zwischen verschiedenen Forschungs- und Versorgungsinstitutionen ausgetauscht.	T7
Populationsbezogene Biobankregister ermöglichen umfassende klinische Studien zur Korrelation genotypischer und phänotypischer Daten.	T8
Thesengruppe Klinische Entscheidungsunterstützung	
Ärzte nutzen weit verbreitet entscheidungsunterstützende Systeme, die unter Berücksichtigung genetischer und genomischer Faktoren für den einzelnen Patienten Arzneimittelinteraktionen überprüfen und Vorschläge zur individuellen Arzneimitteltherapie machen.	T9
Die zunehmende Einbeziehung molekulargenetischer Informationen in Diagnose und Therapie führt zur Entstehung genetischer Expertenzentren.	T10
Expertensysteme werden routinemäßig angewendet, die genetische Informationen und klinische Daten integrieren und durch Abgleich mit Wissensdatenbanken am point of care Entscheidungsunterstützung bei Diagnose und Therapie bieten.	T11
Expertensysteme werden routinemäßig eingesetzt, die durch Abgleich mit Datenbanken genetische, proteomische, metabolische Patientendaten sowie individuelle Umwelteinflüsse und Lebensumstände in diagnostische Fragestellungen einbeziehen und die Ergebnisse visualisiert darstellen.	T12
Thesengruppe Öffentliche Gesundheitspflege	
Systeme werden weit verbreitet angewendet, die den Patienten aktiv in sein Krankheitsmanagement einbinden und ihn automatisch benachrichtigen, wenn auf seine genetischen und klinischen Daten abgestimmte neue Informationen oder Erkenntnisse verfügbar sind.	T13
Zur Vorbeugung von Epidemien/Pandemien werden an öffentl. Plätzen mit Sensoren Keime erfasst, IT-gestützt in real-time analysiert und bei Gefahr an ein nationales Überwachungssystem gemeldet.	T14
Techniken werden angewendet, die Daten aus heterogenen Quellen integrieren, 3D visualisiert darstellen und durch Abgleich der geographischen Verbreitung frühzeitig vor dem Ausbruch von Epidemien/Pandemien warnen.	T15
Die Nahrungsmittelkette wird z. B. bezüglich der Erreger durchgehend überwacht (stable to table); Ärzte müssen völlig neue Zusammenhänge aus Ernährung und Umwelt in ihre Entscheidungen und damit in ihre Datenbasis einbeziehen.	T16

Tabelle 1 Die einzelnen Thesen der vier Thesengruppen.

die Ergebnisse der Gruppe. Die zweite Runde sollte ermitteln, ob sich die Meinung der Experten durch den in Gang gesetzten Kommunikationsprozess verändert.
Dieser quantitativen Befragung gingen vier Expertenworkshops in Göttingen und Hamburg voraus, in denen die Entwicklungen in der Personalisierten Medizin diskutiert wurden. Auf Basis dieser Workshops und einer ergänzenden Literaturanalyse wurden Thesen für den Fragebogen generiert. Die insgesamt 16 Thesen (T1–T16) gliederten sich in die Bereiche Diagnostik sowie Therapie, Medizinische Dokumentation, Klinische Entscheidungsunterstützung und Öffentliche Gesundheitspflege (vgl. Tabelle 1). Die Experten der Umfrage nahmen Stellung zu Art, Zeitraum und möglichen Hemmnissen verschiedener Entwicklungen aus diesen Bereichen.
Von rund 360 angeschriebenen Experten haben in der ersten Befragungsrunde 75 teilgenommen (21 %). Von den Teilnehmern der ersten Runde haben sich 50 Personen auch an der zweiten Umfragerunde beteiligt. Darunter waren 18 % Frauen und 82 % Männer. Der überwiegende Teil davon war in der Forschung tätig (58 %). Die übrigen Teilnehmer arbeiteten in der medizinischen Dienstleistung (2 %), in der unmittelbaren Krankenversorgung (6 %), im öffentlichen Gesundheitswesen oder im Gesundheitsmanagement (24 %) und in sonstigen Beschäftigungsfeldern (10 %). Der Forscheranteil war damit im Vergleich zur ersten Befragungsrunde etwas höher. In Abb. 1 werden nur die Ergebnisse der zweiten Delphi-Runde graphisch dargestellt, in der bereits eine Konsolidierung des durch die Befragung in Gang gesetzten Kommunikationsprozesses erfolgte.

2.2. Entwicklungen in Diagnostik und Therapie

Im Bereich Diagnostik und Therapie (Thesengruppe 1) finden sich zunehmend Angebote für nicht-ärztliche Gendiagnostik. Hintergrund ist, dass gendiagnostische Tests immer günstiger und anwendungsfreundlicher werden und damit für einen breiten Einsatz in der Gesundheitsversorgung – auch in Laienhand – attraktiv werden. Immer mehr genetische Tests werden über das Internet angeboten und Informationsdienste bieten Hilfestellung bei der Interpretation von genetischen Tests [5, 6]. Hier erwarten die Experten in den nächsten zehn Jahren eine Zunahme der genetischen Selbstdiagnostik (T1).
Die Forschungen zu Korrelationen zwischen genotypischen und phänotypischen Daten konzentrieren sich vor allem auf die großen Volkskrankheiten wie onkologische, kardiovaskuläre sowie neurologische Erkrankungen. Für einige Erkrankungen konnten genetische Zusammenhänge nachgewiesen werden. Auch Infektionskrankheiten spielen in der Gesundheitsforschung und -versorgung eine große Rolle. Die Keimerkennung erfolgt zunehmend auf Basis genetischer Merkmale. Doch nur in

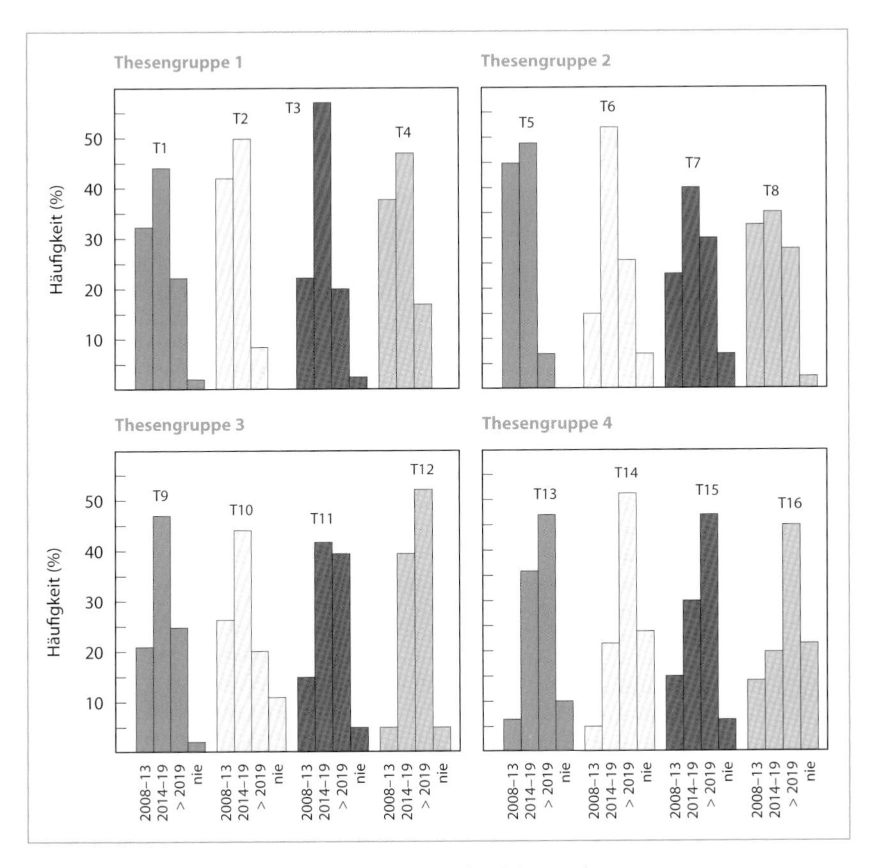

Abb. 1 Zeitraum, ab dem die jeweiligen Thesen für realistisch gehalten werden.

wenigen Bereichen zählt die Gendiagnostik schon heute zur Routineanalytik, wie beispielsweise bei Leukämie. Bei der Mehrzahl der Erkrankungen ist die Rolle genetischer Faktoren für die Krankheitsentstehung noch unzureichend geklärt. Auch fehlen in vielen Bereichen bisher entsprechende therapeutische Ansätze. Die Experten gehen jedoch davon aus, dass gendiagnostische Verfahren in den nächsten zehn Jahren bei onkologischen, kardiovaskulären und neurologischen Erkrankungen zur Routineanalytik zählen (T2).

Die Systembiologie erforscht das Zusammenspiel von Daten auf verschiedenen molekularen Ebenen um Systeme als Ganzes zu verstehen. Mit Hilfe von Modellierung und Simulationstechniken sollen die Auswirkungen visualisiert dargestellt werden.

Die Studienteilnehmer erwarten, dass zur Therapieentscheidung in den nächsten zehn Jahren Systeme klinisch eingesetzt werden, die systemische Auswirkungen auf Basis genomischer und molekularer Daten vorhersagen können (T3).
Die technischen Fortschritte bei bildgebenden Verfahren ermöglichen die hochauflösende Abbildung immer feinerer Strukturen. Sie machen bei Erkrankungen wie Krebs sowie kardiologischen und neurologischen Erkrankungen inzwischen pathogene Strukturen auf molekularer Ebene sichtbar [7, 8]. Der Einsatz dieser neuen Verfahren eignet sich vor allem für die Therapieüberwachung. Für einen breiten Einsatz fehlen bislang validierte Kosten-Nutzen-Evaluationen sowie Regelungen für die Kostenübernahme. Molekulare bildgebende Systeme werden sich nach Expertenansicht jedoch in den nächsten zehn Jahren bei bestimmten Erkrankungen zur Therapieüberwachung durchsetzen (T4).

2.3. Entwicklungen in der Medizinischen Dokumentation

In der Medizinischen Dokumentation (Thesengruppe 2) sind Elektronische Patientenakten in der deutschen Gesundheitsversorgung bislang wenig verbreitet. Mit zunehmender Einbeziehung genetischer Daten in Diagnose und Therapieentscheidungen gewinnt ihr Einsatz an Bedeutung: Umfangreiche Daten müssen analysiert, für diagnostische und therapeutische Entscheidungen aufbereitet und dokumentiert werden. Erste Elektronische Patientenakten, die die Einbeziehung genetischer Daten ermöglichen, werden in den USA derzeit entwickelt und getestet (z. B. Brigham's and Womens Hospital, Boston) [9]. Auch in Deutschland ist in den nächsten zehn Jahren zunehmend mit der Nutzung Elektronischer Patientenakten (EPA) in der fachärztlichen und universitätsmedizinischen Versorgung zu rechnen (T5).
Seit Abschluss des Humanen Genomprojekts erforschen zahlreiche Wissenschaftler den Zusammenhang von genotypischen Daten und verschiedenen Krankheitsbildern, der phänotypischen Ausprägung, wie zum Beispiel im Rahmen des Nationalen Genforschungsnetzes (NGFN). Auch die Arzneimittelforschung orientiert die Entwicklung neuer Medikamente zunehmend an genetischen Merkmalen der Patienten, um die Wirksamkeit von Therapien sowie die Dosierung von Arzneimitteln an spezielle Patientengruppen anpassen zu können. Vor allem in der Universitätsmedizin werden nach Meinung der Fachleute in den kommenden zehn Jahren in die Hälfte aller klinischen Studien genomische Daten einbezogen (T6).
Eine integrierte Gesundheitsversorgung sowie umfassende klinische Studien erfordern den institutsübergreifenden Austausch von Daten. Dem stehen in Deutschland bisher jedoch zahlreiche ethische und rechtliche Hürden entgegen, wie zum Beispiel der Datenschutz, zu dem es in allen 16 Bundesländern ein eigenes Datenschutzgesetz

gibt. Die Einbeziehung genetischer Daten verschärft diese Problematik noch: Individuen sind oft aufgrund weniger genetischer Merkmale identifizierbar, und genetische Informationen zu Erkrankungen oder das Erkrankungsrisiko betreffen nicht nur den jeweiligen Patienten, sondern eventuell auch seine Verwandten. Über die Frage, wann der Austausch von genomischen Daten zwischen verschiedenen Forschungs- und Versorgungsinstitutionen rechtlich geregelt ist, herrscht unter Experten geteilte Meinung. Der Modalwert liegt im Zeitraum 2014 bis 2019 (T7).
Weltweit werden zahlreiche medizinische Biobanken von unterschiedlichen Institutionen zu verschiedenen Forschungszwecken aufgebaut und unterhalten. Einige Staaten bauen derzeit nationale Biobanken auf, mit dem Ziel, groß angelegte genetisch-epidemiologische Studien zu ermöglichen (z. B. Großbritannien, Island oder Estland) [10–12]. Eine nationale deutsche Biobank ist bisher jedoch nicht geplant und auch eine öffentlich zugängliche Übersicht über die in Deutschland bestehenden medizinisch relevanten Biobanken existiert nicht.
Ein Projekt der Telematikplattform für Medizinische Forschungsnetze (TMF e. V.) hat als ersten Schritt den Aufbau eines web-basierten Adressen-Registers medizinisch relevanter Biobanken in Deutschland zum Ziel [13]. Wann mit einem deutschen Biobankregister zu rechnen ist, welches die umfangreiche populationsbezogene Erforschung von Krankheiten ermöglicht, ist unter Fachleuten umstritten: Hier gehen die Einschätzungen zwischen „in den kommenden fünf Jahren" und „nach 2019" weit auseinander (T8).

2.4. Entwicklungen in der Klinischen Entscheidungsunterstützung

Derzeit gibt es rund 10.000 verschreibungspflichtige Arzneimittel auf dem Markt. Bei dieser Vielfalt hat der Arzt es schwer, in jedem Fall das geeignete Medikament auszuwählen und mögliche unerwünschte Nebenwirkungen im Blick zu behalten. Mit zusätzlicher Berücksichtigung genetischer und genomischer Faktoren wird dies umso schwerer. Hinzu kommt, dass die Entwicklung von auf bestimmte Patientengruppen zugeschnittenen Medikamenten eine weitere Verbreiterung des Arzneimittelangebotes erwarten lässt. Die weit verbreitete Einbindung von Arzneimittelinformationsdiensten in klinische Entscheidungssysteme auf Basis genetischer Faktoren wird eher später erwartet, frühestens im Zeitraum 2014 bis 2019 (T9).
Die oft sehr komplexen Interaktionen verschiedener Faktoren bei der Entstehung von Krankheiten bedürfen eines speziellen Fachwissens. Doch nicht nur die Expertise bei der Interpretation von genetischen Tests ist gefragt, sondern ebenso Fachleute, die diese dem Patienten vermitteln können – unter Berücksichtigung medizinischer, ethischer, psychologischer und sozialer Faktoren. Die heute bereits vorhandenen

humangenetischen Beratungszentren sind bisher nicht flächendeckend in die klinische Versorgung eingebunden. Die Experten rechnen in den nächsten zehn Jahren mit der Entstehung genetischer Expertenzentren, vor allem in der universitätsmedizinischen Versorgung (T10).
Zeit- und Kostendruck erfordern die schnelle Verfügbarkeit von Informationen in der Gesundheitsversorgung. Dadurch gewinnen Systeme an Bedeutung, die Informationen schnell aufbereiten und noch am Arztarbeitsplatz zur Verfügung stellen. Die routinemäßige Anwendung von Expertensystemen, die klinische und genomische Daten integrieren und unter Einbeziehung von Wissensdatenbanken Entscheidungsunterstützung liefern, werden frühestens in den Jahren von 2014 bis 2019 erwartet (T11).
Rund 4.000 Erkrankungen lassen sich auf ein einzelnes Gen zurückführen. An der Mehrzahl der Erkrankungen sind jedoch mehrere Gene und verschiedene Faktoren beteiligt. Wissenschaftler versuchen mit mathematischen Modellen, Einflussgrößen vorherzusagen und zu visualisieren, beispielsweise mit Hilfe von 2D- oder 3D-Simulationen. Expertensysteme, die in der Lage sind, die verschiedenen am Krankheitsbild beteiligten Faktoren zu berücksichtigen und für den Arzt in grafischer Form aufzubereiten, werden jedoch frühestens im Zeitraum von 2014 bis 2019, eher nach 2019 routinemäßig zum Einsatz kommen (T12).

2.5. Entwicklungen in der öffentlichen Gesundheitspflege

Bei der Früherkennung und Vorbeugung spielt die aktive Einbindung des Patienten in sein Gesundheitsmanagement eine immer größere Rolle. In der öffentlichen Gesundheitspflege wird der weit verbreitete Einsatz von automatischen Benachrichtigungssystemen, die sicherstellen, dass den Patienten neu verfügbares Wissen zu seiner Erkrankung unmittelbar erreicht, eher nach 2019 erwartet (T13).
Obwohl in den modernen Industrienationen die meisten lebensbedrohlichen Infektionskrankheiten inzwischen eine untergeordnete Rolle spielen, ist die Angst davor nach wie vor groß – sei es aufgrund der Möglichkeit bioterroristischer Anschläge oder der Entstehung neuer gefährlicher Keime wie HIV oder dem H5N1-Virus. Einige Nationen, wie zum Beispiel Taiwan, sind deshalb dazu übergegangen, an öffentlichen Plätzen Überwachungssensoren zu installieren, die Keime analysieren und dadurch Gefahren frühzeitig erkennen und melden können. Systeme zur öffentlichen Erfassung und Analyse von Infektionskeimen werden nach Meinung der Experten erst nach 2019 (Modalwert) oder nie eingesetzt (T14).
Bereits heute existieren Register, die Daten zu meldepflichtigen Infektionskrankheiten sammeln, um im Falle einer Epidemie oder Pandemie frühzeitig eingreifen zu

können. Wissenschaftler entwickeln Informationssysteme, die diese Informationen sammeln und zusammenfügen, um die geographische Ausbreitung darstellen zu können. Geographische Informationssysteme zur Frühwarnung vor Epidemien/Pandemien werden in den nächsten Jahren noch keine große Rolle spielen und nach Ansicht der Fachleute eher nach 2019 realisiert werden.
Genetische Untersuchungen spielen bei der Analyse und Behandlung von Zoonosen eine immer wichtigere Rolle und erfordern Transparenz bei den bisher getrennten Berichtswesen der Aufsichtbehörden und der behandelnden Ärzte.
Dadurch müssen Ärzte ganz neue Zusammenhänge in ihrer Diagnostik berücksichtigen, welche die medizinische Dokumentation erheblich beeinflussen werden. Eine durchgängige Untersuchung der Nahrungsmittelkette auf Verunreinigungen in Deutschland wird jedoch nicht in naher Zukunft gesehen: Die meisten Experten rechnen damit erst nach 2019 (T16).

2.6. Einfluss der Personalisierten Medizin auf das deutsche Gesundheitswesen

Insgesamt zeigt sich ein Trend, dass sich der Einfluss der Personalisierten Medizin in den Bereichen Diagnostik und Therapie sowie Medizinische Dokumentation früher durchsetzen wird als in den Bereichen Klinische Entscheidungsunterstützung und Öffentliche Gesundheitspflege. Die Entwicklungen in der Öffentlichen Gesundheitspflege können aber durch aufkommende Pandemien wie der Schweinegrippe beschleunigt werden.
Die überwiegende Zahl der Entwicklungen macht sich nach Einschätzung der Experten vor allem in der Universitätsmedizin bemerkbar. Dies zeigt sich vor allem bei der Thesengruppe Medizinische Dokumentation. Im Bereich Diagnostik und Therapie spielen auch die Auswirkungen in der fachärztlichen Versorgung eine große Rolle. Allein in der öffentlichen Gesundheitspflege sehen die Experten erhebliche Auswirkungen auf die allgemeinmedizinische Versorgung.
Die Haupthemmnisse für die Entwicklungen werden insgesamt am häufigsten bei ethischen, rechtlichen Faktoren gesehen. Aber die Ergebnisse zeigen auch, dass Standards und Normen, die Versorgungsfinanzierung und die Akzeptanz bei Patienten von hoher Bedeutung sind. Abb. 2 zeigt die Reihenfolge der Häufigkeit der Nennungen über alle Thesen.
Ethische, rechtliche Faktoren wurden besonders häufig in der Thesengruppe Medizinische Dokumentation als Hemmnis angegeben. Sie spielen ebenfalls bei Diagnostik und Therapie eine wichtige Rolle. In dieser Gruppe wurden auch die Versorgungsfinanzierung sowie fehlende Therapieansätze vergleichsweise häufig

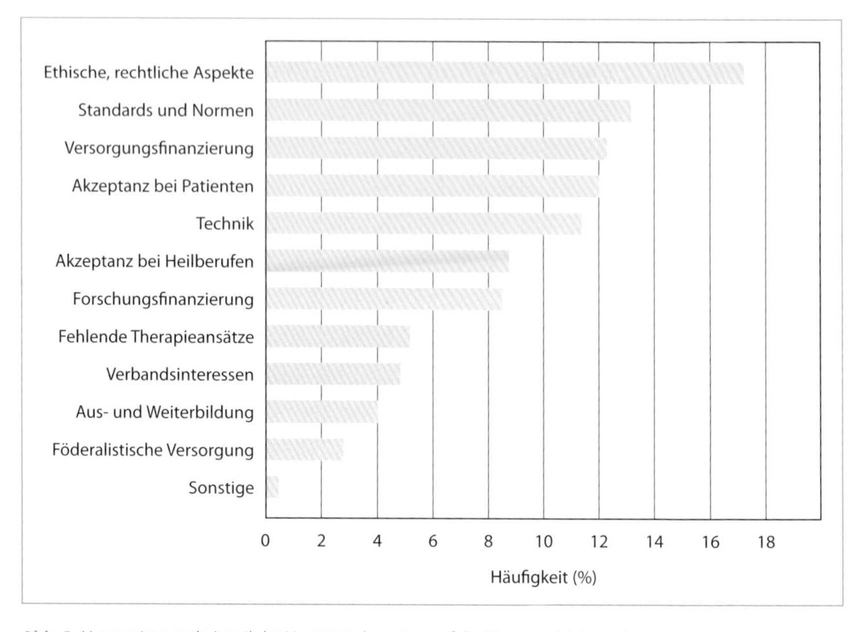

Abb. 2 Hemmnisse nach Anteil der Nennung, bezogen auf die Gesamtzahl der Antworten.

genannt. Auffallend ist auch die Einschätzung zur Aus- und Weiterbildung in dieser Thesengruppe: Etwa ein Fünftel nennt dies als Faktor, der die jeweilige Entwicklung hemmen oder verzögern kann, während er in den übrigen Gruppen kaum eine Rolle spielt. Technische Faktoren erhalten in der Thesengruppe Öffentliche Gesundheitspflege und zum Teil auch bei der Klinischen Entscheidungsunterstützung als Hemmnis besonderes Gewicht. Die föderalistische Versorgung, also die starke Trennung zwischen ambulanter hausärztlicher und fachärztlicher Versorgung sowie der stationären Versorgung in Kliniken, wurde insgesamt von den wenigsten Fachleuten als hemmend eingestuft.

3. Zusammenfassung

In den kommenden Jahren werden vor allem Microarray-Technologien in die Routine-Diagnostik Einzug halten. Der erhebliche Preisverfall von gendiagnostischen Verfahren in den vergangenen Jahren macht diese auch aus gesundheitsökonomischer Sicht für den klinischen Einsatz attraktiv [14].

Hier spielen besonders Genexpressionsanalysen eine Rolle: Sie ermöglichen die Identifikation von prädiktiven Biomarkern, die Früherkennung von Krankheiten und dienen zur Klassifikation von Krankheiten und zur Überwachung des Therapieerfolges. Dabei kommen auch molekulare bildgebende Verfahren zum Einsatz, die mit hochauflösenden Technologien die Abbildung von Strukturen auf molekularer Ebene ermöglichen, wie bei der Genexpression.
Da die meisten Krankheiten – darunter auch die großen Volkskrankheiten wie Diabetes, Bluthochdruck und Herz-Kreislauf-Erkrankungen – polygenetisch und multifaktoriell bedingt sind, müssen neben den genetischen Faktoren weitere wie z. B. Lebensstil und Umwelteinflüsse in der Diagnostik berücksichtigt werden. Die Notwendigkeit der Berücksichtigung verschiedener Faktoren auf unterschiedlichen Ebenen führt in der Bioinformatik zur Erforschung der sogenannten *„-omics"*-Wissenschaften, wie *genomics, proteomics, metabolomics* und weitere. Ihr komplexes Zusammenspiel wird mit systembiologischen Forschungsansätzen und Methoden der „computational biology" und *„computational medicine"* zur Modellierung und Simulation von Zellprozessen erforscht. Die *pharmacogenomics* nutzt diese Ansätze zur Identifikation von Ansatzpunkten für die Arzneimittelentwicklung. Daneben wird hierzu auch die molekulare Bildgebung genutzt. Zur Erforschung der Prozesse der Krankheitsentstehung sind große Kohortenstudien erforderlich. In der klinischen Forschung werden mit *highthroughput*-Verfahren große genetisch epidemiologische Studien durchgeführt. Zur Unterstützung dieser Forschungsarbeiten werden derzeit in vielen Ländern, aber auch auf lokaler Ebene zahlreiche Biobanken aufgebaut, die neben dem Biomaterial auch Daten zum persönlichen Lebensumfeld des Studienteilnehmers speichern. Die elektronische Dokumentation von Patientendaten in Versorgungsinstitutionen soll diese Arbeiten unterstützen. Hierzu gibt es in den USA bereits einige erfolgreiche Ansätze, wie zum Beispiel in den Mayo-Kliniken [15]. EPAs müssen deshalb neben der Einbeziehung genomischer Daten auf integrierte Forschungs- und Versorgungsstrukturen ausgelegt sein.
Die Verwendung genomischer Daten in der klinischen Forschung und Anwendung stellt besondere Anforderungen an die Qualität des Studienmaterials und der exakten Wissensrepräsentation. Diese ist Voraussetzung für die Nutzung der Informationen in klinischen Dokumentations- und Informationssystemen und die Kommunikation von Daten zwischen den verschiedenen Akteuren in der Gesundheitsversorgung. Die EPA schafft die wesentliche Voraussetzung für die Einbindung patientenspezifischer Informationen in entscheidungsunterstützende Systeme. Derzeit wird an biomedizinischen Wissensdatenbanken und Web-Services gearbeitet, die patientenspezifische genetische Daten mit phänotypischen Informationen verbinden und gezielte Entscheidungsunterstützung bieten, wie etwa bei der Auswahl und Dosierung von Arzneimitteln.

In der öffentlichen Gesundheitspflege werden genomische Informationen zunehmend zur Identifikation von Keimen verwendet. Forscher arbeiten an Systemen zur Früherkennung und Überwachung von Epidemien oder Pandemien im Rahmen von bioterroristischen Anschlägen oder Infektionskrankheiten wie SARS, Grippe oder HIV. Der breite Einsatz dieser Systeme wird erst langfristig erwartet.
Mit der Speicherung und Kommunikation von genetischen Patientendaten sind in der klinischen Anwendung besondere ethische und rechtliche Aspekte verbunden, wie beispielsweise das erhöhte Risiko der Reidentifikation, potenzielle Diskriminierung aufgrund von Befunden oder psychische Belastung des Patienten oder seiner Familienangehörigen durch die Diagnose. Diese Aspekte müssen bei der Planung und Implementierung von IT-Infrastrukturen berücksichtigt werden – nicht nur im Hinblick auf die technischen Aspekte wie spezielle Datensicherheitsinfrastrukturen, sondern auch im Hinblick auf die damit verbundenen psychosozialen und gesellschaftspolitischen Aspekte.

4. Fazit

Die IT-Landschaft im Gesundheitswesen wird in den kommenden fünf bis zehn Jahren infolge der aktuellen Entwicklungen an der Schnittstelle zwischen Bioinformatik und Medizinischer Informatik neue Anforderungen an das IT-Management stellen. Zusammengefasst bedeutet dies für das IT-Management im Gesundheitswesen:

- Berücksichtigung neuer Datentypen,
- zunehmende Nutzung der EPA,
- Aufbau von integrierten Forschungs- und Versorgungsinfrastrukturen,
- Aufbau spezieller Datenschutzinfrastrukturen,
- wachsende Bedeutung entscheidungsunterstützender Systeme,
- Berücksichtigung besonderer Datenvolumina bei Speicher- und Prozessorleistungen,
- Einbeziehung ethischer und rechtlicher Aspekte und
- zunehmendes Management von Biomaterial- und klinischen Studienbanken.

Die zahlreichen Diskussionen mit Experten im Zusammenhang mit der Studie sowie deren Ergebnisse lassen insgesamt den Eindruck entstehen, dass die meisten Themen zwar in der Forschung adressiert, die Folgen dieser Entwicklungen für die Versorgung und das öffentliche Gesundheitswesen bisher jedoch kaum bewusst sind. Dies gilt sowohl für den Umgang mit hochvolumigen miteinander verknüpften Daten und deren Auswirkungen auf die ärztliche Entscheidung sowie die damit verbundenen klinischen Versorgungsstrukturen als auch auf die daraus resultierenden ethischen und rechtlichen Anforderungen. Daraus ergeben sich drei Hauptschlussfolgerungen der Delphi-Studie:

- Für das IT-Management von Gesundheitsversorgungseinrichtungen werden künftig IT-Manager benötigt, die übergreifende Kenntnisse in Bioinformatik und Medizinischer Informatik besitzen.
- Hier muss sowohl auf Ausbildungs- als auch auf Weiterbildungsebene angesetzt werden, um mit den Entwicklungen Schritt halten zu können.
- Für das Curriculum der Medizinischen Informatik der Georg-August-Universität Göttingen bedeutet dies, dass das Curriculum unverzüglich fortentwickelt werden muss, um künftige IT-Manager auf die kommenden Herausforderungen vorzubereiten.

Schlüsselwörter: Delphi-Studie, Medizinische Informatik, Bioinformatik, IT-Management, Curriculum

5. Literatur

[1] Hamer B: Die Konvergenz von Bioinformatik und Medizinischer Informatik – Konsequenzen für die Ausbildung von IT-Managern am Beispiel des Göttinger Curriculums für Medizinische Informatik. Dissertation an der Georg-August-Universität, Göttingen 2009.

[2] Breiner S, Cuhls K, Jaeckel G, Georgieff P, Koschatzky K, Reiß T, Schmoch U, Grupp H: Deutscher Delphi-Bericht zur Entwicklung von Wissenschaft und Technik; Bericht Fraunhofer ISJ, Bonn 1993.

[3] Breiner S: Deutsche Delphi-Studie zur Entwicklung von Wissenschaft und Technik. BMBF, Bonn 1995.

[4] Cuhls K, Blind K, Grupp H, Bradke H, Dreher C, Harmsen DM, Hiessl H, Hüsing B, Jaeckel G, Schmoch U, Zoche P: Delphi´98-Umfrage. Studie zur globalen Entwicklung von Wissenschaft und Technik: Zusammenfassung der Ergebnisse: ISI, Karlsruhe 1998.

[5] https://www.23andme.com/ (01.02.2009).

[6] http://www.decode.com/ (01.02.2009).

[7] Rösch F, Gründer G, Schreckenberger M, Dannhardt G: Radiopharmazeutische Entwicklungen für die Molekulare Bildgebung von Prozessen im Zentralen Nervensystem. In: Niederlag W, Lemke H, Semmler W, Bremer C (Hrsg.): Molecular Imaging. Health Academy, Dresden 2006, 38–53.

[8] Kies P, Schäfers M: Molekulare Bildgebung als Herausforderung und Chance für Diagnostik und Therapie kardiovaskulärer Erkrankungen. In: Niederlag W, Lemke H, Semmler W, Bremer C (Hrsg.): Molecular Imaging. Health Academy, Dresden 2006, 54–67.

[9] Adida B, Kohane IS: GenePING: secure, scalable management of personal genomic data. BMC Genomics 7 (2006), 93.

[10] http://www.ukbiobank.ac.uk/ (07.02.2009).

[11] http://www.decode.com/ (01.02.2009).

[12] http://www.geenivaramu.ee/ (07.02.2009).

[13] http://www.tmf-ev.de (15.01.2008).

[14] Butte AJ: Translational bioinformatics: coming of age. J Am Med Inform Assoc 15 (2008), 709–714.

[15] http://www.mayoclinic.org/ (03.04.2009).

Von der Genomanalyse zur Personalisierten Medizin – Modell für das Gesundheitswesen der Zukunft?

B. Irrgang

Technische Universität Dresden, Institut für Philosophie, Zellescher Weg 17, A 523, D-01069 Dresden

1. Vorbemerkungen

Etwa ein Dutzend Forscher brachte in den Jahren 1984/85 die Idee vor, das Genom des Menschen komplett zu entschlüsseln. Die eigentliche Arbeit begann dann um das Jahr 1990 und wurde unter dem Namen Human-Genom-Projekt bekannt. Während des Projektverlaufes wurden viele technische und methodische Neuerungen entwickelt, so dass man heute die DNA (deoxyribonucleic acid) eines Menschen für 20 Millionen Dollar so entschlüsseln kann, dass es möglich ist, aus den gewonnenen Daten einen Nutzen zu ziehen.
Unter dem Schlagwort 1.000-Dollar-Genom wurde das Versprechen populär, eine Analyse der gesamten sequenzierenden DNA von Einzelpersonen erschwinglich zu machen. Der Preis müsste so niedrig sein, dass es vielen Menschen die Sache wert erscheint, einmal im Leben eine persönliche Sequenzierung ihres kompletten Genoms vornehmen zu lassen, so dass man die Daten auf einem Datenträger gespeichert zum Arzt mitnehmen kann. Bis es soweit sein wird, muss die Entwicklung der Technologie weiter gewaltig vorangetrieben werden. Das Potenzial scheint gegeben, dass der Durchbruch zu einer Genomsequenzierung für 20.000 Dollar um das Jahr 2010 gelingen könnte.
Zunächst aber zu den älteren und neueren Verfahren der DNA-Sequenzierung. Jedes Verfahren hat seine Vor- und Nachteile, die man bei der Wahl der Vorgehensweise gegeneinander abwägen muss. Das Sanger-Verfahren liefert zwar recht genaue Daten, d. h. weist besonders wenige Ablesefehler auf, doch auch die neueren Versionen bleiben immer noch recht zeitintensiv und teuer. Unter dem Schlagwort Sequenzierung durch Synthese werden oft jene Verfahren zusammengefasst, bei denen direkt zum Lesen der Basen Mechanismen genutzt werden, die eine Zelle verwendet, wenn sie DNA kopiert oder repariert [1].

Neue DNA-Sequenzierer arbeiten um ein Vielfaches schneller als die Geräte der ersten Generation. Am 6. Februar 2007 präsentierten die Manager des US-Unternehmens 454 Life Siences dem 78-jährigen James Watson eine erste Fassung seines eigenen Genoms. Watsons Genomanalyse hat noch 200.000 Dollar gekostet, der Großteil der Sequenzierung konnte in zwei Monaten bewältigt werden.
Mit den neuen Maschinen werden fast alle interessanten Vorhaben der Sequenzierung bezahlbar [2]. So entsteht nach dem Human-Genom-Projekt das Personal-Genom-Projekt. In dem Personal-Genom-Projekt möchte Church die DNA von Einzelpersonen dekodieren, die obendrein ihre medizinischen Daten zur Verfügung stellen sollen [1]. Millionen von Menschen sollen an diesem Programm teilnehmen und ihre DNA-Sequenzen, Krankengeschichten und vielleicht sogar Fotos von sich frei ins Internet stellen.
Churchs Personal-Genom-Projekt allerdings wird wegen offener ethischer, rechtlicher und gesellschaftlicher Fragen bislang nicht unterstützt. Church schwebt deshalb vor, dass die Projektteilnehmer ihre Genomdaten nicht selbst abrufen, sondern sie sich von Fachleuten erklären lassen sollten. Insgesamt wird jedoch durch diese Art von Personal-Genom-Projekt die Personalisierte Medizin vorangetrieben. Erwartet wird eine Flut neuer Informationen darüber, warum Zellen zu bestimmten Typen ausdifferenzieren – eine der zentralen offenen Fragen in der Entwicklungsbiologie – und wie verschiedene Zellstadien gesteuert werden [2].
Im Jahr 2013 soll eine persönliche Genomanalyse weniger als 1.000 Dollar kosten. Aber ist schnell und billig auch gut und aussagekräftig? Bisher haben Wissenschaftler nur von wenigen Menschen erste Genome buchstabiert, aber bereits einen Vorgeschmack davon bekommen, wie variabel der DNA-Buchstabensalat sein kann. Neue Daten legen nahe, dass selbst so häufige Erbleiden wie Diabetes und Herzkrankheiten auf vielen verschiedenen Genvarianten beruhen, die zudem für sich genommen ziemlich selten sind. Wenn das stimmt und alle diese Varianten getestet werden müssen, dann wird die mit vielen Vorschusslorbeeren bedachte Personalisierte Medizin nicht nur äußerst kompliziert, sondern auch sehr teuer.
Wir besitzen von fast allen Genen zwei Exemplare. Manche Gene haben einen dominanten Charakter, andere nicht. Mutiert ein dominantes Gen, macht es bereits eine fehlerhafte Kopie krank. Ist ein nicht dominantes Gen betroffen, kann der heile Partner den Schaden verhindern.
Nun konnten bei monogenetischen Krankheiten, bei denen zwei fehlerhafte Genkopien auftreten, auch gesunde Erbträger aufgespürt werden. Es handelt sich dabei um Menschen mit einer schadhaften und einer heilen Kopie, die selbst nicht erkranken, die Schadkopie aber mit 50 % Wahrscheinlichkeit vererben. Die Aussagefähigkeit des Erbgutes eines einzelnen Menschen und ihre Genomkartierung scheint so ihre Grenzen zu haben [3].

2. Genomanalyse, Genchip und Pharmakogenomik

Ein erster möglicherweise sinnvoller Anwendungsbereich von Genomanalysen auf einem Genchip, verbunden mit einer Gesundheitskarte, ist die Pharmakogenomik. Mögliche Nutzenperspektiven für die Pharmakogenetik bzw. Pharmakogenomik ergeben sich aus der Untersuchung und Vorhersage von unerwünschten Arzneimittelwirkungen (UAW) durch

- die Vermeidung dieser UAW durch Dosisanpassung oder Wahl einer Alternative,
- eine Vergrößerung der Arzneimittelkandidaten-Anzahl (bei zukünftigen Entwicklungen),
- eine Reduzierung der Teilnehmerzahl bei klinischen Prüfungen sowie
- eine Rettung von (in der Vergangenheit) durchgefallenen Arzneimitteln für bestimmte Nutzergruppen.

Nach Auswertung aller in die Synopse einbezogenen Studien stehen bislang nur sehr wenige pharmakogenetische Tests vor der klinischen Anwendung bzw. Marktreife. Dabei ist zu berücksichtigen, dass Wirkungen und Nebenwirkungen von Medikamenten nicht nur durch genetische, sondern auch durch andere Faktoren beeinflusst werden [4]. Pharmakogenetik befasst sich definitionsgemäß nicht mit Krankheitsursachen oder Risiken, sondern mit dem Einfluss genetischer Faktoren auf die Wirkung von Arzneimitteln. Bisher sind pharmakogenetische klinische Studien bis auf wenige Ausnahmen retrospektiv. Es geht um weitere Perspektiven in der Arzneimittelforschung und um die Identifizierung neuer Drug Targets, d. h. neuer Zielmoleküle bzw. Angriffsorte für Medikamente. Da es sich bei den Ziel- bzw. Target-Proteinen für Medikamente in der Regel nicht um Proteine mit bekannten Varianten handelt, muss in einem ersten Schritt zunächst eine Charakterisierung der Polymorphismen im entsprechenden Gen erfolgen, inklusive einer Häufigkeitsbestimmung des Auftretens der Genvarianten in der Bevölkerung. Nach wie vor eher theoretischer Natur sind Überlegungen, durch die Untersuchung pharmakogenetischer Zusammenhänge Arzneimittel dahingehend zu optimieren, dass sie bei größeren Patientenkollektiven bzw. einer größeren Zahl von Krankheits- oder Erregertypen wirksam werden [4].
Mit der Pharmakogenetik werden weitreichende Erwartungen bezüglich ihrer ökonomischen Effekte verbunden. Dies betrifft vor allem die Reduktion der Kosten der Arzneimittelentwicklung und der Kosten im Gesundheitswesen sowie zum anderen mögliche Veränderungen des Arzneimittelmarktes. Von fast allen untersuchten Studien zur Technikfolgenabschätzung (TA) wird die nahe liegende Möglichkeit einer Sequentierung der Märkte für Pharmazeutika durch die pharmakogenetischen Differenzierungen von Patientengruppen und deren Bedeutung für das Interesse der

Industrie an einer forcierten Entwicklung diskutiert [4]. Die meisten Studien belegen, dass pharmakogenetische Daten desselben Schutzes bedürfen, wie er anderen personenbezogenen medizinischen Daten hinsichtlich Vertraulichkeit und Verhinderung von Missbrauch zukommt. Dies gilt auch für pharmakogenetische Datenerhebungen zu Forschungszwecken. In diesem Zusammenhang ist auf die Bedeutung des informierten Konsentes bzw. der informierten Zustimmung sowohl bei den Tests wie bei der therapeutischen Anwendung zu achten. Außerdem muss verhindert werden, dass es zu Diskriminierungen von Patientengruppen kommt. Auch ist die mögliche Verwendung von pharmakogenetischen Daten durch Versicherungen oder Arbeitgeber zu berücksichtigen und zu verhindern. Die sich ergebenden Probleme des Persönlichkeits- und Datenschutzes müssen so geregelt werden, dass die Auskunftspflichten den Schutz der pharmakogenomischen Daten berücksichtigen. Dies betrifft insbesondere die Weitergabe pharmakogenetischer Daten an Dritte [4]. Grundsätzlich lässt sich festhalten, dass sich Herausforderungen an die Politik vor allem aus der Diffusion pharmakogenetischer Tests in die medizinische Praxis ergeben könnten. Es wäre zu prüfen, inwiefern die in Deutschland vorhandenen Kapazitäten auf eine spezifische Evaluierung pharmakogenetischer Medikamente und Tests vorbereitet werden sollten [4].

Der erste marktfähige pharmakogenetische Chip macht nicht viel her. Er erkennt die wichtigsten 33 Varianten der Gene zweier Enzyme, die im Darm und vor allem in der Leber für den Abbau rund eines Viertels aller Medikamente zuständig sind. Vom Psychopharmakon bis zum Blutdrucksenker wandeln diese sogenannten Cytochrom-P450-Enzyme die Wirkstoffe in eine wasserlösliche und somit ausscheidbare Form um. Dabei lassen sich Langsammetabolisierer von Schnellmetabolisierern unterscheiden. Wenn Metabolisierer Arzneien so schnell abbauen, dass diese ihre Wirkungen kaum entfalten können, dann schlägt die Behandlung nicht an. Langsammetabolisierer riskieren jedoch eine Überdosis. Offen bleibt bislang, welchen praktischen Nutzen Arzt und Patient durch den Chip haben werden. Es gibt zwar Tausende von Studien über das Cytochrom-P450-System, aber keine hat schlüssig nachgewiesen, ob ein Gentest mit einem besseren Heilerfolg korreliert [5].

3. Genchip und Gesundheitskarte im Dienst der medizinischen Dokumentation

Mit Hilfe der neuen Methodik der Microarrays könnte das Human-Genom-Projekt in das Projekt „Humangenom placed on chip", in den Genchip, verwandelt werden. Die prädiktive Medizin könnte auch die Abschätzung von Medikamentennebenfolgen mit in den Blick nehmen. Dabei stellt sich die Frage, inwieweit dies überhaupt

möglich ist. Insgesamt geht es um eine neue individuelle Medizin. Bisher wurden Krankheitssymptome behandelt, nun geht es um die Behandlung eines individuellen Patienten. Dieser Ansatzpunkt könnte die Patientenautonomie durchaus stärken. Die Vorraussetzung dafür wären bessere Zuordnungsmöglichkeiten des Genotyps zum Phänotyp. Genetisches Profil und Krankheitsvorbeugung müssten überzeugender korreliert werden können. Ein Genchip mit genetisch bedingten Erkrankungsrisiken wäre wohl der Anfang. Eine erste Art Genchip wurde im Jahr 2003 probeweise eingeführt. Auf der anderen Seite steht der gläserne Patient: vor dem Arzt, vor den Gesundheitsbehörden, vor den Arbeitgebern, oder vor Versicherern. Privatheit, Selbstschutz und Recht auf Nichtwissen sind zu verteidigen gegenüber einem Leben unter dem Gewissheitsdiktat. Microarrays ermöglichen Dokumentationsmethoden auf der Basis von Nanotechnologie. Zugrunde liegt dem Modell der prädiktiven Medizin ein relativ starker, genetischer Determinismus, der insbesondere auf monogene Erbkrankheiten zutrifft, bei anderen allerdings Schwierigkeiten bereitet. Die Suche nach bestimmten krankheitsrelevanten Genen ist aber noch nicht sonderlich erfolgreich.
Es gibt genetische Therapieversager, bei denen sich offenbar die allgemeine Medikamentenentwicklung nicht mehr lohnt. Die Entwicklung spezifischer Medikamente auf der Basis von Gentechnologie könnte hier ein Ausweg sein, der auch für die Industrie lukrativ ist. Medizin im Zeitalter der Kommunikationstechnologien hat die elektronische Krankenakte möglich gemacht (derzeit Einzelfälle in der Erprobung). Alle medizinischen Informationen über einen Patienten liegen auf Datenbanken, auf die ein bestimmter Personenkreis nach einem bestimmten Modus zugreifen kann. Dabei ist ein Wechsel des Mediums möglich. Fragen der Datensicherheit sind von besonderem Interesse. Wo soll diese Datenbank liegen und wer darf darauf zugreifen. Die Krankenakten galten bislang als Eigentum des behandelnden Arztes (bzw. der Klinik). Jetzt muss der Patient allerdings zum unumschränkten Herr seiner Akten werden, wenn sie zentral gespeichert werden oder auch auf der persönlichen Chipkarte von Jedem mit sich getragen werden können. In der vernetzten Welt schmilzt der Informationsvorsprung der Ärzte dahin, wenn Ärzte nicht Gegenstrategien der Kommunikation und Weiterbildung entwickeln. Medizinportale im Internet, Online-Selbsthilfegruppen, Internetcafes und Internetanonymität können hierbei Hilfestellungen leisten. Dies führt zu einer Veränderung des Arzt-Patienten-Verhältnisses. Der Arzt ist nicht mehr der Führer des Patienten, sondern könnte dessen Ausführungsgehilfe werden. Immer mehr entwickelt sich telemedizinisches Homecare. Herzstück ist die mehr oder weniger zentral gelagerte Krankenakte, die aufgerufen werden kann. Sie kann z. B. aus regionalen Krankenarchiven bestehen. Der Zugang muss allerdings vom Patienten kontrolliert werden können, abgesehen von einigen Notfalldaten [6].
Ein erfolgreiches Arbeiten mit Expertensystemen setzt eine elektronische Dokumentation voraus. Expertensysteme könnten auch in Arztpraxen eingesetzt werden.

Allerdings bleibt die Skepsis bei Medizinern groß. Viele Ärzte sehen in einem Expertensystem einen Angriff auf ihre Kompetenz. Die Ärzteschaft hat sich zu lange durch ihren Informationsvorsprung definiert. Viele Laborwerte in der Medizin lassen sich einfach interpretieren und könnten maschinell bearbeitet werden. Dies schließt den Versand von Befunden an den Patienten ein [6].
Deutlich wird durch die Gesundheitskarte eine neue Tendenz bei der Entwicklung des Gesundheitswesens in der Zukunft mit Auswirkungen auf das Arzt-Patienten-Verhältnis. Medizinische Expertensysteme im Rahmen der sogenannten „Künstlichen Intelligenz" könnten das Beratungsgespräch zumindest in einigen Teilbereichen durch den Mensch-Maschine-Dialog ersetzen. Die hier anfallenden Daten könnten mit den modernen Methoden zuverlässiger verarbeitet und zu komplexeren Informationen vernetzt werden. Zudem lassen sich medizinische Expertensysteme zur Fehlerkontrolle und zur Grundlagenforschung in unstrukturierten Problembereichen heranziehen. Die Entwicklung medizinischer Expertensysteme befindet sich zwar noch im Anfangsstadium, so dass eine umfassende Folgenabschätzung derzeit nicht möglich ist. Dennoch lassen sich gewisse Entwicklungstendenzen bereits aus den vorliegenden Programmen ablesen.
Das Expertensystem „Mycin" diente in den frühen 1970er Jahren zur Diagnose- und Therapieunterstützung bei Infektionskrankheiten. Weizenbaums natürlich-sprachliches Dialogsystem „Eliza" sollte Hilfestellungen bei der psychologischen Beratung leisten. „Medicil" kann bei der Diagnose der Ursachen von Bauchschmerzen eingesetzt werden. Dieses Programm vergleicht die eingegebenen Daten mit den Informationen von über 6.000 Patienten hinsichtlich der möglichen Ursachen von Bauchschmerzen. Das „Help" in Gießen schließlich ist ein Konsultationssystem für die Intensivmedizin. Hier wird den nachfragenden Ärzten aktuelles medizinisches Wissen schneller zur Verfügung gestellt. Damit ist in diesem Fall der Mensch-Maschine-Dialog etwas anders als sonst gestaltet: Hier wird also der Arzt und nicht der Patient durch das System beraten.
Expertensysteme sollen die medizinische Wissensexplosion zu bewältigen helfen und damit zur Kostendämpfung im Gesundheitswesen beitragen. Ihr Einsatz setzt eine EDV-Ausstattung und einen Computer zur Datenerfassung voraus. Zu ihren Vorteilen zählt die Messwertverarbeitung. Daher erscheint ihre Verwendung besonders empfehlenswert in Diagnosezentren und im Informationsverarbeitungssystem der medizinischen Forschung, zur Standardisierung und Objektivierung ärztlicher Leistungen und zur Entlastung von routinemäßigen Arbeiten. So wird der Arzt voraussichtlich mehr Zeit für Patienten oder für andere Aufgaben haben. Probleme könnten dort entstehen, wo durch Expertensysteme der Arzt verdrängt wird. Außerdem besteht die Gefahr der Entpersönlichung und Enthumanisierung des Verhältnisses von Arzt und Patient, die allerdings bei einem reflektierten Umgang beider

Betroffenengruppen mit den Systemen als nicht besonders groß anzusehen sein dürfte. Nicht wünschenswert wäre eine Entwicklung, die Patienten mit Hilfe von Expertensystemen zur Selbstdiagnose und Selbstbehandlung verleitet. Aufgrund der Fehlermöglichkeit der Expertensysteme hat der Arzt die Verpflichtung zur Überprüfung der Ergebnisse und Vorschläge der Maschine. Dies kostet nun wiederum Zeit und kompensiert einen Teil der Zeitersparnis durch das System.
Die Einführung der elektronischen Gesundheitskarte ist nur der Anfang einer Entwicklung, in deren Verlauf alle wesentlichen Geschäftsvorgänge im deutschen Gesundheitswesen von Papier und Bleistift auf eine elektronische Kommunikation umgestellt werden – die Karte selbst ist nur ein kleiner Baustein in einem großen Puzzle. In einem ersten Schritt werden deshalb auf der elektronischen Gesundheitskarte nur wenige Pflichtanwendungen realisiert. Darüber hinaus wird sie den bisherigen Auslandskrankenschein ablösen und auch die papierbasierten ärztlichen Verordnungen in Form eines elektronischen Rezeptes ersetzen. Als langfristiges Ziel werden elektronische Krankenakten postuliert – wobei die Perspektiven diesbezüglich sehr vage bleiben. Ergänzt wird die Patientenkarte durch den Heilberufsausweis. Erst zusammen ergeben sie ein vollkommenes Paket der automatischen Datenverarbeitung. Die dezentrale, auf Konsens orientierte Arbeitsweise des deutschen Gesundheitswesens ist immer dann von Vorteil, wenn es zu einer frühen Einigung über ein Projekt kommt und nachfolgend alle an einem Strang ziehen. Der Erfolg des Wechsels von der papiergebundenen Dokumentation zur digitalen hängt wesentlich davon ab, ob es gelingt, eine entsprechende Sicherheitsinfrastruktur aufzubauen. Dazu gehört auch eine breite Akzeptanz bei den Nutzern [7].

4. Medizinische Dokumentation, Gesundheitskarte und die Neuformulierung der Patientenrolle

Medizinische Befunde sind erhellend für unsere Vergangenheit, aber auch finster für unsere Zukunft. Sie betreffen daher in vielfacher Art und Weise unsere Privatheit. So können Suizidversuche nicht nur bei der Bewerbung um ein politisches Amt dann von Bedeutung werden, wenn sie in der Presse veröffentlicht werden [8]. Daher liegt die Privatheit in der Verantwortlichkeit des Hausarztes der betreffenden Person. Privatheit ist nicht eine Sache der Verantwortung der Versicherungsunternehmen. Hier sind die Datenschutzverhältnisse anders verteilt.
Die Verbraucherrechte, die Verbrauchsgewohnheiten und die Privatheit des Konsumenten gehören zusammen [8]. Jeder hat ein Recht auf sein eigenes Selbst, seine eigene Vergangenheit und seine eigene Zukunft. Die Versprechen vernetzter Patienteninformationen liegen darin, dass besser und leichter behandelt werden kann,

wenn alle Diagnosen der Vergangenheit zur Verfügung stehen. Dies mag richtig sein, aber es gibt auch infauste Diagnosen, die niemand gerne an andere weitergibt.
Das Vertrauensverhältnis von Arzt und Patient wird sehr geschätzt. Dabei ist freie Arztwahl ein wichtiger Bestandteil. Die Auswirkungen des Internets auf die Medizin werden sehr differenziert sein, auf jeden Fall wird ein langfristiger Trend zu mehr Eigenverantwortung beim Patienten zu verzeichnen sein [6]. Es entsteht ein neuer Patiententypus, der nicht mehr passiv ist. Außerdem kann auf diese Art und Weise in immer mehr Fällen die Überprüfung der Verschreibungspraxis des eigenen Arztes durchgeführt werden, obwohl dies nicht zu einem generellen Misstrauen gegenüber dem eigenen Arzt führen sollte. Entscheidend in diesem Zusammenhang eines Patienten-Empowerments sind elektronische Akten im Internet nur dann, wenn ihre Qualitätskontrolle garantiert ist. Beispielsweise sind Online-Akten mit Kalender denkbar, die eine Erinnerungsfunktion beinhalten, z. B. bei Impfungen oder an Verschreibungen von Medikamenten. Diese sind für chronisch Kranke wichtig. Die Akte kann in einer neuen Form sogar mitdenken und ist ein mehr als gleichwertiger Ersatz für die bisherigen Patientenpässe. Krankenkassen sind stark an Online-Akten interessiert, aber die zentrale Frage ist natürlich: wer übernimmt die Kosten für den Unterhalt solcher Akten [6]. Es gibt die Kartenvariante und die teurere Netzvariante. Außerdem müsste in diesem Zusammenhang auch ein elektronischer Arztausweis bzw. ein Heilberufsausweis eingeführt werden. Hierbei gibt es Probleme bei der Zertifizierung und bei der Verschlüsselung. In diesem Zusammenhang stellt sich die Frage, ob hier nicht durch die Hintertür die Bürgerkarte doch noch eingeführt werden soll [6].
Ein zentrales Problem in diesem Zusammenhang ist der Datenschutz der vernetzten Medizin. Es gibt hier das Szenario des gläsernen Bürgers oder des gläsernen Patienten. Die Gesundheit des Menschen gehört zu seiner Privatsphäre. Das Datenschutzgesetz nimmt zunehmend Bestimmungen zu medizinischen Daten mit auf. In der Privatversicherung ist die Gesundheitskarte nur mit Zustimmung des Patienten zulässig. Auch der Datenschutz im Arzt-Patienten-Verhältnis bekommt durch die Internetmedizin eine neue Qualität. Es müssen Ausnahmen vom Einwilligungserfordernis möglich sein, z. B. bei Notfällen, in der Forschung und bei der Rechtsdurchsetzung. Es gibt auf jeden Fall eine Einwilligungsverpflichtung des Patienten für die Honorarabrechnung. Die medizinische Normalversorgung kann ohne eine Einwilligung des Patienten in jedem Akt geschehen. Der Krankenhausbereich bedarf der Transparenz und der Stärkung der Rechte für die betroffenen Patienten. Diese betreffen die Einsicht in die eigenen Krankendaten sowie deren Sperrung und Löschung. Datensicherheit bedarf der Kontrollinstanzen, aber auch der Verschlüsselungstechniken. Die Verschlüsselung muss den verstärkten Leistungen der Rechner angepasst werden. So bedarf es zur Identifikation des Urhebers der entsprechenden Daten einer elektronischen Signatur.

Deshalb wurde die sogenannte PKI (Public Key Infrastructur) entwickelt und ein Rahmen für elektronische Rezepte. Die Zugriffsmöglichkeiten der Leistungserbringer und der Versicherten müssen genauso geregelt werden wie der Beschlagnahmeschutz von persönlichen elektronischen Gesundheitsakten. Die Datenschutzpflichten des Betreibers müssen stark hervorgehoben werden. Der Schutz der personenbezogenen Gesundheitsdaten scheint grundsätzlich möglich zu sein. In diesem Zusammenhang muss die Forderung nach Patientensouveränität im Hinblick auf Gesundheitsdaten noch stärker als bisher betont werden. Einsichtsrechte des Patienten und das Recht auf mehr Information und Realisierung der Eigenverantwortung sind zu berücksichtigen und zu forcieren [6].
Eine Konsequenz dieses Ansatzes ist die Entwicklung bzw. Weiterentwicklung zu einer gestärkten Patientenrolle [9]. Etwa 30 Jahre nachdem in den ersten westlichen Ländern dem Patienten das Recht zuerkannt wurde, über die Daten seiner Krankenakte zu verfügen, folgt jetzt der nächste Schritt. Diese Rollenänderung hat eine historische Dimension [10]. Um für alle Beteiligten die entsprechenden Rahmenbedingungen möglichst frühzeitig zu schaffen, wurde das Projekt von Beginn an von gesetzgeberischen Maßnahmen begleitet. Die Organisationen aller am System Beteiligten (Ärzte, Zahnmediziner, Apotheken, Krankenhäuser, Krankenkassen etc.) werden verpflichtet, die zur Einführung der elektronischen Gesundheitskarte erforderliche Telematikinfrastruktur zu schaffen. Die Gesundheitskarte, die auch von den privaten Versicherungen eingeführt wird, wird die administrativen Funktionen der bisherigen Krankenversicherungskarte erfüllen und darüber hinaus in der Lage sein, Gesundheitsdaten verfügbar zu machen. Deshalb ist gesetzlich festgelegt, sie als Mikroprozessorkarte auszugestalten, die technisch geeignet ist, Authentifizierung, elektronische Signatur und Verschlüsselung zu ermöglichen [7].
Der Versicherte besitzt die Freiheit, lediglich den administrativen Teil der Karte einzusetzen, während alle versorgungsrelevanten Anwendungen für den Patienten optional sind. Das bedeutet, dass der Versicherte sich generell für bestimmte elektronische Anwendungen entscheiden kann, und dass er darüber hinaus Daten auf der Karte löschen, bzw. bedingt zugänglich machen kann. Die Akzeptanzbildung und das Integrationspotenzial der Gesundheitskarte muss ausgeschöpft werden, wobei die eingeräumte Autonomie dafür gute Gründe bietet. Die primär darzustellenden Anwendungen müssen aktuelle Anforderungen der Krankenversorgung an die Heilberufler berücksichtigen und Erleichterungen bei den ständig wachsenden Dokumentationsanforderungen verschaffen [11]. Ein sinnvoller, am Bedarf der Anwender orientierter Weg zur Einführung der elektronischen Gesundheitskarte, der treibende Kräfte nutzt und die Provokation von Widerständen vermeidet, kann die Konzentration auf die folgenden bevorzugten Anwendungen während der Einführungsphase sein: die sichere elektronische Kommunikation, die sichere Übermittlung

von Labordaten und das elektronische Rezept (inklusive Überprüfung von Arzneimittelwechselwirkungen) [11]. Neben dem Notfallausweis, der den Zugriff auf wichtige, in Notfällen lebensrettende Daten erlaubt, ist dies die elektronische Arzneimitteldokumentation. Sie ermöglicht die Identifikation von Arzneimittelrisiken, insbesondere von Wechselwirkungen, Mehrfachverordnungen oder Arzneimittelallergien des Patienten. Arzneimittelzwischenfälle können somit leichter vermieden werden [12].

5. Individualisierte, aber keine Personalisierte Medizin?

Mit der individualisierten Medizin werden folgende Erwartungen und Potenziale verknüpft:

- Erhöhung der Genauigkeit von Krankheitsdiagnosen und -prognosen,
- treffsicherere Früherkennung von Risikopersonen und Früherkennung von Krankheiten bereits in frühen gegebenenfalls präsymptomatischen Krankheitsstadien,
- im höheren Maße zutreffende, wissensbasierte Einschätzungen des Krankheitsverlaufs und der Behandlungs- und Heilungschancen in Abhängigkeit von Therapieoptionen (Prognose),
- gezielte Auswahl derjenigen Therapieoptionen, die für den jeweiligen Patienten bzw. Krankheitstyp mit höherer Wahrscheinlichkeit wirksam sind sowie
- bessere Verlaufskontrollen von Krankheiten.

Um ein umfassendes Verständnis der Entstehung und des Verlaufs komplexer Krankheiten erarbeiten zu können, ist es erforderlich, zusätzlich zu den biomarkerbasierten Ansätzen die Umweltfaktoren zu erforschen, da sie in größerem Maße als z. B. genetische Faktoren zum Krankheitsgeschehen beitragen [13]. Dabei werden derzeit folgende kommerzialisierte Produkte angeboten:

- Tests zur Unterstützung der Entscheidung über die Art des einzuleitenden Behandlungsschemas,
- bestimmte Medikamente greifen an Wirkorten an bzw. wirken auf Stoffwechselwege ein, die nur bei einer Subpopulation der Erkrankten vorliegen,
- die genetisch bedingte Fähigkeit zur Verstofflichung bestimmter Arzneimittelwirkstoffe.

Bei dem aktuellen geringen Kommerzialisierungs- und Verbreitungsgrad der individualisierten Medizin wird der klinische Nutzen für komplexe Krankheiten in zehn

Jahren gering sein. Jedoch werden die wachsende Zahl neuer biomarkerbasierter Tests und Untersuchungsverfahren sowie die individualisierten Therapien in den nächsten Jahren ein Entwicklungsstadium erreichen, in dem sie am Übergang in die Anwendung in der Gesundheitsversorgung stehen, so dass aus wissenschaftlich-technologischer Sicht eine Individualisierung der Gesundheitsversorgung mit einer zeitlichen Perspektive von etwa 15 bis 20 Jahren möglich erscheint. Erfahrungen aus den letzten Jahrzehnten mit der klinischen Anwendung neuer medizinischer Verfahren zeigen allerdings, dass nicht intendierte Wirkungen auftreten, wenn sich der Einsatz eher am technisch Machbaren bzw. wissenschaftlich oder wirtschaftlich Attraktiven orientiert als am klinischen Nutzen [13].

Ein Kernelement der individualisierten Medizin ist die Erwartung, dass in absehbarer Zeit für jedes Individuum eine personalisierte Risikospezifizierung auf Basis der Kenntnis prädisponierender Gene erstellt werden kann, um die betreffenden Personen in die Lage zu versetzen, in Kenntnis ihres Erkrankungsrisikos Eigenverantwortung für ihre Gesundheit zu übernehmen und präventive Maßnahmen zu ergreifen. Allerdings ist zu fragen, ob eine Stärkung der Prävention allein durch die Bereitstellung neuer Früherkennungstests erreichbar ist. Die Prognosen beruhen auf der bislang nicht bestätigten Annahme, dass der Normalmensch nicht nur dazu bereit ist, Untersuchungen zur Ermittlung seines individuellen Erkrankungsrisikos durchführen zu lassen, sondern auch in der Lage ist, das Testergebnis in ein – aus medizinischer und gesundheitspolitischer Sicht – sinnvolles und angemessenes gesundheitsbezogenes Handeln umzusetzen. Eine individualisierte Medizin stellt Optionen zur Bewältigung von Krankheit bereit, die befund- und krankheitsprozessorientiert sind. Von Kranken wird häufig aber gerade eine Medizin als individuell empfunden, die im besonderen Maße die seelische Dimension und die Frage, wie mit der Krankheit weitergelebt werden kann, im Arzt-Patienten-Verhältnis thematisiert und Handlungsoptionen entwickelt. Bei den Unternehmen, die Innovationen in der individualisierten Medizin hervorbringen und vermarkten können, handelt es sich um Pharmaunternehmen, Medizintechnik- und Diagnostikunternehmen sowie Biotechnologieunternehmen. Um die sich abzeichnenden ökonomisch durchaus attraktiven Geschäftsmodelle zu erschließen, stellt sich die Herausforderung, die bislang sehr unterschiedlichen Geschäftswelten und -strategien bei Diagnostika und Therapeutika zu einer kohärenten Strategie zusammenzuführen [13].

In der individualisierten Medizin stellt sich insbesondere die Frage, wie die individuellen Krankheitsrisiken bei der Festlegung der Höhe der Beiträge und den im Krankheits- und Pflegefall gewährten Leistungen berücksichtigt werden bzw. werden sollen. Die mit der individualisierten Medizin in Aussicht gestellten Biomarker- und genombasierten Untersuchungsmöglichkeiten zur Ermittlung individueller Erkrankungsrisiken sind mit einer bemerkenswerten Akzentverschiebung des Diskurses

verknüpft. Hatten bislang Solidärität mit und Nicht-Diskriminierung von Kranken und Rechte des Einzelnen auf Selbstbestimmung einen hohen Stellenwert, so werden zunehmend Leitbilder der Verantwortung und der bürgerlichen Mündigkeit angeführt, um Personen stärker im Hinblick auf ihre Verantwortung für Dritte und für eine Solidarität mit der Gemeinschaft in die Pflicht zu nehmen, sei es im Kontext der Bereitstellung von Körpersubstanzen und Informationen für Forschungszwecke, der Durchführung populationsweiter Screeningmaßnahmen, der Einflussnahme auf das individuelle Gesundheitsverhalten, der Legitimierung von Zuzahlungen für Gesundheitsleistungen oder der Ausgestaltung von Krankenversicherungskonditionen [13]. Das Konzept einer individualisierten Medizin in diesem Sinne geht davon aus, dass entsprechende Verfahren auf allen Stufen der Gesundheitsversorgung zum Tragen kommen können. Dies reicht vom Screening mit dem Ziel der Entdeckung von Krankheitsdispositionen und der individuellen Risikospezifizierung über die Krankheitsdiagnose, die Bewertung der Krankheitsprognose, der Auswahl geeigneter Therapieoptionen bis zur Therapieverlaufskontrolle und -nachsorge. Diese der individualisierten Medizin zugrunde gelegten Individualisierungskonzepte sind wohl eher technisch-instrumenteller Art. Es geschieht eine Individualisierung durch genombasierte Informationen über gesundheitsbezogene Merkmale, eine Individualisierung durch Ermittlung individueller Erkrankungsrisiken, eine Individualisierung durch differenzielle Interventionsangebote und eine Individualisierung durch therapeutische Unikate. In den meisten Publikationen zur individualisierten Medizin wird unreflektiert davon ausgegangen, dass auf diese Weise identifizierte Risikopersonen wirksame Präventionsmaßnahmen wie z. B. eine Änderung der Lebensführung bis hin zu einem gesünderen Lebensstil, Wahrnehmung von engmaschigen Früherkennungsuntersuchungen etc. ergreifen werden. Diese Annahme ist bislang jedoch nicht empirisch abgesichert und dürfte an der Realität vorbeigehen [13].
Im Vergleich zu anderen Akteuren ist die Stellung der Patienten im Gesundheitssystem eher schwach. Auf der Mikroebene der Patienten-Arzt-Beziehung ist zwar das früher vorherrschende paternalistische Verhältnis weitgehend von partnerschaftlicheren Modellen abgelöst worden, doch bleibt trotzdem noch ein Spannungsverhältnis zwischen dem Heilauftrag des Arztes und dem Selbstbestimmungsrecht des Patienten über Körper und Gesundheit bei gleichzeitigen Informationsasymmetrien bestehen. Auf der Meso- und Makroebene gilt Deutschlands Gesundheitssystem im internationalen Vergleich als noch wenig patientenorientiert, da es bei der Repräsentanz von Patienteninteressen in gesundheitspolitischen Entscheidungen noch am Anfang steht. Die Weltgesundheitsorganisation (WHO) definiert empowerment als eine auf Patientenemanzipation ausgerichtete Patientenorientierung und versteht darunter eine Verbesserung der individuellen und kollektiven Ressourcen, Kompetenzen und Beteiligungsformen von Nutzern des Gesundheitswesen. Empowerment

ist ein sozialer, kultureller, psychologischer und politischer Prozess, durch den die Nutzer des Gesundheitswesens eine größere Kontrolle über Entscheidungen und Verhandlungen gewinnen können, die unmittelbar auf ihre Gesundheit zurückwirken. Außerdem wird die stärkere Privatisierung und Eigenverantwortung als Mittel zur Erreichung von Kostendämpfungszielen im Gesundheitswesen propagiert. Auch das Ideal der Konsumentensouveränität und der rationalen Patienten klingt nicht nach Gesundheitsversorgung, sondern eher nach ökonomischer Rationalität. Schließlich sind Patienten vor allem von Krankheit individuell Betroffene. Dieser individualisierten Medizin wird mittelfristig das Potenzial zugesprochen, einen Paradigmenwechsel von der derzeit vorherrschenden reaktiven Akutmedizin zu einer prädiktiven und präventiven Medizin zu vollziehen [13].

Eine Fallanalyse am Beispiel von Diabetes mellitus zeigt allerdings die Problematik der vorgeschlagenen Richtung und die Grenzen der Stärkung der Patientenorientierung für die Personalisierte Medizin. Sicher ist eine frühzeitige Diagnoseerstellung für die Behandlung von Vorteil, als problematisch erweist sich nur der Tatbestand, dass es schwierig ist, diese noch symptomfreien Menschen überhaupt für eine Diagnose zu erreichen. Ein entscheidender Meilenstein in der Therapie des Diabetes mellitus war die Einführung der Blutzuckerselbstkontrolle in den 1980er Jahren. Sie gilt als Prototyp einer Diagnostiklösung, wie sie auch in anderen Bereichen einer individualisierten Medizin angestrebt wird. Erforderlich ist allerdings hierzu eine Patientenschulung. Patienten könnten hier mit der Eigentherapie überfordert oder aus anderen Gründen nicht fähig sein, diese Aufgabe zu übernehmen. Auf die Frage, wie gut sie die Behandlung im Alltag umsetzen können, antwortete fast die Hälfte der befragten Patienten mit Abitur, dass sie dazu sehr gut in der Lage seien, während von den Befragten mit niedrigerem Ausbildungsniveau nur ein Drittel respektive ein Viertel zustimmten. Sozialer Status und soziales Umfeld der Betroffenen sind somit bedeutende Determinanten für das Selbstmanagement. Aktuelle Forschungsarbeiten zielen daher darauf ab, die Bauchspeicheldrüse durch technische Artefakte oder biologische Lösungen wie Organ- oder Zellersatz bzw. -regeneration zu substituieren [13].

Mit dem Diabetes mellitus wurde eine chronische Erkrankung gewählt, bei der eine Vielzahl unterschiedlicher Faktoren die Entstehung dieser Stoffwechselkrankheit, ihren Verlauf sowie die Schwere und Häufigkeit von Komplikationen und Spätfolgen beeinflusst. Er repräsentiert somit einen Krankheitstyp, für den von einer Individualisierung der Medizin wesentliche Beiträge im Hinblick auf die Milderung der damit verbundenen Public-Health-Probleme erwartet werden. Dies trifft auch auf die multifaktoriellen Volkskrankheiten wie Herz-Kreislauf-Erkrankungen oder Krebserkrankungen zu. Das Beispiel des Diabetes mellitus zeigt aber auch, dass es nicht notwendigerweise und in jedem Fall neuartiger Biomarker oder Diagnoseverfahren bedarf.

Vielmehr kann die Sensitivität, Angemessenheit und Einfachheit der Anwendung etablierter Verfahren für eine Ermittlung von Risikopersonen und Diagnosestellung gegebenenfalls bereits ausreichen, doch wurden ihre Potenziale bislang nicht ausgeschöpft.
Bislang ist das deutsche Gesundheitsversorgungssystem vor allem auf die Akutversorgung und damit auf die Reparatur bereits aufgetretener Gesundheitsschäden ausgerichtet. Dieses Modell stößt jedoch angesichts des demographischen Wandels mit einer absehbaren Zunahme des Anteils multimorbider älterer Menschen, der stark steigenden Inzidenz und Prävalenz chronischer Erkrankungen, bei denen keine Heilung herbeigeführt werden kann sowie steigenden Gesundheitsausgaben für die Behandlung von Krankheiten zunehmend an seine Grenzen. Dies hat gravierende Auswirkungen auf die Lebenssituation des Einzelnen, auf die Finanzierbarkeit der sozialen Sicherungssysteme, auf die Leistungsfähigkeit von Unternehmen und schließlich auf die Leistungsfähigkeit der Volkswirtschaft. Grundsätzlich handelt es sich bei Präventionsmaßnahmen um eine gesamtgesellschaftliche Aufgabe. Noch weiter geht die meist von der Lobby der individualisierten Medizin kommende und vorgetragene Vision, die biomarkerbasierte, individualisierte Medizin stelle sogar einen wesentlichen Treiber für den Umbau des derzeit auf die akutmedizinische Versorgung ausgerichteten Gesundheitssystems in ein auf Prävention ausgerichtetes System dar [13].
Die individualisierte Medizin spricht in besonderem Maße Aspekte der Patientenautonomie und der Konsumentensouveränität an, wenn sie in Aussicht stellt, zu einem Patienten mehr und bessere Informationen zu seinem graduellen möglichen künftigen Gesundheitszustand als bisher zur Verfügung stellen zu können sowie ihnen möglichst große Wahlmöglichkeiten gemäß ihren Präferenzen zu geben. Zugleich werden sich die erhofften positiven, individuellen und kollektiven Gesundheitseffekte durch eine individualisierte Medizin nur realisieren lassen, wenn die Bürger nicht nur dazu bereit sind, Tests zur Ermittlung ihres individuellen Krankheitsrisikos durchführen zu lassen, sondern auch in der Lage sind, das Testergebnis in ein – aus medizinischer und gesundheitspolitischer Perspektive – sinnvolles und angemessenes gesundheitsbezogenes Handeln umzusetzen. Gesundheitskompetenz umfasst die Komponenten Wissen, Haltung, Werte und Verhaltensfähigkeit und erfordert kognitive, motivationale, kommunikative und soziale Kompetenz. Zudem wird sie auch von kulturellen und strukturellen Faktoren beeinflusst [13].
Vielmehr zeigt die Erfahrung, dass der idealistische Glaube, Patienten würden gerne gesund leben, wenn sie um ihre Krankheitsrisiken wüssten, naiv ist. Die ungesunde Lebensweise ist selten frei gewählt, sondern steht im Dienst von anderweitigen Lebensplanungen, der Realisierung eines Lebensentwurfs, der ebenfalls nicht frei geplant ist, sondern steht im Rahmen eines biologisch vorgelebten Entwurfes, den die

Familie, die eigene Lebensgeschichte und das gesellschaftliche Umfeld genetisch und kulturell vorprägen. Nicht zuletzt spielen die Arbeitswelt und die dadurch hervorgerufenen Stressfaktoren eine wesentliche Rolle in der Lebensplanung eines Menschen, über die er nicht frei verfügt. Der Patient wie der betreuende Arzt stoßen hier oft an ihre Grenzen. Noch mehr Tests erhöhen hier eher die Nichtentscheidungsfähigkeit. Der Grenznutzen von noch mehr Tests bleibt wohl eingeschränkt. Vielmehr ist es viel entscheidender, dass Arzt und Patient im Dialog und in der Auseinandersetzung gemeinsam eine Strategie diskutieren und herausarbeiten, die den Patienten dazu in die Lage versetzt, seine eigene Lebensgeschichte trotz der Bedrohung durch Krankheitsrisiken und der Gefährdungen durch tatsächliche Erkrankungen, zu einer Identität zu gelangen. Zu erwarten steht, dass privat krankenversicherte Personen bevorzugt Zugang zu Leistungen der individualisierten Medizin erhalten könnten.
Insgesamt aber könnte gerade im Hinblick auf private Krankenversicherungen das Angebot individualisierter präventiver medizinischer Tests zu der paradoxalen Situation führen, dass gerade für diejenigen, die am meisten von der individualisierten Medizin profitieren könnten, hohe Hürden für den Zugang zu diesen Leistungen aufgerichtet werden. Eine weitgehende Offenbarungspflicht könnte auch dazu führen, dass Antragsteller diagnostische Maßnahmen nicht mehr durchführen lassen, um der Versicherung keine daraus resultierenden bekannten Risiken mitteilen zu müssen, und um nicht Ablehnung oder ungünstige Konditionen zu riskieren. Eine Gefahr der Diskriminierung von Personen mit erhöhtem genetisch bedingtem Krankheitsrisiko im Zusammenhang mit Krankenversicherungen wird generell befürchtet, doch erweist sich die empirische Überprüfung dieser Befürchtung als schwierig [13].

6. Technologischer und humaner Fortschritt im Gesundheitswesen

Die Antwort auf die Legitimitätsfrage technischen Fortschritts lässt sich nicht aus der technischen Entwicklung selbst ableiten, denn ihre Beschreibungsmerkmale wie Steigerung technischer Kompetenzen im Umgang mit technischen Mitteln, Effizienzsteigerung, Erhöhung des Vernetzungsgrades und der Spezialisierung, Erhöhung der Produktivität und des ökonomischen Wohlstandes sind selbst keine genuin ethischen Maßstäbe. Dies gilt auch für die moderne Medizin. Gesundheit ist heute keine Frage der Gabe und Fügung mehr, sondern eine Aufgabe und eine Frage der Organisation. Gesundheit unter Knappheitsaspekten ist als Gegenstand der Gesundheitsökonomik zu betrachten. Gesundheit wird in diesem Zusammenhang als ökonomisches Gut angesehen. In der Marktwirtschaft geht es insgesamt um die Nachfrage nach Gesundheitsgütern. Dabei gibt es eine Lenkung durch den Markt und eine Lenkung durch die Zentralverwaltung, die beide im Gesundheitswesen praktiziert werden. Gesundheitsgüter lassen sich als Dienstleistungen interpretieren. Dienste aber sind nicht lagerfähig, weisen eine mangelnde Rationalisierbarkeit und eine geringe Kapazitätselastizität auf [14]. Gesundheitsgüter sind als Zukunftsgüter zu betrachten, die im Allgemeinen geringer geschätzt werden, als aktual benötigte Güter. Gesundheitsgüter sind auch als Kollektivgüter zu betrachten, bei denen das Trittbrettfahrersyndrom auftritt. Die Steuerungseffizienz der Marktwirtschaft ist insbesondere bei Dienstleistungen unter den Voraussetzungen von Transparenz und Präferenzen gegeben. Die Zentralverwaltungswirtschaft kann auf individuelle Präferenzen nicht eingehen und hat auch wenig mit Transparenz zu tun. Schwierigkeiten entstehen für die Marktwirtschaft dadurch, dass der Kranke bzw. der Konsument kaum die Qualität der Dienstleistung beurteilen kann. Die Zentralverwaltung ist bei Zukunftsgütern besser. Die umfassende Technisierung der Medizin geht oft einher mit Verrechtlichung, Bürokratisierung und Ökonomisierung sowie dem Glauben an die Planbarkeit und Steuerbarkeit des eigenen Lebens und seiner Gesundheit wie der Gesundheitspolitik insgesamt. Unterstützt werden derartige Vorstellungen durch die soziale Konstruktion technischer Sicherheit. Aber auch wenn sich einige Schicksalsschläge oder Krankheiten verhindern oder abschwächen lassen und man das Altern hinauszögern kann, bleibt der Mensch sterblich. Allerdings wird in den abschließenden Überlegungen deutlich, was sich bereits in der Einleitung andeutete: Ohne ein Konzept des Wertes menschlichen Lebens, wie der Lebensqualität eines solchen Lebens, wird eine Bioethik in Zukunft nicht auskommen. Eine Einführung in die Medizinethik kann diese Konzeption des Wertes menschlichen Lebens, seiner Qualität und Würde hier in Gemeinwohlkontexten nicht als elaborierte Theorie entwerfen, sondern nur auf ihre Notwendigkeit hinweisen. Ansatzpunkte zu einer anthropologisch unterfütterten Lebensqualitätkonzeption zwischen Utilitarismus, Hedonismus und Pragmatismus einerseits, menschlicher Autonomie, Würde und Solidarität andererseits wurden aufgezeigt. Eine anthropologisch ethische Reflexion des therapeutischen Prinzips impliziert behutsam und reflektiert durchgeführte Verbesserungen, sofern sie sicher technisch-medizinisch machbar sind [15, 16].

7. Zusammenfassung

Nach dem Human-Genom-Projekt, das eher Grundlagenforschung war, soll nun das Personal-Genom-Projekt umfassende praktische Konsequenzen haben. Zunächst soll die Pharmakogenomik profitieren und die Arzneimittelwirkung beim individuellen Patienten verbessern. In einem weiteren Schritt soll die Kenntnis individueller Genome verbunden mit der Krankheitsgeschichte und Zusatzwissen zur Gesundheitskarte führen, die die individuelle Behandlung, Prävention und ökonomische Rationalität des Gesundheitswesens unter einen Hut bringen soll. Die Vorteile sind unsicher – z. B. der Präventionsoptimismus – die Probleme beispielsweise mit dem Datenschutz höher als heute noch befürchtet.

Schlüsselwörter: Genomanalyse, Personalisierte Medizin, Gesundheitsprävention, Gesundheitskarte, Kostendämpfung im Gesundheitswesen

8. Literatur

[1] Church G: Das Projekt persönliches Genom. Spektrum der Wissenschaft 6/2006, 30–39.
[2] Cohen J: Sequenzieren wie der Blitz. Technology Review 08/2007, 38–43.
[3] Singer E, Szentpetery V: Zu viele Verdächtige. In: Technology Review 2/2009, 34–39.
[4] TAB Pharmakogenetik 2005: Sachstandsbericht im Rahmen des Monitoring Gendiagnostik/Gentherapie, Hintergrundpapier Nr. 13, September 2005.
[5] Karberg S: Das Gen-Orakel. Technology Review 1/2005, 42–52.
[6] Grätzel P: Vernetzte Medizin. Patienten-Empowerment und Netzinfrastrukturen in der Medizin des 21. Jahrhunderts. Heise Zeitschriften Verlag, Hannover 2004.
[7] Niederlag W, Rienhoff O, Lemke HU: Smart Cards in telemedizinischen Netzwerken. Health Academy 02-2004, Dresden 2005.
[8] Garfinkel S: Database Nation the death of privacy in the 21. Century. O'Reilly, Sebastobol 2000.
[9] Irrgang B: Grundriss der medizinischen Ethik. UTB-Band 1821, München-Basel 1995.
[10] Rienhoff O, Marschollek M: Die elektronische Gesundheitskarte – Markstein des Medienwechsels zur elektronischen Kommunikation im Gesundheitswesen. In: Niederlag W, Rienhoff O, Lemke HU (Hrsg.): Smart Cards in telemedizinischen Netzwerken. Health Academy 02-2004, Dresden 2005, 15–24.
[11] Dengler D, Schmidt S: Wege zur Akzeptanzbildung für Anwendungen der Gesundheitstelematik. In: Niederlag W, Rienhoff O, Lemke HU (Hrsg.): Smart Cards in telemedizinischen Netzwerken. Health Academy 02-2004, Dresden 2005, 36–49.
[12] Brill CW: Elektronisches Rezept und Arzneimitteldokumentation. In: Niederlag W, Rienhoff O, Lemke HU (Hrsg.): Smart Cards in telemedizinischen Netzwerken. Health Academy 02-2004, Dresden 2005, 83–87.

[13] Hüsing B, Hartig J, Bührlen B, Reiß T, Gaisser S: Individualisierte Medizin und Gesundheitssystem. Zukunftsreport. TAB-Arbeitsbericht Nr. 126. Büro für Technikfolgen-Abschätzung beim Deutschen Bundestag, Berlin 2009.
[14] Herder-Dorneich P: Gesundheitsökonomik. Systemsteuerung und Ordnungspolitik im Gesundheitswesen. Enke Verlag, Stuttgart 1980.
[15] Irrgang B: Einführung in die Bioethik. UTB, München 2005.
[16] Irrgang B: Hermeneutische Ethik. Pragmatisch-ethische Orientierung für das Leben in technologisierten Gesellschaften. Wissenschaftliche Buchgesellschaft, Darmstadt 2007.

Qualitätsmanagement in einer personalisierten Diagnostik und Therapie

O. Rienhoff[a], P. Wenzlaff[b]

[a] Georg-August-Universität Göttingen, Universitätsmedizin, Abteilung Medizinische Informatik, Robert-Koch-Straße 40, D-37075 Göttingen

[b] Zentrum für Qualität und Management im Gesundheitswesen, Einrichtung der Ärztekammer Niedersachsen, Berliner Allee 20, D-30175 Hannover

1. Qualitätsmanagement in der Personalisierten Medizin

1.1. Der Begriff „Personalisierte Medizin"

Im Folgenden wird der Term „Personalisierte Medizin" nicht, wie früher üblich, mit den Erkenntnissen der Genetik oder später der Epigenetik verbunden, sondern mit allen diagnostisch und therapeutisch bedeutsamen Faktoren, die ein Individuum ausmachen. Hierzu zählen vor allem individuelle anatomische oder physiologische Strukturen und Prozesse sowie Einflüsse des physischen und sozialen Habitats.

1.2. Generelle Trends im Qualitätsmanagement

Das deutsche Gesundheitssystem, das Anfang der 50er Jahre in seiner heutigen Struktur etabliert und seitdem nicht grundlegend verändert worden ist, hat sich in vielerlei Hinsicht bewährt. Zunehmend führt jedoch die sektorale Gliederung zwischen ambulanter, stationärer und rehabilitativer Versorgung zu Problemen, da die Patienten im Verlauf betrachtet, diagnostiziert und therapiert werden müssen. Ansätze aus dem Managed Care haben sich nicht gegen das etablierte System durchsetzen können.

Das für die Personalisierte Medizin so wichtige Verlaufsmanagement des individuellen Patienten ist bisher kaum realisiert worden. Auch die Vorstellungen der Allgemeinmedizin, hier im Sinne des Family Physician in die Rolle des Care-Managers zu gelangen, sind in den Abrechnungsregeln des Alltages einer Fünf-Minuten-Medizin stecken geblieben.

Das klinische Qualitätsmanagement konnte sich unter diesen Umständen nur randständig entwickeln [1], obwohl die frühen Erfolge in den 80er Jahren [2–4] auf mehr und innovativeres Qualitätsmanagement hoffen ließen. Indem die Bundesärztekammer das Thema in die Weiterbildung aufnahm [5–7], die Arbeitsgemeinschaft der Wissenschaftlichen Medizinischen Fachgesellschaften (AWMF) die Leitlinienmoderation übernahm, die Deutsche Gesellschaft für Medizinische Informatik, Biometrie und Epidemiologie (GMDS) ein Glossar zum Thema veröffentlichte [9, 10], der Sachverständigenrat das Thema priorisierte [8] und sich verschiedene Fachorganisationen bildeten, schien das Thema Qualitätsmanagement zumindest methodisch im Gesundheitswesen etabliert zu sein. Allerdings blieben die anfänglichen Förderungen der Robert Bosch Stiftung im Wesentlichen ohne Folgeprogramme der Deutschen Forschungsgemeinschaft (DFG) oder des Bundesministeriums für Bildung und Forschung (BMBF).
In der Konsequenz blieb die methodische Weiterentwicklung des Qualitätsmanagements im Gesundheitswesen Ende der 90er Jahre auf vermeintlich hohem Niveau stecken; vom Sprung zum „Total Quality Management" (TQM) – wie in den USA – ganz zu schweigen. Die seit dem Jahr 2001 gesetzlich verpflichtenden Qualitätssicherungsverfahren mit externen Vergleichen im stationären Bereich (§137 SGB V) bilden mit klinischen Qualitätsindikatoren retrospektiv das Versorgungsgeschehen ab und versuchen, darauf aufbauend Qualitätsverbesserungen in den Einrichtungen mittels strukturiertem Dialog anzustoßen. Einer prospektiven Qualitätsplanung mit durchgängiger Prozessorientierung, ausgehend von Anforderungen und Zielorientierung, konnte damit ebenso wenig zum großen Durchbruch verholfen werden wie durch die Einführung von spezifischen Zertifizierungsverfahren (z. B. Kooperation für Transparenz und Qualität im Gesundheitswesen – KTQ, Brustzentren etc.) oder durch die Einführung einer fallpauschalierten Vergütung (DRG). Tatsächlich verharrte die Entwicklung des Qualitätsmanagements nicht nur methodisch, sondern auch im Hinblick auf eine breite Akzeptanz im deutschen Gesundheitswesen. Mit der Beauftragung des Aqua-Institutes in Göttingen zur Einführung sektorübergreifender Qualitätssicherungsverfahren ist eine gewisse Hoffnung auf neue methodische Impulse und Beweglichkeit verbunden, ein nachhaltiger Anstoß hin zur Qualitätsentwicklung muss aber derzeit noch zurückhaltend gesehen werden.
In den USA trieb in den letzten zehn Jahren vor allem die Furcht vor den Haftungsansprüchen der Patienten bei iatrogen verursachten Komplikationen und Todesfällen das Qualitätsmanagement weiter. In Deutschland startete die Debatte über die Häufigkeit iatrogener tödlicher Therapiefehler verspätet und führte u. a. erst jetzt zum Aktionsbündnis Patientensicherheit mit der Aktion „Saubere Hände" und zur Etablierung von Fehlermeldesystemen in einzelnen Kliniken. Ein konsequentes und durchgängiges Risikomanagement ist noch eine absolute Ausnahme.

Die Entwicklung der letzten 30 Jahre hat an einigen Teilthemen gezeigt, wie zersplittert die methodische Entwicklung inzwischen ist und welcher Kraft es bedarf, die verschiedenen Bestrebungen wieder zu einem ganzheitlichen methodischen Verständnis zusammenzuführen. Dies sei an zwei Beispielen erläutert:

Nutzung von Registern

Seit etwa drei Jahrzehnten herrscht in Deutschland Streit um die Auslegung und die Leistungsfähigkeit von Registern. Auf der einen Seite verteufeln einige Biometriker jedes Register ohne klare wissenschaftliche Fragestellung und wollen nur epidemiologische Register mit nahezu vollständiger Rekrutierung des Zielkollektivs oder Krebsregister gemäß Gesetzesdefinition zulassen. Auf der anderen Seite sammeln einige Kliniken Daten ohne die geringste Sensibilität im Bezug auf mögliche Zusammenhänge von Rekrutierungsauswahl und Sachergebnis.
Zwischen diesen Fronten ist der Raum für Versuche, Daten für die Forschung oder/ und für das klinische Qualitätsmanagement zu sammeln, denkbar klein. Auch gelungene Beispiele wie das 1995 gestartete deutsche Mukoviszidose-Register [11] führten nicht zu einer ergebnisoffenen Diskussion. So wird das Mukoviszidose-Register mit seiner Kopplung an das Qualitätssicherungsverfahren sowohl zur Berichterstattung, für Einrichtungsvergleiche, für Qualitätszirkelarbeit, als Benchmarking-Projekt und zum Input/Screening für Studien wie auch zum intensiven Austausch zwischen Professionals und Patientengruppen genutzt [12]. Ähnliches gilt z. B. für das Register für Patienten mit angeborenen Herzfehlern (AHF), das aus dem gleichnamigen Kompetenznetz hervorgegangen ist, oder andere klinisch orientierte Register.
Mit dem Hinweis auf „klare wissenschaftliche Fragestellungen" oder „gesetzlich vorgegebene Registerdefinitionen" werden auch ernsthafte Versuche eines Brückenschlags zwischen Qualitätsmanagement, Hypothesengenerierung und Rekrutierungen für konfirmatorische Studien von einzelnen Biometrikern hinterfragt. Derweil bauen amerikanische Spitzenfakultäten ihre großen Fallsammlungen aus und nutzen sie gezielt zur Hypothesengenerierung und zur Rekrutierungsplanung von Kohortenstudien.
Die Entwicklung des Qualitätsmanagements klinischer Verfahren wird sich der amerikanischen Entwicklung anschließen und dabei biometrisches, epidemiologisches und informatisches Know-how in hohem Maße einsetzen müssen.

Operationalisierung von Leitlinien

Die umfängliche Entwicklung klinischer Leitlinien, moderiert durch die AWMF, hat zu einer unüberschaubaren Zahl von Regelwerken und Entscheidungshilfen geführt, deren regelmäßige Aktualisierung eine große Herausforderung darstellt. Für das klinische Qualitätsmanagement sind die Verfügbarkeit und damit die Nutzbarkeit der

Leitlinien im Alltag von eminenter Bedeutung. Amerikanische Ansätze, sogenannte Watch Dog Functions in die klinischen Arbeitsplatzsysteme einzubauen, sind in Deutschland bisher ohne Bedeutung. In einzelnen Kompetenznetzen wurde der Versuch unternommen, Leitlinien IT-gestützt näher an die klinischen Entscheider heranzubringen.
Speziell im Kompetenznetz Demenzen (KND) wurde der Versuch unternommen, den diagnostischen Prozess mit einem aus den Rechtswissenschaften übernommenen Software-Tool (wissens- und regelbasiert) durch eine grafische Präsentation von Entscheidungsketten zu flankieren. Die spannende Erprobung im Feld ergab Lob, aber keine Nachfrage. Die gleiche Erfahrung wurde mit der nationalen Diabetes-Leitlinie Typ II und der Kinderdiabetes-Leitlinie in einem Projekt des Zentrums für Qualität und Management in Hannover gemacht.
Für das Qualitätsmanagement von Entscheidungen scheint der Einsatz von unterstützenden Softwaretools noch in weiter Ferne zu liegen; methodische Forschung zu dieser Frage findet in Deutschland praktisch nicht statt.

2. Neue Fragestellung durch die Personalisierte Medizin

Die grundsätzlichen Fragestellungen des Qualitätsmanagements bleiben erhalten – mit all den komplexen Beziehungen zwischen Struktur, Prozess und Outcome-Qualitäten. Allein die biometrische Komponente der Datenanalyse ändert sich über die Jahre: Die Größe vergleichbarer Kollektive verringert sich, damit kommt es häufiger zu invaliden bzw. nicht eindeutig zu interpretierenden Vergleichen. Um es lapidar zu sagen: Die Gefahr, dass Äpfel mit Birnen verglichen werden, wächst.
Die durch Lehmacher beschriebenen biometrischen Konsequenzen [13] werden in den kommenden Jahrzehnten methodische Forschung in erheblichem Umfang erfordern. Die Forschungsergebnisse müssen eng mit den fortschreitenden Erkenntnissen der Versorgungsforschung verzahnt werden, so dass ein Forschungskontinuum von der Grundlagenforschung bis ins klinische Management entsteht.
Die aktuelle vertikale Ausrichtung der Förderung und Gliederung von Forschung und Ausbildung muss von einer primär longitudinalen Ausrichtung abgelöst werden. Erfolgreiches Gesundheitsmanagement wird sich dann daran messen lassen müssen, inwieweit es gelingt, Entwicklungen aus der Grundlagenforschung konsequent aufzugreifen und sie durch alle Phasen der Evaluation zu führen bis hin zu einer langjährigen Nutzung im klinischen Bereich.
Die strategische Planung des Einsatzes neuer Verfahren in der Medizin wird in kleineren Einrichtungen mangels Personal und Ressourcen kaum möglich sein; große Universitätskliniken und Klinikverbünde dagegen werden solche Strategien

implementieren können. Zwischen ihnen wird sich ein internationaler Wettbewerb um Angebote, Leistungen und Preise entwickeln. Wie die Kostenerstatter mit einem solchen Angebot an Leistungen umgehen, wie neue Formen der Gesundheitsversorgung unter solchen Bedingungen aussehen werden, ist heute noch unklar.
Inwieweit das in den 1980er Jahren von Shin und Vetter skizzierte Abrechnungsmodell nach pauschalierten Diagnoses Related Groups (DRG), das weltweit zum Einsatz gekommen ist, durch die Entwicklung der Personalisierten Medizin zu komplex und damit problematisch wird, kann zurzeit nicht abgesehen werden. Zwei Sichten stehen sich diesbezüglich gegenüber:

- Einerseits wird erwartet, dass das DRG-Konstrukt durch die beschriebene Entwicklung einer Personalisierten Medizin nicht zwangsläufig in Frage gestellt wird. Dabei geht man davon aus, dass der überwiegende Teil der diagnostischen und therapeutischen Versorgungsleistungen für eine Erkrankung, trotz zunehmenden Detailwissens, für große Patientengruppen weitgehend gleich bleibt (Best practice).
  So gilt es, dafür effiziente und ergebnisorientierte Prozesse (und Strukturen) zu etablieren [14], um dem zunehmenden Detailwissen und den daraus resultierenden Behandlungsoptionen gerecht werden zu können. Die Herausforderung und die Gratwanderung bestehen also darin, den Best-practice-Standard für die Kernleistungen aus dem Detailwissen herauszuarbeiten. So kann auch eine adäquate Vergütung erreicht werden. Dabei geht es aus ökonomischen Gründen darum, dass nur die Leistungen im stationären Bereich erbracht werden, die ausschließlich dort geleistet werden können. Dies würde den Anforderungen der Personalisierten Medizin mit der stärkeren Berücksichtigung des sozialen Umfeldes im Versorgungsprozess entsprechen. Dazu müssen die Versorgungs- und Vergütungsstruktur, die Sektorierung des Gesundheitswesens in Deutschland durchlässiger machen [15].

- Andererseits wird befürchtet, dass die Personalisierte Medizin zu einer derartig weitgehenden Aufsplitterung der diagnostischen und therapeutischen Optionen führt, dass die Differenzierung der klinischen Optionen in der DRG-Logik einen immer höheren Detaillierungsgrad in der Kodierung erfordert. Dies verursacht erhebliche statistische Probleme in der DRG-Mechanik und erhöht den Kodierungsaufwand möglicherweise ins Unwirtschaftliche. Diese Ansicht erwartet, dass Best-practice-Standards und pauschalierte Abrechnungen nur für harmlose Allgemeinerkrankungen aufrecht zu erhalten sind und vermutet, dass nicht nur im tertiären Sektor der Versorgung stärker individuell orientierte neue Abrechnungsverfahren entwickelt werden müssen.

3. Konsequenzen für die kontinuierliche Verbesserung von Diagnostik und Therapie

Das seit einigen Jahren in anderen Ländern verfolgte Total-Quality-Management wird in Anbetracht der skizzierten Perspektiven weiter zu entwickeln sein. Die Effektivität des Qualitätsmanagements wird stärker als bisher nachgewiesen werden müssen. Es entsteht finanzieller Mehraufwand für Beratungen und für die Anpassung etablierter Verfahren. Kliniken, die selbst nicht über qualifiziertes Personal für den Bereich des Qualitätsmanagements verfügen, werden in die Abhängigkeit von „Zulieferern" kommen – ähnlich wie in den Bereichen Informationstechnik und Diagnostik (vgl. Kapitel 5).

Auch im Qualitätsmanagement tritt das bereits aus dem Finanzcontrolling in den Kliniken bekannte Phänomen des „Übercontrolling" auf: Ab einem gewissen Detaillierungsgrad nimmt der Aufwand immer weiter zu, ohne dass sich entsprechende Erfolge bei den Zielmerkmalen ausmachen lassen.

Dazu kommt das seit Langem bekannte Adaptationsphänomen: Controllingmaßnahmen führen zu einer erwünschten Korrektur und werden deshalb nach einiger Zeit ineffizient, wenn sie nicht angepasst werden. Controlling bleibt also nur effizient (beispielsweise mittels des PDCA-Zyklus im Qualitätsmanagement), wenn der Aufmerksamkeitsfokus immer neu justiert wird. Schon in den 80er Jahren wurde deshalb in den Perinatalerhebungen diskutiert, die erhobenen klinischen Parameter im Laufe der Jahre regelmäßig zu wechseln und sie der Entwicklung des Faches anzupassen.

Greift man diesen Gedanken im Hinblick auf die Personalisierte Medizin und ihre komplexen Details auf, dann ließe sich möglicherweise die Effizienz qualitätssichernder Maßnahmen nur durch eine ärztlich und biometrisch versierte und aus Detailanalysen des Einsatzbereiches abgeleiteten Prozessbetrachtung sicherstellen. Falls diese Annahme stimmt, müsste der Professionalisierungsgrad der Qualitätsmanager in den Kliniken noch deutlich erhöht werden, um als Partner von Chefärzten und Vorständen tätig werden zu können. Ansätze hierzu werden bereits verfolgt, hierzu zählen beispielsweise die Inhouse-Schulungen für die interdisziplinären Teams in der Geburtshilfe und Neonatologie im Rahmen der externen Qualitätssicherungsverfahren nach §137 SGB V in Niedersachsen [16].

Eine ähnliche Zielrichtung verfolgt das im Jahr 2010 in Niedersachsen, Bayern und Berlin startende GerOSS-Projekt (German Obstetric Surveillance System), wo seltene, aber komplexe Geburtsverläufe erfasst werden, um auf der Basis größerer Fallzahlen hierfür statistisch basierte Aussagen zu gewinnen, aber insbesondere, um durch detaillierte Fallanalysen (u. a. mittels root-cause-analysis Methodik, Prozessanalysen) optimale Behandlungsstrategien und -empfehlungen, ergänzt um einen dialogischen Prozess mit den Professionals, zu generieren [17].

4. Die Rolle der elektronischen Dokumentation

Unter den genannten Voraussetzungen ist eine Personalisierte Medizin mit stark modifizierten Anforderungen aus Biometrie, Qualitätsmanagement und klinischer Diagnostik ohne die systematische Nutzung einer qualitativ hochwertigen medizinischen Dokumentation nicht vorstellbar. In welcher Form die elektronische Dokumentation erfolgt, ist möglicherweise von den betroffenen Prozessen des jeweiligen nationalen Gesundheitssystems abhängig. Wichtig erscheint jedoch die Tatsache, dass die Herausforderungen nicht durch die elektronische Dokumentation, sondern durch die biometrischen und informatischen Programme bewältigt werden können, die die dokumentierten Daten nutzen. Personalisierte Medizin ist damit in der Fläche erst nach der Einführung der elektronischen Dokumentation möglich, wenn geeignete Aufsatzsysteme verfügbar sind. Das heißt, dass der expliziten Charakterisierung der Qualität einzelner Daten große Bedeutung zukommt. Da der Kontext der Erhebung eines Datums (Zeit, Quelle, Umstände, Transport, Methode der Aufbereitung, Methode der Beurteilung) an Bedeutung gewonnen hat, werden Daten in der Regel zukünftig annotiert sein. Daher müssen alle Nutzer dieser Daten mit dem Thema Qualität umgehen lernen. Wie seit Jahrzehnten in den Sozialwissenschaften üblich, wird auch in der Medizin die Abschätzung von und der Umgang mit Fehlern in der Generierung und Logistik von Daten an Bedeutung gewinnen. Die angesprochene Fehlerproblematik wirkt sich ebenfalls auf die Dual-Use-Thematik aus. Je eindeutiger und expliziter auch die klinische Medizin mit dem Fehlerthema umgeht, umso eher können die Daten für Forschungszwecke sekundär genutzt werden.
Eine ähnliche Argumentation kann auch bezüglich der Begrifflichkeiten geführt werden: Ohne Ontologien werden die elektronisch gespeicherten Patientendaten nur schwerlich zwischen Ärzten kommunizierbar und interpretierbar sein. Denn die Qualität der Personalisierten Medizin wird wegen der Zersplitterung der zusammenwirkenden Dienste fehleranfälliger werden.

5. Auswirkungen auf die Rollenträger – Insourcing versus Outsourcing

Bereits in den 90er Jahren entwickelte sich das klinische Qualitätsmanagement in Deutschland in vollkommen verschiedene Richtungen, die einander eher skeptisch gegenüberstehen:

(1) die methodisch Forschenden,
(2) die Berater,

(3) die Vermittlerorganisationen, etwa ZQ (Zentrum für Qualitätsmanagement im Gesundheitswesen), ÄZQ (Ärztliches Zentrum für Qualität in der Medizin), GQMG (Gesellschaft für Qualitätsmanagement in der Gesundheitsversorgung), GMDS oder AWMF,
(4) die Fachverantwortlichen in den Kliniken,
(5) die Verantwortlichen in Verbänden, der Gesundheitspolitik und -forschung und
(6) die Patienten als Nutzer von Ratingdiensten.

Dies bedeutet im Hinblick auf die Entwicklung der Personalisierten Medizin, dass angesichts der immer komplexer werdenden methodischen Fragen des klinischen Qualitätsmanagements die Rollenträger der Gruppen zwei bis vier an Bedeutung gewinnen. Dies wird sich in einer Zunahme der verfügbaren Ressourcen auswirken. Letzteres gilt für die erste Gruppe nur dann, wenn wie schon Anfang der 80er Jahre wieder Förderprojekte zur dringend notwendigen Weiterentwicklung des Methodenarsenals aufgelegt werden. Demgegenüber wird bei den Rollenträgern der Gruppen fünf und sechs eher eine Verunsicherung eintreten, da sich die Themen „Management im klinischen Dienst" und „Transparenz der Qualität" nicht nebenbei beherrschen lassen. Wie die Reaktion der Verbände aussehen wird, ist nicht abzusehen; für die Patienten bedeutet dies eine steigende Abhängigkeit von Personen oder Diensten, die ihm die gewünschte Transparenz beschaffen und erläutern. Dies kann die Stunde neuer Berater und Infodienste, etwa in den Verbraucherschutzorganisationen, werden.
Viele Organisationen werden Know-how im klinischen Qualitätsmanagement über den bekannten Rahmen hinaus einkaufen müssen. Nur wenige werden diese Leistung intra muros so ausbauen und qualifizieren können, dass sie diese Aufgabe in Verbünden für Dritte mit übernehmen können. Das Thema Qualitätsmanagement wird sich damit ähnlich weiterentwickeln wie die IT-Versorgung der klinischen Einrichtungen.

6. Bilanz

Das Qualitätsmanagement in der klinischen Medizin hat in Deutschland nie die gleiche Bedeutung gewonnen wie beispielsweise in den USA. Neuere technische Entwicklungen wie die Reduktion von gefährlichen Therapiefehlern in der stationären Versorgung durch die Automatisierung der Dispensierkette finden sich hierzulande nicht. Die Förderung der Versorgungsforschung durch das BMBF mag in den kommenden Jahren erneut Aufmerksamkeit auf die methodische Fortentwicklung des Qualitätsmanagements lenken. Ob damit das deutsche Grundproblem – die mangelnde Professionalität des Gesundheitsmanagements und dessen Fehlsteuerung durch die bestehende Marktsegmentierung – gelöst werden kann, ist offen. Die Methoden des Qualitätsmanagements müssen weiter entwickelt werden, um den Anforderungen einer zunehmend individuell ausgerichteten Diagnostik und Therapie gerecht werden zu können. Dies wird die Forschungsförderung und transnationale Begleitung erfordern, damit sich die Praxis des Qualitätsmanagements in der klinischen Medizin in Deutschland in Richtung der personalisierten Versorgung fortentwickeln kann.

7. Zusammenfassung

Die modernen Formen der Qualitätssicherung (oder des „Qualitätsmanagements" nach ISO) in der Klinik entstanden in den westlichen Industrieländern in einer Phase der Aufbruchsstimmung in den 1970er und 1980er Jahren. Dies gilt auch für die Bundesrepublik Deutschland. Die Erfahrungen mit dem Thema führten zur sukzessiven Anpassung der Methodik in Richtung eines „total quality managements". In Deutschland ist während der vergangenen Dekade die methodische Fortentwicklung stehen geblieben. Die Auswirkungen der Personalisierten Medizin auf das Qualitätsmanagement sind unklar – aber es scheint dringend notwendig, dieses Thema methodisch aufzuarbeiten. Einige wichtige mögliche Implikationen werden in der vorliegenden Arbeit angesprochen.

Schlagwörter: Qualitätsmanagement, Personalisierte Medizin, Register, klinische Studien

8. Literatur

[1] Rienhoff O: Qualitätsmanagement in der ärztlichen Befundung. Habilitationsschrift, Hannover 1981.
[2] Selbmann HK: Wo läuft es hin, das Qualitätsmanagement? Vortrag am 14. Mai 2010 in München.
[3] Gemeinsame Initiativen zu intensivierter Qualitätssicherung in den Krankenhäusern. Dtsch Ärztebl B 83/23 (1986), 1667–1669.
[4] World Health Organization: Quality Assurance of Health Services; EUR/ICP/HSR 023 4362v Kopenhagen (1988), 1–13.
[5] Bundesärztekammer (Hrsg.): Curriculum ärztliches Qualitätsmanagement. Bonn 1996.
[6] Ärztliche Berufsordnung überarbeitet und aktualisiert, Beschlüsse des 91. Deutschen Ärztetages: Ärzte Zeitung 90 (1988), 25.

[7] Vilmar K: Ärzteschaft bejaht Initiativen zur Qualitätssicherung: Pressestelle der deutschen Ärzteschaft, Davos 8. März 1989.

[8] Sachverständigenrat für die konzertierte Aktion im Gesundheitswesen: Jahresgutachten 1989: Qualität, Wirtschaftlichkeit und Perspektiven der Gesundheitsversorgung, Kapitel 3, 47–68.

[9] Pietsch-Breitfeld B, Sens B, Rais S (Hrsg.): Begriffe und Konzepte des Qualitätsmanagements. Informatik, Biometrie und Epidemiologie in Medizin und Biologie 4 (1996), 200–230.

[10] Sens B, Fischer B (Hrsg.): Begriffe und Konzepte des Qualitätsmanagements. 2. völlig überarbeitete Auflage. Informatik, Biometrie und Epidemiologie in Medizin und Biologie 34 (2003), 1–61.

[11] Ärztekammer Niedersachsen, Mukoviszidose e. V.: Gemeinsames Protokoll der Sitzung zur Einrichtung eines nationalen CF-Registers vom 17. Juli 1995, Hannover.

[12] Stern M, Sens B, Wiedemann B, Busse O, Damm G, Wenzlaff P: Qualitätssicherung Mukoviszidose – Überblick über den Gesundheitszustand der Patienten in Deutschland 2008. Hippocampus Verlag, Bad Honnef 2009.

[13] Lehmacher W: Auswirkungen der Personalisierten Medizin auf die klinische Forschung. Wie sieht die Statistik der Zukunft aus? In: Niederlag W, Lemke HU, Rienhoff O (Hrsg.): Personalisierte Medizin und Informationstechnik. Health Academy, Band 15, Dresden 2010, 70–82.

[14] Sachverständigenrat für die Konzertierte Aktion im Gesundheitswesen: Bedarfsgerechtigkeit und Wirtschaftlichkeit, Band I: Zielbildung, Prävention, Nutzerorientierung und Partizipation, Band II: Qualitätsentwicklung in Medizin und Pflege. Jahresgutachten, Kurzfassung, Baden-Baden 2001/2002.

[15] Sens B, Wenzlaff P, Pommer G, von der Hardt H: DRG-induzierte Veränderungen und ihre Auswirkungen auf die Organisationen, Professionals, Patienten und Qualität. Hannover 2009.

[16] Berlage S, Wenzlaff P, Damm G, Sens B: Inhouse-Teamschulungen: Gemeinsam mit dem Team – von den Daten und Statistiken zur Qualitätsentwicklung, Zeitschrift für Evidenz, Fortbildung und Qualität im Gesundheitswesen. Elsevier Urban & Fischer, Stuttgart 2010.

[17] Berlage S, Vetter K, Wenzlaff P: Das GerOSS-Projekt (German Obstetric Surveillance System): Lässt sich UKOSS auf Deutschland übertragen?: Vortrag auf der 27. Münchener Konferenz für Qualitätssicherung in der Geburtshilfe – Neonatologie – operative Gynäkologie, 2009.

Personalisierte Medizin und Informationstechnologie – Aspekte des Datenschutzes

K. Pommerening

Johannes Gutenberg-Universität, Universitätsmedizin, Institut für Medizinische Biometrie, Epidemiologie und Informatik, Obere Zahlbacher Straße 69, D-55131 Mainz

1. Die Individualisierung der Medizin

Zwei aktuelle Entwicklungen führen zu einer ausgeprägten Individualisierung (oder Personalisierung) der Medizin: die Entwicklungen im Bereich der Arzneimittel und der Telemedizin, insbesondere der Medizingerätetechnik.

- Die immer leichtere Verfügbarkeit genetischer Daten ermöglicht mit den Forschungsergebnissen der Pharmakogenomik und Pharmakogenetik, beruhend auf gendiagnostischer Differenzierung, eine maßgeschneiderte, auf den individuellen Patienten angepasste Therapie durchzuführen.
- Assistierende Technologie ermöglicht eine gezielte individuelle alltägliche, medizinische und pflegerische Hilfestellung, was insbesondere im Hinblick auf die „alternde Gesellschaft" anders gar nicht mehr geleistet werden kann, und ist oft mit einer lückenlosen Überwachung des Gesundheitszustandes oder gar des Alltagslebens eines Patienten verbunden.

Beide Entwicklungen sind äußerst hilfreich:

- für den Patienten, um bestmöglich versorgt zu werden,
- für den Arzt, um seine Therapieerfolge zu verbessern und
- für die Industrie, um in vielversprechende Geschäftsfelder expandieren zu können („Die alternde Gesellschaft verspricht ein Multimilliardengeschäft.").

Wer von Personalisierter Medizin spricht, meint in der Regel den pharmakogenomischen oder -genetischen Aspekt, der assistierende Aspekt ist aber mindestens genau so wichtig, sowohl vom perspektivischen Nutzen als auch von den rechtlichen und ethischen Rahmenbedingungen aus betrachtet. Individualisierung der Behandlung (Diagnose, Therapie, Überwachung und Hilfe) wird in Zukunft immer bedeutsamer und ist – unabhängig vom Ansatz – stets mit der Erzeugung von riesigen individuellen Datensätzen verbunden, darunter neben genetischen Daten und Gesundheitsdaten auch Daten zum Lebensstil, sozioökonomische Daten und Verhaltensdaten in bisher nicht vorstellbarem Ausmaß. „In zehn Jahren gibt es zu jedem Menschen Milliarden von Datenpunkten. Der Knackpunkt ist, wie wir diese zu validen Hypothesen über den jeweiligen Menschen verdichten können." (Leroy Hood nach [1]). Vom Datenschutzgesichtspunkt ebenso wie von der Technikfolgenabschätzung (Health Technology Assessment) aus betrachtet ist es wichtig, die Auswirkungen beider Varianten der Individualisierung zu betrachten, Gemeinsamkeiten herauszuarbeiten und Unterschiede festzustellen. Positiv anzumerken ist jedenfalls, dass die Personalisierte Medizin zumindest im Ansatz den Menschen als Individuum sieht und nicht auf einen statistischen Mittelwert reduziert.

2. Pharmakogenomik und Pharmakogenetik

Pharmakogenomik ist Forschung im Labor. Geklärt werden soll die Interaktion von genetischen Dispositionen, Mutationen oder Polymorphismen mit Medikamenten. Deren Wirkung kann durch die von den Genen gesteuerten Enzyme stark beeinflusst werden bis hin zur Nichtwirksamkeit oder zu unannehmbaren Nebenwirkungen, die sogar zu einer Rücknahme der Zulassung eines Medikaments führen können, obwohl sie bei 90 % der Patienten nicht auftreten. Besonderen Erfolg verspricht man sich in der Krebstherapie, wo der genetische Fingerabdruck eines Tumors direkte Möglichkeiten zur Bekämpfung von Tumorzellen eröffnen soll, ohne gesunde Zellen zu beeinträchtigen [2].

Als Pharmakogenetik wird die klinische Erforschung des gleichen Problembereichs bezeichnet, also die Prüfung am Menschen im Rahmen kontrollierter klinischer Studien: Lässt sich das von der Laborforschung vorhergesagte unterschiedliche Ansprechen von Individuen auf eine Therapie auch in der konkreten Therapiesituation nachweisen? Eine wichtige Rolle bei der unterschiedlichen Wirkung von Therapieversuchen spielen natürlich neben genetischen auch andere persönliche Merkmale wie Alter, Geschlecht, Größe, Gewicht, ebenso Vorerkrankungen oder gleichzeitige andere Erkrankungen sowie persönliche Gewohnheiten wie Ernährung und Suchtmittelkonsum. Alle diese Daten müssen für eine individuelle Therapie erhoben werden.

Die aufgrund genetischer Daten individualisierte Medizin hat viele Vorteile:

- *Für Patienten:* Verbesserung der Diagnose-Genauigkeit, Auswahl einer optimal wirksamen Therapie, Vermeidung unwirksamer Therapien, Reduktion unerwünschter Nebenwirkungen.

- *Für Ärzte:* erhöhte Gewissheit bei Diagnostik und Therapie, Verbesserung des Behandlungserfolgs.
- *Für klinische Forscher:* schärfere Ein- und Ausschlusskriterien für die Aufnahme in eine klinische Studie durch Differenzierung von Subpopulationen, verringerte Anforderungen an Fallzahlen, bessere Nachweisbarkeit von Therapieeffekten.
- *Für Kostenträger:* weniger unnötige oder unwirksame Therapien, weniger Nebenwirkungen, dadurch verbesserte Kosteneffizienz.
- *Für die Pharmaindustrie:* Entwicklung innovativer Produkte und Erschließung neuer Marktsegmente.

Beispielsweise können bei klinischen Studien genetisch ungeeignete Patienten ausgeschlossen werden: Das ist ein Vorteil für die Betroffenen, die keine unnötigen Therapieversuche erleiden müssen, aber auch für die Forscher, die ihre Ressourcen effizienter einsetzen und trennschärfere Ergebnisse erzielen können. Die Problematik des Datenschutzes wird exemplarisch durch vier Anwendungsfälle verdeutlicht.

Anwendungsfall 1: Pharmaforschung mit Probenmaterial

Proben aus einer Biomaterialbank oder einer Klinik werden an eine Pharmafirma für ein pharmakogenomisches Forschungsprojekt abgegeben, zusammen mit dafür relevanten medizinischen Begleitdaten (mindestens Diagnose).

Anwendungsfall 2: Klinische Studie mit individualisierter Medikamentierung

Das Datenmanagement einer solchen Studie unterscheidet sich von einer „herkömmlichen" klinischen Studie nur dadurch, dass auch die nötigen genetischen Daten erfasst werden.

Anwendungsfall 3: Klinische Epidemiologie

Hier ist das Ziel eine systematische Auswertung des Behandlungserfolgs, auch einrichtungsübergreifend. Die nötigen Daten, auch der individualisierten Medizin, werden aus dem Behandlungszusammenhang gewonnen, zentral zusammengeführt und – evtl. auch konsekutiv über längere Zeiträume immer wieder – ausgewertet.

Anwendungsfall 4: Individuelles Doping

Dieses ist eine Schattenseite der individualisierten Medizin. Leistungssteigernde Substanzen werden genau auf die genetische Situation des Sportlers angepasst verabreicht und dabei die Nichtnachweisbarkeit optimiert. Zur Bekämpfung dieser unerwünschten Entwicklung ist im Gegenzug eine lückenlose Überwachung aller Spitzensportler erforderlich, die auffällige Änderungen in Körper- und Leistungswerten entdeckt, wenn schon die Substanzen selbst nicht nachweisbar sind.

3. Assistierende Technologie

Assistierende Gesundheitstechnologie (man spricht auch von Ambient Assisted Living oder Wireless Personalized Health Services) umfasst Ansätze, welche für das alltägliche Leben und die Gesundheitsversorgung, vor allem älterer Menschen, Unterstützung und Hilfe gewähren sollen, besonders in Situationen, wo diese sonst auf sich alleine gestellt wären. Hierunter sind vor allem technische Geräte zu verstehen, einerseits direkte Hilfen wie Herzschrittmacher, Hör-Implantate oder Seh-Chips, andererseits aber auch beispielsweise Sensoren und Systeme, die Bewegungen und Gesundheitszustand möglichst unaufdringlich überwachen und in kritischen Situationen entweder direkt eingreifen oder einen Alarm auslösen. Hierbei werden neben den unmittelbar Betroffenen auch Familienmitglieder, Ärzte und Pflegepersonal in die Kommunikation einbezogen. Ziel ist vor allem, den Betroffenen ein längeres selbstständiges Leben im häuslichen Umfeld zu ermöglichen. Die Akzeptanz solcher Systeme soll soweit gefördert werden, dass sie sich nahtlos und wie selbstverständlich in den Alltag der Menschen einfügen lassen.
Vom (tele-)medizinischen Gesichtspunkt steht das Telemonitoring (Überwachung von Körperfunktionen, z. B. des Blutdrucks, und Übertragung der Daten an ein spezialisiertes Behandlungszentrum) im Vordergrund. Visionen reichen bis zum „Body Area Network" (BAN), wo verschiedene Sensoren und Sonden am Körper online geschaltet sind und ihre Daten kontinuierlich an die Zentrale senden; sogar implantierte RFIDs („Radio Frequency Identity"-Chips, auch als Transponder bezeichnet) werden für diesen Zweck diskutiert. Solche Sensoren senden ihre Daten meist zunächst lokal an ein mobiles Gerät (Telefon/Netzrechner), von wo sie über das Internet funk- oder kabelgebunden weitergeleitet werden; der Körper wird Teil des „Internets der Dinge" und unterliegt dem „Pervasive Computing". Tragen die Patienten also künftig ihren Herzrhythmus oder andere kritische Körperfunktionen im Internet spazieren? Besonders kritisch zu beurteilen sind Fernwartungs- oder Administrationszugänge zu solchen Geräten, die den Patienten dem Passwort-Besitzer ausliefern, von Sicherheitslücken und Systemfehlern abhängig machen und den Gefahren des Internets ausliefern. Die Industrie sieht hier ein enormes Wachstumspotenzial im Bereich der Mobiltechnik, der RFID-Chips und der Sensor-Technik. Führende Hardware-Firmen wie Intel, AMD, TI und Qualcomm arbeiten an speziellen Chip-Entwicklungen für drahtlose Monitor-Geräte mit RFID-Technik und Chipkarten [3]. Die Einführung aller solcher Geräte unterliegt in Deutschland allerdings dem Medizinproduktegesetz (MPG); in den USA etwa ist die FDA für die Zulassung zuständig, so dass hier zumindest von der medizinischen und technischen Seite eine gewisse Qualität für die Funktion gesichert wird. Aber komplexe Systeme haben Fehler, die sich auch durch strenge Zulassungsverfahren „hindurchmogeln" können. Und eine Datenschutz- oder Technikfolgen-

abschätzung ist mit dem Zulassungsverfahren nicht in ausreichendem Maße verbunden. Da hier Systemfehler sogar lebensbedrohlich sein können, ist die Integrität der Systeme und Daten im wörtlichen Sinne lebenswichtig. Beispiele für die Gefahren findet man u. a. in den Ausgaben 20.48, 49, 52 des Risks Digest [4]. Die Softwareentwicklung sollte unbedingt den Regeln des „Secure Engineering" [5] folgen.
Auch der Bereich der assistierenden Technologien ist zunächst im Behandlungskontext angesiedelt, allerdings oft im Sinne des „shared care" einrichtungsübergreifend, interdisziplinär und mit Daten, die über das Internet übertragen und auf zentralen Servern zusammengeführt werden. Die vor der Zulassung notwendige klinische Prüfung nach dem MPG definiert allerdings einen Forschungskontext, der aber unmittelbar mit der Behandlung verquickt ist.
Die längerfristige und einrichtungsübergreifende systematische Datensammlung und -auswertung trägt auch hier zur Sicherung der Behandlungsqualität und zum medizinischen Fortschritt bei und ist daher unverzichtbar. Diese definiert einen reinen Forschungskontext. Wichtig dabei ist, Daten direkt vom Gerät verwenden zu können, ohne fehleranfällige Zwischenschritte; das verspricht eine hohe Datenqualität.
Einige weitere Beispiele illustrieren den Nutzen und die Datenschutzproblematik assistierender Technologien.

Anwendungsfall 5: Direkte Unterstützung
Zum Beispiel durch Prothetik, ohne direkte Notwendigkeit der Datenspeicherung und -übertragung. Dies ist aus Sicht des Datenschutzes unproblematisch, kann es aber werden, wenn Daten zur Funktionsüberprüfung zumindest kurzzeitig aufgezeichnet oder gar übermittelt werden, und vor allem, wenn diese Geräte zum Zwecke der Fernwartung online erreichbar sind.

Anwendungsfall 6: Selbsteingabe von Messdaten
Der Patient liest die Werte selbst ab und überträgt sie mit Hilfe eines (z. B. webbasierten) Eingabeformulars an einen verantwortlichen Arzt. Dabei sind zumindest die Regeln einer sicheren Internet-Kommunikation zu befolgen, wie wechselseitige starke Authentisierung zwischen Server und Client und verschlüsselte Übertragung. Abgesehen davon kann die Datenqualität problematisch sein.

Anwendungsfall 7: Überwachung von Körperparametern
Zum Beispiel von Blutdruck, Zuckerwert und Atmung im Schlaf durch Sensoren mit Aufzeichnung und regelmäßiger oder gar ständiger Online-Übermittlung. Hier ist die Datenqualität im Vergleich zu Fall 6 sicher besser, vor allem aber auch die Bequemlichkeit für den Betroffenen. Dafür ist die Gefährdung aber auch wesentlich höher, wenn die Überwachungsgeräte selbst im Netz erreichbar sind.

Anwendungsfall 8: Sport
Die laufende Überwachung von Körperwerten von Sportlern während des Trainings und Wettkampfes (Puls, Laktat-Werte, ...) ist ein Spezialfall des Falles 7. Problematisch ist hier, dass kein Behandlungszusammenhang besteht und die Daten außerhalb eines besonders geschützten medizinischen Umfeldes entstehen und verarbeitet werden.

Anwendungsfall 9: MPG-Studie
Wirksamkeit und Nutzen eines Medizinprodukts werden mit dem Ziel der Zulassung untersucht. Dabei müssen die entstehenden Daten sorgfältig dokumentiert und auch langfristig archiviert werden.

Anwendungsfall 10: Qualitätssicherung durch Benchmarking
Hier sind wir in einer Situation ähnlich zu Fall 3; die dortigen Anmerkungen gelten auch hier.

Anwendungsfall 11: Epidemiologische Studie
Hierfür werden die gewonnenen Daten, vielleicht in reduziertem Umfang, längerfristig aufbewahrt, zusammengeführt und – möglicherweise immer wieder – ausgewertet.

4. Datenaufkommen der individualisierten Medizin

Die individualisierte Medizin erzeugt Daten in großem Umfang, aber mit unterschiedlicher Datenprozessierung und -verwendung. Bei beiden Ansätzen entsteht ein hohes Reidentifizierungsrisiko:

- Es werden hochdimensionale, für das Individuum charakteristische Datensätze erzeugt.
- Das externe Wissen, über das ein potenzieller Angreifer verfügen kann, nimmt parallel zum technischen Fortschritt zu und ist in Umfang und Detailliertheit schwer einzuschätzen, vor allem für die Zukunft.

Daher muss sorgfältig geplant werden, welche Daten erfasst werden sollen, wohin sie übermittelt und wo sie gespeichert werden, was mit ihnen gemacht wird und wie sie schließlich wieder „aus dem Verkehr gezogen" werden. Werden etwa genetische Daten, z. B. aus Tumorproben, für ein Forschungsprojekt zusammen mit medizinischen Begleitdaten bereitgestellt, so muss ein erhebliches externes Wissen

hinsichtlich genetischer „Fingerabdrücke" unterstellt werden: Eine teilweise Genom-Analyse, etwa aus einer Speichelprobe, ist inzwischen im dreistelligen Euro-Bereich erhältlich und kann zur Reidentifizierung der medizinischen Begleitdaten führen. Das Gendiagnostikgesetz versucht hier eine Eindämmung. Verstöße sind aber, besonders bei ausländischen Anbietern, kaum kontrollierbar.
Während die Probleme mit den genetischen Daten immerhin schon ausführlich diskutiert wurden, ist das Bewusstsein für die Nebenwirkungen der assistierenden Technologien noch nicht so weit entwickelt, obwohl diese aus der Sicht des Datenschutzes eher noch kritischer zu bewerten sind, und das nicht nur wegen der unzureichend gelösten Sicherheitsfragen der mobilen IT. Da diese Systeme zum Teil automatisiert für den Betroffenen agieren, ist ein Zielkonflikt mit der informationellen Selbstbestimmung offenkundig, sowohl im Hinblick auf Entscheidungen, aber auch im Hinblick auf die entstehenden Datenmengen.
Bei assistierenden Technologien entstehen Verhaltens- und Lebensstil-Daten in großem Umfang. Der Mensch ist möglicherweise ständig online, und zwar nicht mit einem Kommunikationsgerät wie Handy oder Navi, das er auch mal längere Zeit abschalten oder verleihen kann, sondern mit seinem Körper. Die Daten enthalten Details zum Privatleben, die oft mehr über den Menschen enthüllen als seine genetischen Daten, die „nur" Veranlagungen und Verwandtschaftsbeziehungen wiedergeben und über genetische Fingerabdrücke evtl. mit Diagnosen verknüpft werden können.
Als externes Wissen bei Daten aus assistierenden Technologien muss man Informationen zur Lebensführung unterstellen, die leicht durch persönliche Beobachtung oder durch Suchen in sozialen Netzen auf völlig legale Weise zu gewinnen und zuzuordnen sind: Wann hat der Betroffene Mahlzeiten zu sich genommen, wann hat er das Haus verlassen usw. Dadurch bietet sich die Möglichkeit zur Verfolgung („Tracking") einer Person, vor allem wenn die Daten mit Alltagsbeobachtungen oder anderen Telekommunikationsdaten verknüpft werden.
Auch der Umgang mit der Patienteneinwilligung zur Nutzung assistierender Technologien muss hinterfragt werden: Wie steht es mit der Freiwilligkeit? Hat der Patient überhaupt die Wahl? Beziehungsweise welche Wahl hat er? Wie weit ist er überhaupt in der Lage, die Folgen seiner Einwilligung zu überblicken?

5. Ansätze zur datenschutzgerechten Gestaltung

Die Datenschutzkonzepte der TMF e. V. [6–8] bilden eine gute Ausgangsbasis, die individualisierte Medizin datenschutzgerecht zu gestalten; sie ersparen jedoch nicht eine gründliche Auseinandersetzung mit den Gefährdungen in einer speziellen Situation und die jeweilige Auswahl geeigneter Maßnahmen nach dem Grundsatz der

Verhältnismäßigkeit. Der Bereich der genetischen Forschung wird durch das TMF-Datenschutzkonzept für Biomaterialbanken zu großen Teilen abgedeckt. Für den Bereich der assistierenden Technologien sind die Ansätze des generischen Datenschutzkonzepts geeignet, aber noch gezielt auszuarbeiten. Diese Aussagen werden im Folgenden, insbesondere für die exemplarischen Anwendungsfälle der Kapitel 2 und 3, genauer ausgeführt. Auch die IT-Sicherheits- und Datenschutzkonzepte der Gesundheitstelematik und telemedizinischer Projekte liefern wichtige Bausteine für die datenschutzgerechte Gestaltung der individualisierten Medizin. Grundsätze, auf denen die Lösungsansätze beruhen, sind:

- Informationelle Selbstbestimmung so weitgehend wie möglich. Da der Patient oft keine wirkliche Wahl hat, wenn er die Vorteile der individualisierten Medizin für sich nutzbar machen will, und die Tragweite einer Einwilligung nicht in allen Details vorhersehen kann, müssen besondere Sicherheitsmaßnahmen getroffen werden und die längerfristige Verwendung der Daten auf das absolut notwendige Minimum reduziert werden. Ansonsten muss die Aufklärung so vollständig wie möglich und dem Patienten angemessen sein [9].
- Informationelle Gewaltenteilung (z. B. durch pseudonymisierte Speicherung und Datentreuhänderdienste) so weitgehend, wie es nach dem Grundsatz der Verhältnismäßigkeit möglich ist. In der individualisierten Medizin ist dies nur in Grenzen möglich; das Problem der hohen Informationsdichte mit daraus folgendem hohem Reidentifizierungspotenzial ist dadurch nicht vollständig behebbar. Wichtig ist daher der absolute Schutz der Datenbanken und die strikte Wahrung des Behandlungszusammenhangs; Forschungsprojekte mit den Daten bedürfen einer gründlichen Vorabprüfung und strikter verbindlicher Regelungen.
- Deutliche Trennung zwischen dem direkten Behandlungszusammenhang und sekundären Datenverwendungen, insbesondere für die medizinische Qualitätssicherung und Forschung. Für die sekundäre Verwertung der Daten ist stets eine Anonymisierung oder Pseudonymisierung vorzusehen.
- Bei langfristiger Aufbewahrung sind die Möglichkeiten zur getrennten, organisatorisch unabhängigen Speicherung verschiedener Datenarten zu nutzen.
- Wegen des hohen, nicht zu kontrollierenden Reidentifizierungspotenzials ist die Bereitstellung von Public-Use-Dateien im Allgemeinen nicht zu vertreten.
- IT-Sicherheit muss nach dem Stand der Technik implementiert werden. Hierfür ist eine gründliche Planung vor Beginn eines Projekts unumgänglich. Das betrifft insbesondere Zugriffsrechteregelungen und die Sicherheit von Servern, Übertragungswegen und Client-Rechnern.
- Auf der organisatorischen Seite sind umfangreiche Überwachungs- und Kontrollmechanismen vorzusehen.

- Die Verantwortung muss klar geregelt sein; insbesondere muss für den Patienten stets ein eindeutig definierter Ansprechpartner erreichbar sein.

Der Schutzbedarf medizinischer Daten ist stets hoch und wird im Behandlungsfall durch die ärztliche Schweigepflicht, im Allgemeinen durch die Datenschutzgesetze besonders betont. Genetische Daten gelten darüber hinaus als besonders sensibel; wegen ihres hohen Reidentifizierungspotenzials muss man dieses gleichermaßen für Daten der assistierenden Technologien annehmen. Daher sind besondere Schutzmaßnahmen zu treffen, die insbesondere unbefugte Zugriffe ausschließen und das Reidentifizierungsrisiko minimieren. „Entscheidend für Akzeptanz und Markterfolg [assistierender Technologien] wird deshalb die verantwortungsvolle Abwägung zwischen technisch möglichen Assistenzfunktionen einerseits und der hierfür nötigen Überwachung und Datenübermittlung andererseits sein." [10].
Die individualisierte Medizin findet zunächst im reinen Behandlungskontext statt, aber in der Regel mit großem Behandlungsteam („shared care"). Dafür sind die Ansätze der Gesundheitstelematik sowie das „Versorgungsmodul" des TMF-Datenschutzkonzepts [7] als Ausgangspunkt geeignet. Der Forschungskontext spielt erst dann eine Rolle, wenn die erhobenen Daten im Rahmen einer klinischen Studie entstehen oder wenn eine Sekundärauswertung, z. B. des Behandlungserfolgs oder von Krankheitsverläufen, geplant wird. Was unbedingt sinnvoll ist und wie weit die Datengranularität vergröbert werden kann, muss im Einzelfall geprüft werden, aber gerade detaillierte langfristige Verlaufsdaten können von besonderer Bedeutung sein. Bei Langzeitspeicherung bieten das „Forschungsmodul" und das „BMB-Modul" des TMF-Datenschutzkonzepts [7, 8] die geeigneten Lösungsansätze, für die klinischen Studien, sei es im Bereich der pharmakogenetischen Forschung – wofür die Regelungen des AMG (Arzneimittelgesetz) greifen oder im Bereich von Medizingeräten, wofür die Regelungen des MPG zu befolgen sind – ist das „Studienmodul" des TMF-Datenschutzkonzepts [7] eine geeignete Basis.
Erwägungen zur IT-Sicherheitstechnik über den Stand der marktverfügbaren Technik hinaus sind bei assistierenden Technologien notwendig. Hier sind die IT-Sicherheitsprobleme durch mobile Kommunikationstechnik verschärft; eine PKI (Public Key Infrastructure)-Implementation ist unumgänglich für die Sicherheit, wird aber wegen Performanz und Speichergröße eingebetteter Chips und RFIDs nur mangelhaft, meistens gar nicht umgesetzt. Eine PKI ist ein flächendeckend verteiltes System, das den netzweiten vertrauenswürdigen Umgang mit Schlüsseln und Zertifikaten für die asymmetrische Kryptographie, einschließlich digitaler Signatur und starker Authentisierung, ermöglicht. Sicherheit bei assistierenden Techniken ist grundsätzlich, wie in jedem vernetzen System, nur möglich, wenn die Anforderungen wechselseitige starke Authentisierung aller kommunizierenden Subsysteme (Sensoren, mobile

Geräte, Server etc.), verschlüsselte Datenübertragung sowie die Integritätssicherung durch digitale Signatur gewährleistet sind – mit anderen Worten, wenn eine flächendeckende PKI nach dem Stand der Technik existiert und genutzt wird. Hier besteht auf der technischen Seite noch erheblicher Entwicklungsbedarf; starke kryptographische Verfahren scheitern auf eingebetteten Chips oft an deren mangelnder Rechen- und Speicherkapazität. Kryptographische Verfahren auf der Basis elliptischer Kurven (ECC-Verfahren) bieten Vorteile, sind aber noch nicht genügend weit verbreitet. Dies ist kein Problem der Wissenschaft, die ihre Hausaufgaben hierfür schon längst erledigt hat, sondern des Marktes.
Abschließend werden auf der Basis der oben genannten Grundsätze Empfehlungen für die verschiedenen in den Kapiteln 2 und 3 beschriebenen Anwendungsfälle formuliert. Welche Maßnahmen angemessen sind, ergibt sich im Einzelnen aus den Empfehlungen zur Abschätzung der Verhältnismäßigkeit im TMF-Datenschutzkonzept [7].

Anwendungsfall 1: Pharmaforschung mit Probenmaterial
Hier sind die Überlegungen und Vorschläge aus dem TMF-Datenschutzkonzept für Biomaterialbanken [8] einschlägig; für eine Übersicht siehe [11].

Anwendungsfall 2: Klinische Studie mit individualisierter Medikamentierung
Zu beachten sind die Regelungen des Arzneimittelgesetzes (AMG) und der guten klinischen Praxis (GCP). Die Überlegungen zum Studienmodul aus dem revidierten Datenschutzkonzept der TMF e. V. beschreiben diese Situation.

Anwendungsfall 3: Klinische Epidemiologie
Dies entspricht einer Situation, die vom Modell A des generischen Datenschutzkonzepts der TMF e. V. [6] oder dem Versorgungsmodul des revidierten Datenschutzkonzepts [7] abgedeckt wird. Bei langfristiger einrichtungsübergreifender Datenspeicherung ohne direkte Rückwirkung auf die Behandlung sind die Überlegungen zum Modell B des generischen TMF-Datenschutzkonzepts bzw. zum Forschungsmodul des revidierten TMF-Datenschutzkonzepts zutreffender.

Anwendungsfall 4: Individuelles Doping
Dieser Fall ist in einem ganz anderen Umfeld außerhalb der eigentlichen medizinischen Forschung und Versorgung angesiedelt und erfordert ganz eigene Überlegungen zu Ethik und Datenschutz. Diese werden hier ausgelassen.

Anwendungsfall 5: Direkte Unterstützung
Die Gewinnung und Verarbeitung der Daten findet im direkten Behandlungszusammenhang statt und wird insofern im Modell A des generischen TMF-Datenschutz-

konzepts und in den Überlegungen zum Versorgungsmodul des revidierten TMF-Datenschutzkonzepts beschrieben. Dazu kommen aber noch die oben erwähnten besonderen Anforderungen an die IT-Sicherheit.

Anwendungsfall 6: Selbsteingabe von Messdaten
Der erste Satz zum Fall 5 gilt hier ebenfalls; für die IT-Sicherheit der Datenübertragung werden aber nur die wesentlich einfacheren, breit verfügbaren und etablierten Sicherheitsmechanismen im Internet (auf SSL-Basis) benötigt.

Anwendungsfall 7: Überwachung von Körperparametern
Hierfür gelten die Bemerkungen zum Fall 5 in analoger Weise.

Anwendungsfall 8: Sport
Hier gilt das gleiche wie im Fall 4. Man muss davon ausgehen, dass der Sportler selbst an der Optimierung seiner Körperfunktionen interessiert ist.

Anwendungsfall 9: MPG-Studie
Hier sind, insbesondere aus Datenschutzsicht, Regeln der GCP einzuhalten, die auch die Aufklärung der Patienten und Vorgaben für die Einwilligungserklärung umfassen. Die Regeln entsprechen denen für andere klinische Studien. Die Situation wird durch das Studienmodul des revidierten TMF-Datenschutzkonzepts abgebildet, ähnlich wie im Fall 2.

Anwendungsfall 10: Qualitätssicherung durch Benchmarking
Hier gelten ähnliche Hinweise wie im Fall 3.

Anwendungsfall 11: Epidemiologische Studie
Diese Situation wird im Modell B des generischen TMF-Datenschutzkonzepts und in den Überlegungen zum Forschungsmodul des revidierten TMF-Datenschutzkonzepts beschrieben.

6. Zusammenfassung

Zwei aktuelle Entwicklungen führen zu einer ausgeprägten Individualisierung der Medizin: einerseits die maßgeschneiderte Therapie auf der Basis der Pharmakogenetik und andererseits die assistierende Technologie. Für den Umgang mit den entstehenden umfangreichen individuellen Datensätzen wurden datenschutzgerechte Lösungsansätze vorgestellt.

Schlüsselwörter: Personalisierte Medizin, Pharmakogenomik, assistierende Technologie, Ambient Assisted Living, Datenschutz, TMF-Datenschutzkonzept

7. Literatur

[1] Singer E: Die Medizin wird vollständig digitalisiert. Technology Review 11.03.10. http://www.heise.de/tr/artikel/Die-Medizin-wird-vollstaendig-digitalisiert-949266.html (12.03.2010).

[2] Briseño C: Meine Gene, mein Krebs, meine Therapie. SPIEGEL online 19. Februar 2010. http://www.spiegel.de/wissenschaft/medizin/0,1518,678943,00.html (12.03.2010).

[3] Fuscaldo D: Chip Makers to Personalize Health Care. The Wall Street Journal May 23, 2007. http://online.wsj.com/article/SB117987928600611499.html (12.03.2010).

[4] Neumann P (ed.): The Risks Digest. http://catless.ncl.ac.uk/Risks/ (12.03.2010).

[5] Anderson R: Security Engineering. Wiley, New York 2001.

[6] Reng CM, Debold P, Specker C, Pommerening K: Generische Lösungen zum Datenschutz für die Forschungsnetze der Medizin. MWV Medizinisch Wissenschaftliche Verlagsgesellschaft, München 2006.

[7] Pommerening K, Drepper J, et al.: Das revidierte generische Datenschutzkonzept der TMF (Arbeitstitel). In Vorbereitung.

[8] Pommerening K, Hummel M, Ihle P, Semler S: Biomaterialbanken – Datenschutz und ethische Aspekte. MWV Medizinisch Wissenschaftliche Verlagsgesellschaft, München (im Druck).

[9] Berger B, Goebel JW, Harnischmacher U, Ihle P, Scheller J: Checkliste und Leitfaden zur Patienteneinwilligung. MWV Medizinisch Wissenschaftliche Verlagsgesellschaft, München 2006.

[10] Wikipedia: Stichwort „Ambient Assisted Living". http://de.wikipedia.org/wiki/Ambient_Assisted_Living (12.03.2010).

[11] Pommerening K: Biomaterialbanken – Rechtliche Aspekte, Datenschutz und Datensicherheit. In: Niederlag W, Dierks C, Rienhoff O, Lemke HU (Hrsg.): Rechtliche Aspekte der Telemedizin. Health Academy 2/2006, Dresden 2006, 178–189.

Rechtliche Problemfelder einer „Personalisierten Medizin“

G. Duttge, C. Dochow

Georg-August-Universität Göttingen, Juristische Fakultät, Institut für Kriminalwissenschaften, Abteilung für strafrechtliches Medizin- und Biorecht, Goßlerstraße 19, D-37073 Göttingen

1. Das neue Paradigma

Dass sich die Rolle des Arztes im Verhältnis zu seinen Patienten vom tradierten Vormund hippokratischer Provenienz zu einem mehr partnerschaftlich geprägten, den Patienten als mitverantwortliches Subjekt mit je individuellen Bedürfnissen, Wertvorstellungen und Wünschen wahrnehmenden Beistand gewandelt hat, ist keine neue Erkenntnis [1]. Kraft seines Selbstbestimmungsrechts hat es der Patient heute sogar in der Hand, das Wirken medizinischer Vernunft durch die Verweigerung seiner Zustimmung zu verhindern und auf diese Weise seine Individualität selbst um den Preis seines vorzeitigen Versterbens durchzusetzen [2].
Schon bei der Sorge um eine angemessene ärztliche Aufklärung als kognitive Basis des patientenseitigen Mitbestimmungsrechts („informed consent“) üben ungeachtet aller zugestandenen Einzelfallbezogenheit von Reichweite und Darreichungsform „praktische Zwänge“ ihre Wirkung in Richtung eines generalisierten, patientenfernen (Formular-)Verständnisses aus. Um so mehr zeigt sich diese Tendenz zur Pauschalisierung seit Langem bei der Frage nach dem „state of the art“ der jeweiligen Behandlung („Standard“), jetzt zu dem Zweck, eine unkontrollierte Anwendung veralteter oder noch nicht erprobter (Neuland- oder Außenseiter-)Methoden zu verhindern und anstelle dessen wissenschaftlich-objektiv abgesicherte Behandlungsweisen zu befördern („evidence based medicine“) [3]. Dass aber auch hierdurch – infolge der damit einhergehenden Orientierung an „Therapieschablonen“ [4] – das letztendliche Ziel verfehlt werden kann, nämlich gerade diesem einen Patienten die bestmögliche Versorgung mit Blick auf seine konkrete Erkrankungs- und sonstige Lebenssituation bereitzustellen, wird erst seit Kurzem mehr und mehr erkannt und insbesondere durch verstärkte Betonung der Therapiefreiheit kritisch diskutiert [5]. Selbstredend kann es heute aber nicht mehr um ein Zurück in eine Zeit riskanter Therapieversuche mutiger Arztpersönlichkeiten gehen; im 21. Jahrhundert besteht die Aufgabe

vielmehr darin, die wissenschaftlichen Erkenntnisse und erprobten Verfahrensweisen der modernen Medizin so zu nutzen, dass sie ihren Wert beim Transfer auf den individuellen Patienten vollumfänglich beibehalten und nicht etwa durch blinde Pauschalisierung gar neue Risiken heraufbeschwören. Es liegt dabei auf der Hand, dass der notwendige Brückenschlag zwischen dem Generellen und dem Individuellen [6] nach Beseitigung „blinder Flecken“ auf beiden Seiten zu streben hat: Die Bündelung der Erkenntnisse und Erfahrungen in generalisierenden bzw. abstrahierenden Festlegungen darf nicht in Dogmatismus entarten, sondern muss genügend Raum offenhalten für Differenzierungen mit Blick auf den jeweiligen Einzelfall; und dieser wiederum kann in seiner Individualität nur dann bestmöglich „anschlussfähig“ gemacht werden an das generell Gewusste, wenn seine individuelle Ausprägung möglichst vollumfänglich erfasst wird.

Personalisierte Medizin zielt also auf eine ganz neuartige Verknüpfung von Generellem und Individuellem zum besten Wohl des konkreten Patienten, d. h. im Sinne „einer auf den individuellen Patienten abgestellten und (gerade dadurch) optimierten Medizin bzw. Gesundheitsversorgung“ [7]. Mit diesem breit gefassten Verständnis, das die Erfassung und Berücksichtigung genomischer bzw. biologischer Merkmale (etwa zum Zwecke einer gendiagnostikbasierten Arzneimitteltherapie) nur als (wenngleich nicht unwichtigen) Teilaspekt [8] einer ganzheitlich verstandenen „Individualisierung“ von Medizin begreift (weshalb teilweise bedeutungsgleich auch von „individualisierter Medizin“ die Rede ist) [9], wird nicht weniger als ein Paradigmenwechsel in der Gesundheitsversorgung eingeläutet: Es geht – wohl nicht zuletzt auch vor dem Hintergrund immer knapper werdender Ressourcen – um die größtmögliche Nutzung von Synergien im Zusammenspiel der drei im Gesundheitsbereich wesentlichsten „Treiber“: des „medizinischen und gesellschaftlichen Bedarfs“, der „wissenschaftlichen Entwicklung in den Lebenswissenschaften“ sowie der schon von Verfassungs wegen vorgezeichneten „Patientenorientierung“ [10]. Mit einer dezidiert individualisierten Diagnose und Therapie auf der Basis möglichst vollständiger Kenntnis aller potenziell relevanten Patientenparameter („bis in die letzte Gensequenz hinein …“) eröffnet sich insbesondere die Chance, im Wege einer „maßgeschneiderten Therapie“ unnötige Mehrbehandlungen bzw. unerwünschte Nebenwirkungen gezielt zu vermeiden und individuelle Präventionsmaßnahmen zu ergreifen, damit Krankheiten frühzeitiger und treffsicherer diagnostiziert werden können. Prävention aufgrund prädiktiver Risikodiagnostik sowie die breite Nutzung moderner Informations- und Kommunikationstechnologien (Ausbau einer Telematikinfrastruktur) zwecks Verarbeitung der sonst nicht mehr beherrschbaren Informationsflut und Erleichterung des Verstehens komplexer Zusammenhänge durch gemeinsame (virtuelle) Ressourcennutzung und anschauliche Präsentation der Ergebnisse gelten als wesentliche Bausteine einer effektiven Patientenversorgung der Zukunft.

2. Ausgewählte rechtliche Fragestellungen

2.1. Vorbemerkungen

Auf den ersten Blick scheint es so, als läge eine solche „Personalisierung" bzw. „Individualisierung" der Medizin ganz auf der Linie des juristischen Verständnisses. Denn aus medizinrechtlicher, letztlich verfassungsrechtlich geprägter Sicht interessiert die Arzt-Patienten-Beziehung stets in ihrer konkret-individuellen Gestalt, und zwar sowohl hinsichtlich der Relevanz des Selbstbestimmungsrechts (Art. 2 Abs. 2 S. 1 GG) als auch der auf den konkreten Patienten bezogenen Notwendigkeiten in Diagnose und Therapie. Eben auf dasselbe Ziel ist als fremdnütziges, treuhänderisches Recht [11] zugleich die ärztliche Therapiefreiheit bezogen, und dies ungeachtet aller Verpflichtung, dadurch auch das Gemeinwohl zu befördern (vgl. § 1 Abs. 1 der Musterberufsordnung für Ärzte – MBO-Ä: „Gesundheit der Bevölkerung") [12]. Nur soweit sich mit dem neuen Paradigma ein Abweichen von evidenzbasierten Standards verbindet, zeigen sich rechtliche Schwierigkeiten vorwiegend im (zivilrechtlichen) Arzthaftungsrecht (2.2.) sowie im Bereich des Leistungserbringungsrechts (2.3.). Daneben sind natürlich nicht minder Auswirkungen auf die ärztliche Schweigepflicht und das Datenschutzrecht zu erwarten (2.4.).

2.2. Haftungsrecht

Die ärztliche Behandlung ist nur dann sorgfaltsgemäß, wenn sie sich im Rahmen des grundsätzlich „objektiv" zu bestimmenden (Facharzt-)Standards hält [13]. Dieser wird auf dem Boden wissenschaftlicher Erkenntnisse gewonnen und durch die von den jeweiligen Fachexperten konsentierten Maßgaben ärztlichen Handelns bestimmt; er ist nicht statisch, sondern einem fortlaufenden Veränderungsprozess unterworfen, beschleunigt insbesondere durch den medizinischen Fortschritt. Grundsätzlich ausgeschlossen sind daher Behandlungsweisen, die mit Methoden vollzogen werden, die wissenschaftlich nicht anerkannt sind. Sofern durch den Einsatz von Verfahren der Personalisierten Medizin also der „Standard" nicht unterschritten, sondern die Qualität der Versorgung durch eine verbesserte Struktur des Zusammenwirkens evtl. sogar erhöht wird, so ist dies aus juristischer Perspektive nicht etwa bedenklich, sondern förderungswürdig. Zusätzliche Anforderungen ergeben sich dann im Hinblick auf das sich verändernde Wissensmanagement lediglich im Bereich der ärztlichen Aus- und Weiterbildung (§ 4 Abs. 1 MBO-Ä).

Rechtliche Zweifelsfragen treten somit nur zutage, wenn es für solche streng am individuellen Patienten ausgerichteten Therapien (z. B. beim Einsatz eines speziell für die konkrete Person entwickelten Medikaments) nicht gelänge, einen „Standard" (vorab) zu bestimmen. In diesem Fall trüge der behandelnde Arzt – insbesondere bei Abweichen von altbewährten Methoden – in der Tat ein gewisses Haftungsrisiko. Ebenso wie in den vergleichsweise heranzuziehenden Konstellationen einer „Neuland-", „Außenseiter-" oder „alternativen Heilmethode" bzw. eines „Heilversuchs" [14] dürfte es jedoch mit Rücksicht auf den erwünschten wissenschaftlichen Fortschritt auch hier darauf ankommen, ob sich die neue Methode (mit Blick auf das bisher Bewährte) im Rahmen des wissenschaftlich Plausiblen und ärztlich Vertretbaren (nach Abwägung von Nutzen und Risiken/Belastungen) hält [15]. Mit anderen Worten bedarf es somit nicht mehr, aber auch nicht weniger als einer „begründeten Methodenwahl", die sich letztlich eben auch maßgeblich an den Besonderheiten des Einzelfalles und dem Willen des Kranken auszurichten hat [16]. Nur ist dieser selbstredend über die spezifischen Risiken (und über eventuelle Alternativen) eigens aufzuklären, um sein Selbstbestimmungsrecht mündig ausüben zu können [17]; denn allgemein gilt: „Je tiefer der behandelnde Arzt in Neuland vorstoßen will, desto weiter reichen die Informationspflichten." [18]. Freilich ist nicht zu verkennen, dass die Anforderungen an eine ordnungsgemäße Aufklärung zunehmend an Umfang und Komplexität gewinnen werden. Ob hierfür das heilkundliche Wissen des behandelnden Arztes künftig noch ausreichen wird, dürfte eher zu bezweifeln sein; wie er seiner fachkundigen Informationspflicht, von der er durch erweiterte Informationsmöglichkeiten des Patienten nicht befreit wird, gleichwohl gerecht werden kann, ist eine derzeit noch nicht beantwortete Frage. Beim verstärkten Einsatz von IT ist die Aufklärung jedenfalls immer darauf zu erstrecken, dass diagnostische und/oder therapeutische Defizite aufgrund technischer Funktionsstörungen nicht ausgeschlossen sind.

Spezifische Haftungsfragen sind schließlich aufgeworfen durch die zu erwartende verstärkte Vernetzung des therapeutischen Zusammenwirkens, die in erhöhtem Maße Vertrauen in die (nicht stets aufs Neue zu überprüfende) Verlässlichkeit der vorliegenden Informationen bedingen wird. Fallen Diagnose- oder Befunderhebungsfehler in die Verantwortungssphäre eines anderen, so gelten die allgemeinen Regeln der horizontalen Arbeitsteilung [19]. Danach darf grundsätzlich auf die Ordnungsmäßigkeit des Wirkens aller an demselben Behandlungsgeschehen Beteiligten, insbesondere auf zuschreibbare Spezialkenntnisse kraft sozialer Rolle vertraut werden, solange nicht konkrete Anhaltspunkte für fehlerhaftes Verhalten hinlänglich erkennbar sind. Es besteht daher keine – noch dazu ständige – gegenseitige Überwachungspflicht, wohl aber die Notwendigkeit einer Plausibilitätskontrolle der vorgelegten Befunde oder Daten [20] und – bei Zweifeln – die Pflicht zur Rückfrage (äußerstenfalls zur erneuten Daten- oder Befunderhebung), weil mit Rücksicht auf die gefährdeten Rechtsgüter (Leben und körperliche Unversehrtheit) kein therapeutisch oder versorgend Verantwortlicher „blind" vertrauen und auf dieser

Grundlage seine (Therapie-)Entscheidungen treffen darf. Sollen die Effizienzvorteile einer Personalisierten Medizin aber nicht wieder verschenkt werden, muss verstärkt über organisatorisch-technische Vorkehrungen für ein vernetztes Informations- und Wissensmanagement (wie z. B. intelligente Alarmsysteme) [21] nachgedacht werden, um auf diese Weise eine alternative Basis für ein rechtliches Vertrauendürfen (ohne höchstpersönliche Daten- und Befundkontrolle) zu schaffen. Zudem wird auf die Vollständigkeit der vorliegenden Daten, etwa aus einer Elektronischen Patientenakte, wohl generell nicht vertraut werden können; weder ein Gentest noch medizinische Expertensysteme können die Anamnese oder eine eventuell erforderliche weitere Befunderhebung und eigenverantwortliche ärztliche Therapieentscheidung ersetzen, sondern die ärztlichen Aufgaben lediglich unterstützen, weil jede Krankheit und jeder Patient spezifische Merkmale aufweist, „die durch ein am Grundsatzfall orientiertes EDV-Programm nicht erfasst werden können" [22].

2.3. Sozialrechtliche Auswirkungen

Ob und unter welchen Voraussetzungen neue Behandlungsmethoden einer Personalisierten Medizin Bestandteil des Leistungskatalogs der Gesetzlichen Krankenversicherung (GKV) sind bzw. künftig werden, gewinnt seine besondere Bedeutung mit Rücksicht auf die Zugänglichkeit dieser Leistungen für die breite Bevölkerung. Prima vista scheint dabei das Konzept einer dezidiert auf das jeweilige Individuum fokussierten Therapie dem geltenden System der evidenzbasierten Leistungsgewährung zuwiderzulaufen. Die angedeutete Nähe zu Neuland- und Heilversuchen hat somit zwangsläufig Konsequenzen auch für das Recht der krankenversicherungsrechtlichen Leistungsgewährung.

Anspruch auf Krankenbehandlung

§ 27 SGB V statuiert dem Grunde nach einen Anspruch auf Gewähr solcher Leistungen, die erforderlich sind, „um eine Krankheit zu erkennen, zu heilen, ihre Verschlimmerung zu verhüten oder Krankheitsbeschwerden zu lindern". Als „Krankheit" gilt in der Rechtsprechung jeder vom Leitbild eines gesunden Menschen abweichende, mithin regelwidrige Körper- oder Geisteszustand, dessen Beseitigung eine Heilbehandlung notwendig macht und/oder eine Arbeitsunfähigkeit zur Folge hat [23]. Auch Maßnahmen zur Früherkennung von Krankheiten sind – wie auch §§ 25, 26 SGB V zeigen – nicht von vornherein ausgeschlossen. Obgleich die dort vorfindliche Aufzählung keineswegs abschließend ist („insbesondere"), wird es sich mit Rücksicht auf das Wirtschaftlichkeitsgebot (§ 12 Abs. 1 S. 1 SGB V) und seine Konkretisierung durch Richtlinien des Gemeinsamen Bundesausschusses (vgl. § 92

Abs. 1 S. 2 Nr. 3 SGB V) um Leistungen handeln, die auf häufig vorkommende (sogenannte Volks-)Krankheiten bezogen und beschränkt sind. Ansonsten bedarf es stets eines konkreten Krankheitsverdachts für einen Anspruch auf Diagnosemaßnahmen, so dass die anlasslose (z. B. genetische) Untersuchung (bisher) nicht in die Verantwortung der Solidargemeinschaft fällt. Die mit der Personalisierten Medizin intendierte frühzeitige Kenntnisnahme von Dispositionen für (eventuell) erst später auftretende Erkrankungen könnte zwar die mit dem Krankheitsbegriff gezogene Grenzlinie verschieben [24]; doch dürfte die bestehende Ressourcenknappheit zugleich dazu führen, dass aus dem die Kostenübernahme bedingenden Kriterium der „Notwendigkeit" (vgl. § 12 Abs. 1 S. 2 SGB V: „Leistungen, die nicht notwendig oder unwirtschaftlich sind, können Versicherte nicht beanspruchen, dürfen die Leistungserbringer nicht bewirken und die Krankenkassen nicht bewilligen.") dann neue Leistungsbegrenzungen deduziert werden.

Leistungsbegrenzungen

Nach weithin bestehendem Konsens ist es verfassungsrechtlich unbedenklich, dass den GKV-Versicherten medizinische Leistungen nur nach Maßgabe eines allgemeinen, auf Befriedigung des Kollektivs gerichteten Leistungskatalogs gewährt werden [25]. In diesem Lichte versteht es sich beinahe von selbst, dass von vornherein (grundsätzlich) nur Gesundheitsleistungen erbracht werden können, die „dem allgemein anerkannten Stand der medizinischen Erkenntnisse" entsprechen (§ 2 Abs. 1 S. 3 SGB V). Diese gesetzliche Begrenzung steht ebenso wie das nicht minder am Leitbild der Evidenz orientierte, von Bürokratie und Sparzwängen beherrschte „Rechtskonkretisierungskonzept" [26] (mittels Richtlinien des GBA [27], Festlegung einer Gebührenziffer im EBM [28] und Anordnung durch den Vertragsarzt) dem Anliegen der Personalisierten Medizin nach Entwicklung von Behandlungsverfahren erst am konkreten Patienten behindernd im Wege: Denn solange der diagnostische/therapeutische Nutzen und die Wahrung des Wirtschaftlichkeitsgebots (noch) nicht nachgewiesen sind, ist eine Kostenübernahme im Rahmen der GKV grundsätzlich ausgeschlossen, selbst wenn die Expertise des behandelnden Arztes keinerlei Zweifel daran hegt und die Maßnahme im Einzelfall sogar notwendig erscheint. Nach sozialrechtlichem Verständnis verlangt das „Qualitätsgebot" einen weitreichenden Konsens innerhalb der jeweiligen Fachdisziplin über die Zweckmäßigkeit der Therapie aufgrund von klinischen Studien und/oder ausreichenden therapeutischen Erfahrungen. Lediglich im Bereich der stationären Versorgung bedarf es keiner derartigen Vorabzulassung; diese Behandlungen zählen daher nur dann nicht zum Leistungskatalog, wenn sie durch den Gemeinsamen Bundesausschuss (GBA) ausgeschlossen worden sind. Allerdings kennt das Sozialrecht auch Ausnahmen vom skizzierten Grundprinzip bei seltenen Erkrankungen [29], bei einem sogenannten „Systemversagen" aufgrund ausbleibender zeit- und sachgerechter Bewertung [30] sowie – infolge des vielbeachteten „Nikolaus-Beschlusses" des Bundesverfassungsgerichts vom 6. Dezember 2005 [31] – bei einer lebensbedrohlichen oder regelmäßig tödlich verlaufenden Krankheit, für die keine dem allgemeinen medizinischen Standard entsprechende Behandlungsoption (mehr) besteht (sofern die neue Methode eine nicht ganz fern liegende Aussicht auf Heilung verspricht). Diese eher für notstandsähnliche Szenarien vorgesehenen Leistungspflichten bieten jedoch wenig Spielraum für einen breiten Einsatz der Personalisierten Medizin innerhalb des GKV-Systems. Soweit hierauf gegründete Behandlungsmaßnahmen dem Bereich der Forschung zuzurechnen sind, besteht nach geltendem Recht daher einzig die Möglichkeit, hierfür mit den Krankenkassen konkrete „Modellvorhaben" zur Verbesserung von Qualität und Wirtschaftlichkeit der Versorgung bzw. zur Früherkennung von Krankheiten zu vereinbaren (vgl. §§ 63–65 SGB V); die biomedizinische Forschung sowie Arzneimittelgesetz (AMG)- und Medizinproduktegesetz (MPG)-Studien sind hiervon freilich ausgeschlossen.

Eigenverantwortlichkeit: Neue Pflicht zur Gesunderhaltung?

Bedeutsame Auswirkungen könnte die Personalisierte Medizin auf den von Patienten erwarteten „life style" haben: Eine Verlagerung der Gesundheitsverantwortung (mit der Folge eventueller Leistungskürzungen/-ausschlüsse) oder gar eine rechtliche Pflicht zur (Informations-)Vorsorge wäre eine durchaus folgerichtige Konsequenz des „patient empowerments". Das gilt um so mehr, als sich solche Eigenverantwortlichkeit im Sinne einer „gesundheitsbewussten Lebensführung" und „frühzeitigen Beteiligung an gesundheitlichen Vorsorgemaßnahmen" als Strukturprinzip bereits in § 1 Abs. 1 S. 2 SGB V gesetzlich verankert findet. Nur sind bisher – von § 52 SGB V abgesehen – trotz dahingehender rechtspolitischer Debatten (Raucher) bisher keine Sanktionen zur Verhaltenssteuerung vorgesehen [32]. Solche wären auch nicht ohne Weiteres mit dem Individualisierungsgrundsatz des § 33 S. 2 SGB I zu vereinbaren, wonach bei der Ausgestaltung der Rechte und Pflichten des Krankenversicherten nicht zuletzt auch die „Achtung der Menschenwürde und der Freiheit des einzelnen" [33] eine gewichtige Rolle zu spielen hat. Schon dies steht etwa auch einer rechtlichen Inpflichtnahme zur Durchführung genetischer Tests zwecks umfänglicher Prädiktion und Prävention entgegen [34].

Insoweit kommt jedoch auch noch der Umstand hinzu, dass mit dem unlängst in Kraft getretenen Gendiagnostikgesetz (GenDG) weitere rechtliche Hürden bestehen: Ein Zwang zur Vornahme eines Gentests würde das Einwilligungserfordernis des § 8 Abs. 1 GenDG (nach vorheriger Aufklärung gem. § 9 GenDG) eklatant verletzen. Für Versicherungen bekräftigt § 18 GenDG [35] das mit dem Gesetz allgemein intendierte (biogenetische) Selbstbestimmungsrecht auf Wissen bzw. Nichtwissen [36]. Entschlösse sich der Versicherte zur Vorsorge nur, um eventuellen Leistungsbegrenzungen der Krankenkasse zu entgehen, so wäre dies sowohl mit dem Freiwilligkeitserfordernis als auch mit dem Benachteiligungsverbot des § 4 Abs. 1 GenDG unvereinbar. Eine andere Frage ist hingegen bei „freiwilliger“ Kostenübernahme aufgeworfen. Angebote auf Leistungen der Personalisierten Medizin könnten sich damit künftig außerhalb des Leistungskataloges der GKV, insbesondere im Kontext der sogenannten IGe-Leistungen (die vom Patienten gewünscht werden und ärztlich erforderlich oder jedenfalls sinnvoll sind) etablieren. Die (zusätzliche) Inanspruchnahme von Privatversicherern dürfte aber zumindest mittelfristig wohl unweigerlich zur paradoxen Situation führen, dass „für diejenigen, die am meisten von der individualisierten Medizin profitieren könnten, hohe Hürden für den Zugang zu diesen Leistungen aufgerichtet werden“ [37]. Schließlich wird die Notwendigkeit zur Risikokalkulation und das Gebot des Informationsgleichgewichts [38] zwangsläufig eine Sogwirkung zum möglichst umfassenden Zugriff auf vorhandene Datenbestände (jenseits genetischer Daten, dazu bereits oben) nach sich ziehen [39] – mit absehbaren Folgen bei dem hier herrschenden Prinzip der Vertragsfreiheit: Personen mit „guter Risikoprognose“ werden sich am Ende in den Privaten Krankenversicherungen (PKV) sammeln, solche mit „schlechter Risikoprognose“ dagegen auf die GKVen weiterverwiesen sehen [40]. Dies dürfte dann die bereits laufende (und nur von Gesundheitspolitikern einstweilen noch geleugnete) Rationierungsdebatte [41] weiter verschärfen. Gerade in dieser Hinsicht bietet die Personalisierte Medizin aber möglicherweise ganz neue Perspektiven, sofern sich bewahrheiten sollte, dass eine dezidiert patientenbezogene Behandlung aufgrund ihrer Effizienz und Zielgenauigkeit mit erheblichen Kostensenkungen verbunden ist [42].

2.4. Ärztliche Schweigepflicht und Datenschutz

Personalisierte Medizin fußt auf einer möglichst umfassenden Kenntnis und effektiven Nutzung aller potenziell relevanten Patientendaten. Mit dem Ausbau der diagnostischen Möglichkeiten und der zunehmenden Komplexität von Krankheitsbildern und Therapien steigt der Bedarf an einer umfassenden Datensammlung. Die zielführende Bewältigung dieser stetig anwachsenden Informationsmengen ist jedoch im Rahmen der bisherigen Arbeitsabläufe arg limitiert. Der verstärkte Einsatz von Computerprogrammen bzw. Expertensystemen könnte das Wissensmanagement nachhaltig optimieren und so die Effizienz der Versorgung deutlich steigern (etwa durch Verringerung der Gefahr von Fehldiagnosen und Fehlmedikationen) [43]. Die Verbesserung von Qualität und Wirtschaftlichkeit der Gesundheitsversorgung insbesondere durch Implementierung der elektronischen Kommunikation wird bereits von § 67 Abs. 1 SGB V – im engen Zusammenhang mit § 291a SGB V (elektronische

Gesundheitskarte als Mittel der elektronischen Kommunikation) – geradezu eingefordert. In diesem Sinne verbindet sich somit die personalisierte zwangsläufig mit einer „informationsbasierten Medizin" [44]; die derzeit im Aufbau befindliche Telematikplattform kann hierfür einen ersten wichtigen Baustein liefern. Durch verstärkten Einsatz von Verschlüsselungstechnologien soll hierdurch zugleich der Schutz sensibler Gesundheitsdaten befördert werden [45]. Dies erscheint bei Betrachtung der bisherigen Praktiken im Umgang mit papiernen Patientendaten („Sicherheitsniveau einer Postkarte") [46] auch mehr als dringlich. Allerdings darf der mit jeder umfassenden Datensammlung einhergehende Risikozuwachs des Datenmissbrauchs („gläserner Patient") [47] nicht übersehen werden. Zudem ist schon heute absehbar, dass sich mit der erweiterten Erkenntnisgrundlage einer Personalisierten Medizin zugleich die Rolle des Arztes deutlich wandeln wird und klärungsbedürftige Fragen insbesondere nach der Zukunft der ärztlichen Schweigepflicht aufwirft.

Anliegen und Grundproblematik

Die Schweigepflicht gilt, weil sie das essenzielle Vertrauensverhältnis zwischen dem Arzt und dem Patienten sichert, bekanntlich als eine der bedeutsamsten ärztlichen Berufspflichten. Ihre normative Grundlage findet sie berufsrechtlich in § 9 Abs. 1 S. 1 MBO-Ä (bezogen auf alle Umstände, die sich auf den Gesundheitszustand des Patienten beziehen, einschließlich der familiären, beruflichen und finanziellen Verhältnisse) sowie strafrechtlich in § 203 Abs. 1 Nr. 1 StGB. Der Geheimnisschutz beansprucht auch unter ärztlichen Kollegen uneingeschränkte Geltung, soweit diese nicht in das Behandlungsgeschehen unmittelbar einbezogen sind, darüber hinaus ebenso gegenüber den ärztlichen Mitarbeitern als berufsmäßig tätige Gehilfen (vgl. § 203 Abs. 3 S. 2 StGB). Eine strafrechtlich relevante (d. h. unbefugte) Offenbarung von Patientengeheimnissen liegt vor, wenn der Arzt die betreffenden Informationen an Personen weitergibt oder diesen ungesichert überlässt. Das Schweigegebot enthält daher auch die Verpflichtung zum Ergreifen hinreichender Schutzmaßnahmen. Hiervon kann, sofern nicht das Gesetz ausnahmsweise eine Offenbarung erlaubt oder gar gebietet, nur der Patient durch eine dahingehende Erklärung befreien (§ 9 Abs. 2 MBO-Ä). Innerhalb von abgrenzbaren Organisationseinheiten wie einem Krankenhaus wird man bei Aufnahme des Behandlungsverhältnisses von einer konkludent erteilten Einwilligung zur Weitergabe der behandlungsbezogenen Daten an andere Abteilungen ausgehen dürfen. Ob dies jedoch auch für umfassende Datensammlungen im Rahmen einer Telematikplattform gilt, dürfte mangels Überschaubarkeit des Datenzugriffs eher zu bezweifeln sein. Zudem besteht die Gefahr, dass die Schweigepflichtentbindung unter dem Zwang der Erkrankungssituation im Vertrauen gegenüber dem erstbehandelnden Arzt (und künftig eventuell gegenüber den Möglichkeiten einer Personalisierten Medizin) unkontrolliert (mangels von

Überschaubarkeit) und undifferenziert (pauschal für sämtliche Daten) erteilt und damit die Einhaltung der ärztlichen Schweigepflicht immer mehr zur quantité négligeable wird. Es bedarf daher eines Konzepts, das dem Patienten durch fortlaufende Information und Partizipation die Möglichkeit eröffnet, seine Zustimmung wohlüberlegt und gegebenenfalls im Ausmaß hinsichtlich Adressaten und Inhalten differenzierender Weise zu erteilen, ohne dass dadurch die Verantwortung für die Berücksichtigung relevanter Patientendaten zur alleinigen Bürde des „mündigen" Patienten wird. Die Regelungen zum Datenschutz flankieren und ergänzen die ärztliche Schweigepflicht, freilich nicht als Ausdruck einer arzt- oder medizinspezifischen Überlegung, sondern mit Rücksicht auf das in der gesamten Rechtsordnung Geltung beanspruchende Recht auf „informationelle Selbstbestimmung" (Befugnis des Einzelnen, selbst über die Preisgabe und Verwendung seiner persönlichen Daten bestimmen zu können) [48]. Es liegt auf der Hand, dass dabei das (oberste) datenschutzrechtliche Prinzip der Datensparsamkeit (vgl. § 3a BDSG – Bundesdatenschutzgesetz) sowie der weitere Grundgedanke der „informationellen Gewaltenteilung" (Erfordernis einer klaren, bereichsspezifischen Zweckbindung und Trennung der Datenerhebung) [49] mit der fundamentalen Zielsetzung einer Personalisierten Medizin in größten Konflikt tritt. Die routinemäßige Sammlung von Datenmassen im beliebigen Umfang gleichsam „ins Blaue hinein" verbietet sich jedenfalls von vornherein. Auch bedarf es einer Organisationsstruktur, die den Berechtigten eine Partizipation hinsichtlich der weiteren Datenweitergabe eröffnet (z. B. Auskunfts- und Löschungsrechte) sowie eine ausreichende technische Sicherung der Daten gewährleistet (siehe dazu die Auflistung der notwendigen Schutzvorkehrungen, enthalten in der Anlage zu § 9 BDSG/ § 7 Nds.DSG – Niedersächsisches Datenschutzgesetz).

Die Befugnis zur Verarbeitung der besonders schutzwürdigen Gesundheitsdaten (§ 3 Abs. 9 BDSG) richtet sich nach § 4 Abs. 1 BDSG/§ 9 Nds.DSG und erfordert grundsätzlich eine (ausdrückliche und hinreichend spezifizierte) Einwilligung des Betroffenen, soweit die Datenerhebung nicht gesetzlich angeordnet oder erlaubt ist. Dabei kommt es nicht darauf an, ob das einzelne Datum für sich „sensibel" ist, sondern auf seine eventuellen Verknüpfungsmöglichkeiten und den Kontext, in welchem die Daten gegebenenfalls verwendet werden (können). Neben den „heiklen" genetischen oder psychiatrischen Daten können somit auch prima vista weniger persönlichkeitsrelevant erscheinende Daten gleichermaßen bedeutsam sein. Ausgehend von der Überlegung, dass mit Blick auf die immensen Vorteile einer Personalisierten Medizin eine gesteigerte Versuchung des Einzelnen bestehen dürfte, um der Gesundwerdung oder -erhaltung willen vielfältige Daten im Zweifel preiszugeben, bleibt dringend klärungsbedürftig, durch welche Verfahren und Methoden dem Anliegen des Datenschutzes gleichwohl Rechnung getragen werden kann. Eine Möglichkeit hierfür könnten elektronische Akten bieten.

Elektronische Gesundheitsakte

Ungeachtet und unabhängig von der ärztl. Pflicht zur Dokumentation (§ 10 Abs. 1 MBO-Ä), die auch in digitaler Form erfüllt werden kann (vgl. § 10 Abs. 5 MBO-Ä), besteht die Möglichkeit einer persönlichen Dokumentation durch eine dem Patienten von Dritten angebotene elektronische Gesundheitsakte (eGA), in der Kopien von Patientenakten verschiedenster Leistungserbringer, eigene Notizen des Patienten einschließlich erhobener Befunde, nichtschulmedizinische Unterlagen und sonstige Informationen gesammelt werden können; dadurch würden die Versicherten in die Lage versetzt, den Leistungserbringern sektorübergreifend relevante medizinische Informationen zur Verfügung zu stellen. Zielsetzung der aktuellen Bemühungen ist insbesondere die verbesserte Kommunikation und Informationserlangung im Gesundheitswesen zwecks Erhöhung der Behandlungsqualität und -sicherheit. Die eGA ist zudem dezidiert vom Gedanken einer stärkeren Individualisierung der Behandlung geprägt, u. a. im Rahmen der integrierten Versorgung (§§ 140a ff. SGB V) oder der Verzahnung von Hausarzt und Fachärzten (§ 73 Abs. 1 b SGB V).

Die Nutzung der eGA und ihrer Anwendungsmöglichkeiten soll dabei nach dem Willen des Gesetzgebers in der alleinigen Verfügungsgewalt des Patienten liegen, auf dass dieser „Herr seiner Daten" bleibe [50]. Ob dabei nicht aber in Wahrheit eher der fromme Wunsch Vater des Gedanken ist, muss kritisch angemerkt werden, weil sich für die Schnittstellen zwischen privaten Anbietern, Krankenkassen und Leistungserbringern weder entsprechende Befugnisse zur Datenweitergabe noch Zugriffs- und Sicherheitskonzepte finden lassen. Das „Wächteramt" über den Datenschutz liegt daher allein bei den privaten Anbietern [51]. Diese wiederum sind lediglich aufgefordert, die allgemeinen Zielsetzungen einzuhalten, insbesondere also die Qualität und Wirtschaftlichkeit der Versorgung zu verbessern. Es bestehen ferner keine Beschränkungen hinsichtlich Art und Umfang der Daten, keine Vorgaben zu Form, Ort und Dauer der Speicherung und zur Weise der Datenübermittlung; zudem ist keinerlei Zweckbindung ersichtlich. Trotz der besonderen Schutzbedürftigkeit der Gesundheitsdaten fehlt es überhaupt an speziellen datenschutzrechtlichen Vorschriften. Die ärztliche Schweigepflicht kann im Kontext der eGA nicht als Schutzbarriere dienen, da der Patient die in seiner Verfügungsgewalt befindlichen ärztlichen Dokumentationen auf Verlangen gegenüber seinem Arzt freiwillig ganz oder teilweise offenbart. Mit Recht geht die Forderung (u. a. der Bundesärztekammer) dahin, die rechtlichen Rahmenbedingungen für die elektronische Gesundheitsakte (§ 68 SGB V) nach dem Vorbild der für Elektronische Patientenakten nach § 291a SGB V geltenden Anforderungen zu modifizieren [52]. Mit Blick auf die jüngste Entscheidung des Bundesverfassungsgerichts zur Vorratsdatenspeicherung [53] könnte dadurch zugleich dem Vorwurf pflichtwidriger gesetzgeberischer Untätigkeit (Verletzung des sogenannten Untermaßverbots) entgangen werden.

Elektronische (einrichtungsübergreifende) Patientenakte

Neben der persönlich geführten Gesundheitsakte finden sich zum Zwecke eines verbesserten Informationsaustausches zwischen ambulant und stationär tätigen Leistungserbringern weitere Modelle einer elektronischen Akte, die eine individualbezogene Versorgung der Patienten fördern können. Von der persönlichen Gesundheitsakte zu unterscheiden ist die einrichtungsübergreifende Elektronische Patientenakte (EPA), die im Rahmen der freiwilligen Anwendungen der elektronischen Gesundheitskarte (vgl. § 291a Abs. 3 S. 1 Nr. 4 SGB V) vorgesehen ist. Sie soll gleichsam als „Königsanwendung" [54] am Ende der Entwicklungen auf dem Weg zu einer umfassenden Telematikinfrastruktur im Gesundheitswesen stehen und ist mit den teilweise bereits vorhandenen, etwa in Krankenhausinformationssystemen gebrauchten lokalen Patientenakten nicht zu verwechseln. Denn in einer EPA sollen Informationen von sämtlichen Heilbehandlungen, Verordnungen etc. unterschiedlichster Leistungserbringer auf Vorrat (freilich ohne Garantie der Vollständigkeit) gesammelt und verfügbar gemacht werden. Erforderlich ist dazu jedoch die Schaffung einer umfassenden Informations-, Kommunikations- und Sicherheitsinfrastruktur, die derzeit noch ihrer – zeitlich nicht absehbaren – Entstehung entgegensieht.
Für die einrichtungsübergreifende EPA gelten die in § 291a SGB V aufgestellten gesetzlichen Anforderungen. Im Zentrum steht dabei der Grundsatz der Freiwilligkeit für den Patienten; seine Entscheidung über die Nutzung dieser Option ist jedoch durch die Zwei-Karten-Konzeption des Gesetzes insoweit relativiert, als stets ein Angehöriger der Heilberufe mitwirken muss (vgl. § 291a Abs. 5 S. 2 und 3, 1. Hs bzw. § 291a Abs. 5 S. 2 und 4 SGB V). Aus dem Freiwilligkeitsprinzip folgt das Erfordernis einer (zu dokumentierenden) widerrufbaren Einwilligung vor der ersten Verwendung (§ 291a Abs. 3 S. 3 und 4 SGB V) und des Einverständnisses bezüglich jeder Speicherung und jedes Zugriffs mit ausdrücklicher Autorisierung mittels PIN-Eingabe (§ 291a Abs. 5 S. 1 und 2 SGB V). Zum zugriffsberechtigten Personenkreis gehören neben den Versicherten (§ 291a Abs. 4 S. 2 SGB V) die in § 291a Abs. 4 S. 1 SGB V genannten weiteren Personen (vor allem Ärzte sowie deren berufsmäßige Gehilfen), soweit dies zur Versorgung der Versicherten erforderlich ist. § 291a SGB V bietet daher einen „detailliert geregelten bereichsspezifischen Sozialdatenschutz" [55]. Soweit die Regelungen des § 291a SGB V nicht zur Anwendung kommen, sind für Elektronische Patientenakten die Regelungen des Bundesdatenschutzgesetzes einschlägig.
Unter datenschutzrechtlichen Gesichtspunkten problematisch ist das mit einer EPA notwendig verbundene Ziel nach Anlegen und fortlaufendem Erweitern eines Datenvorrats im biographischen Längsschnitt, insbesondere mit Blick auf den Grundsatz der Datensparsamkeit sowie der gebotenen Zweckbindung. Wenngleich sich als Zweck generalisierend die Verwendung bei künftigen Behandlungen nennen lässt, bleibt fraglich, ob der Einzelne bei der Speicherung in einer Telematikinfrastruktur

überhaupt noch einen Überblick über Art, Umfang und Sicherheit der gespeicherten Daten bewahren kann. Eine weitere, noch nicht hinreichend geregelte Frage ist die nach der Verantwortlichkeit für die ordnungsgemäße Datenverarbeitung im Rahmen der geplanten Telematikinfrastruktur und nach dem „Besitz" und der Verwaltung der elektronischen Akten [56]. Fragen zum Speicherort und zum Schutz sensibler Patientendaten vor dem Zugriff Dritter sind in § 291a SGB V bisher nicht hinreichend berücksichtigt und müssen wegen der großen Unsicherheiten beantwortet werden. Pitschas fordert deshalb sogar ein Telematik-Gesetz, das dem Grundrecht auf Vertraulichkeit und Integrität informationstechnischer Systeme Rechnung trägt [57]. Daneben werden sich jedenfalls Standards für die Abläufe innerhalb der Infrastruktur noch entwickeln und etablieren müssen.

Verwendung von Behandlungsdaten in Forschungskontexten

Dass die substanzielle Erweiterung und Strukturierung der Patientendaten auch ein wesentliches Element zur Beförderung des medizinischen Fortschritts darstellt, muss gewiss nicht mehr eigens erläutert werden. Gleichwohl ist rechtlich sowohl hinsichtlich der Reichweite der erteilten Einwilligungen als auch bei der Frage der Risiko-Nutzen-Abwägung zwischen Forschungs- und therapeutischem Kontext grundsätzlich zu trennen. Insbesondere aus Patientenperspektive macht es meist einen erheblichen Unterschied, ob die eigenen Daten und Befunde zum Wohle seiner selbst oder für andere genutzt werden sollen. Deshalb bedarf es einer gesonderten Legitimation, sollen identifizierbare (nicht anonymisierte) Patientendaten, die im Rahmen einer Behandlung angefallen sind, zu Forschungszwecken weitergegeben und/oder verwendet werden. Regelmäßig greift das Erfordernis einer auf den jeweiligen Verwendungszweck bezogenen und beschränkten Einwilligung. Dies dürfte in besonderer Weise für die Erfassung und Nutzung genetischer Daten gelten, bei denen eine Re-Identifikation wohl stets möglich ist. Auch insoweit gelten in Ermangelung einer Spezialregelung im neuen GenDG [58] die allgemeinen Datenschutzbestimmungen.

3. Ausblick

Mit dieser Tour d`Horizon ist das Spektrum rechtlicher Fragestellungen, aufgeworfen durch Anliegen und Erscheinungsformen der Personalisierten Medizin, noch keineswegs erschöpft. Berufsrechtlich bleibt weiter zu beobachten, ob sich Auswirkungen auf die ärztliche Methoden- und Therapiefreiheit in Richtung eines wachsenden Konformitätsdrucks zeigen. Die Struktur der Gesundheitsversorgung auf der Makroebene wird sich sicherlich stetig in Richtung einer Konzentration etwa in medizinischen Versorgungszentren (vgl. § 95 Abs. 1 S. 2 SGB V) und zugunsten einer integrierten Versorgung (vgl. §§ 140a ff. SGB V) weiterentwickeln – mit freilich tendenziell nachteiligen Rückwirkungen auf das Patientenrecht der freien Arztwahl. Auf der Mikroebene im konkreten Arzt-Patienten-Verhältnis muss der Gefahr entgegengewirkt werden, dass die effektive Nutzung der IT und der sonstigen technischen Apparaturen mehr und mehr zu einer Entindividualisierung und Vernachlässigung der persönlichen, mitfühlenden Sorge um den Patienten führt. Denn dies liefe einer recht verstandenen „Personalisierten Medizin" diametral zuwider; und am Ende kann eben auch die umfangreichste Datensammlung und beste Kommunikationsstruktur nicht die genuin ärztliche Entscheidung ersetzen. Es ist also wie beim Flugkapitän: Nur wer sich nicht blind auf den Autopiloten verlässt, kann die sichere Landung am Ziel erhoffen – und dies aber um so eher, je mehr ihm die relevanten Informationen auch tatsächlich zur Verfügung stehen.

4. Zusammenfassung

Der Personalisierten Medizin begegnen aus der Bandbreite verschiedenartiger medizinrechtlicher Anforderungen an das Arzt-Patienten-Verhältnis keine unüberwindbaren Grenzen. Gleichwohl wird von den Autoren dargelegt, dass auf einzelne Entwicklungsprozesse einer so verstandenen Medizin z. B. im Bereich der Gendiagnostik und der Gesundheitstelematik fortwährend ein besonderes Augenmerk zu richten ist.

Schlüsselwörter: Ärztliche Schweigepflicht, Eigenverantwortlichkeitsprinzip, Elektronische Krankenakten, Gesundheitstelematik, Individualisierte Medizin, Informationsbasierte Medizin, Personalisierte Medizin, Recht auf Nichtwissen

5. Anmerkungen und Literatur

Ein Text mit vollständiger Angabe aller Literaturnachweise in Form von Fußnoten kann bei den Autoren unter gduttge@gwdg.de angefragt werden.

[1] Zum Paradigmenwechsel in der modernen Medizin s. Duttge in: ders. (Hrsg.), Perspektiven des Medizinrechts im 21. Jahrhundert, 2007, S. 3 ff. mwNw; Laufs in: Laufs/Katzenmeier/Lipp, Arztrecht, 6. Aufl. 2009, I., S. 1 ff. insb. Rn. 14, 27.

[2] Seit BGHSt 11, 111, 114 anerkannt: Es dürfe sich niemand „zum Richter in der Frage aufwerfen, unter welchen Umständen ein anderer vernünftigerweise bereit sein sollte, seine körperliche Unversehrtheit zu opfern, um dadurch wieder gesund zu werden", denn ein „selbst lebensgefährlich Kranker kann

triftige und sowohl menschlich wie sittlich achtenswerte Gründe haben, eine Operation abzulehnen"; zur Problematik des Selbstbestimmungsrechts bei einwilligungsunfähigen Patienten näher Duttge Biomedical Law & Ethics, Vol. 3 (2009), Nr. 1, S. 81 ff.; ders. in: Eckart/Forst/Briegel (Hrsg.), Repetitorium Intensivmedizin, 2010 [in Vorb.]; ders./Erler in: Filó (Hrsg.), Euthanasie und Menschenwürde, 2010 [im Ersch.].

[3] Terbille in: ders. (Hrsg.), Münchener Anwaltshandbuch Medizinrecht, 2009, § 1, Rn. 580 f. mwNw.

[4] Vgl. Jütte (Hrsg.), Die Zukunft der IndividualMedizin, 2009, S. 1.

[5] Vgl. Laufs in: Laufs/Uhlenbruck (Hrsg.), Handbuch des Arztrechts, 3. Aufl. 2002, § 2, Rn. 8.

[6] Wir vermeiden es, die übliche Unterscheidung von „Objektivem" und „Subjektivem" zu verwenden, weil auch das für den individuellen Fall Geltende den Anspruch verlässlicher („objektiver") Orientierung erhebt. Die Unterscheidung muss sich daher am Bezugsgegenstand des Objektiven ausrichten und lautet: (objektiv-)generell oder (objektiv-)individuell bzw. allgemein oder konkret.

[7] Niederlag/Lemke u. a. (Hrsg.), Gesundheitswesen 2025, 2008, Glossar, S. 325.

[8] Dies gilt insb. für multifaktorielle Erkrankungen, vgl. dazu den Zukunftsreport Individualisierte Medizin und Gesundheitssystem, BT-Drs. 16/12000, S. 16; anders aber, wenn man mit Paul bei Hempel DÄBl. 42/2009, A-2068, 2069 davon ausgeht, es handele sich um eine auf spezifische biologische Prozesse abgestellte, nicht aber um eine am Individuum oder persönlichen Bedürfnissen orientierte Medizin; dag. im Hinblick auf komplexe Erkrankungen zutr. mit a. A. Lüngen, Bundeszentrale für politische Bildung, Quelle: www.bpb.de.

[9] So etwa Weber Berl.ÄBl. 11/2009, 11.

[10] BT-Drs. 16/12000 [8], S. 6; zu den nachfolgend genannten Erwartungen und Potentialen s. ebd. S. 7 f., 25.

[11] Laufs in: Ahrens/von Bar u. a. (Hrsg.), Festschrift für Erwin Deutsch zum 70. Geburtstag, 1999, S. 625, 626.

[12] Vgl. Duttge/Erler in: Filó [2]: „Förderung der Gesundheit der Bevölkerung durch Heilung des jeweiligen Patienten, nicht aber anstelle dessen".

[13] BGHZ 144, 296, 305 f.; Quaas/Zuck, Medizinrecht, 2. Aufl. 2008, § 13, Rn. 128 ff.

[14] Dazu s. BGHZ 168, 103; 172, 254; Teichner in: Arbeitsgemeinschaft Rechtsanwälte im Medizinrecht e. V. (Hrsg.), Medizinische Notwendigkeit und Ethik, S. 139 ff; Quaas/Zuck [13], § 68, Rn. 24 ff., 44 ff.; zu den Voraus. für ein individuell-therapeutisches Erprobungshandeln Vogeler MedR 2008, 697 ff.

[15] Katzenmeier in: Laufs/Katzenmeier/Lipp [1], X., Rn. 64 mwNw. Die Gefahr des vorschnellen Einsatzes unausgereifter Diagnoseverfahren und von Fehltherapien sieht bspw. Lindpaintner bei Deutscher Ethikrat, Infobrief Nr. 2, 02/2009, S. 6.

[16] Katzenmeier in: Laufs/Katzenmeier/Lipp [1], X., Rn. 66 u. 68.
[17] So auch Jütte in: ders. [4], S. 21: Aufklärung als wichtiger Bestandteil der Individualmedizin.
[18] Laufs in: Laufs/Uhlenbruck [5], § 99, Rn. 22.
[19] Vgl. zur Verantwortungszuschreibung im Bereich der arbeitsteiligen Medizin Duttge GMS Krankenhaushygiene 2/2007, 1, 5; ders. in: Rosenau (Hrsg.), Delegation und Kooperation im Gesundheitswesen, Deutsch-Türkische Tagung zum Medizin- und Biorecht vom 16.–17.04.2010 in Samsun/Türkei, [in Vorb.].
[20] Zum Informationsdilemma und einer notwendigen Plausibilitätsprüfung s. Dierks in: Duttge/Dochow (Hrsg.), Gute Karten für die Zukunft? – Die Einführung der elektronischen Gesundheitskarte, 2009, S. 34.
[21] Z. B. für die sog. Arzneimitteltherapiesicherheitsprüfung, dazu s. Bales/Dierks u. a. Die elektronische Gesundheitskarte, Rechtskommentar, 2007, § 291a Rn. 42.
[22] Uhlenbruck MedR 1995, 147; s. auch Epple, Der Einsatz von EDV und die ärztliche Haftung, 1994, S. 74.
[23] St. Rspr. BSGE 26, 240, 242; 90, 289, 290; BT-Drs. 11/2237, S. 170; Lang in: Becker/Kingreen (Hrsg.), SGB V – Gesetzliche Krankenversicherung – Kommentar, 2008, § 27, Rn. 10 f. mwNw.
[24] BT-Drs. 16/12000 [8], S. 141; dazu auch Bauer BT-Ausschuss-Drs. 16(14)0288(21), S. 2.
[25] BVerfGE 115, 25, 45 (Nikolausbeschluss); BSG NZS 2007, 88, 91 (D-Ribose).
[26] BSG NZS 1994, 507, 510; Lang in: Becker/Kingreen [23], § 27, Rn. 46 f; Francke SGb 1999, 5 ff.
[27] Vgl. § 92 SGB V; dazu Hauck NZS 2007, 461 ff; zur Legitimation des GBA krit. Kingreen NZS 2007, 113, 116 ff.; ders. in: ders./Laux (Hrsg.), Gesundheit und Medizin im interdisziplinären Diskurs, 2008, S. 162 ff.; offengelassen in BVerfG E 115, 25, 47; keine Verletzung von Verfassungsrecht sieht das BSG NZS 1996, 74 ff.
[28] Der EBM-Ä (einheitlicher Bewertungsmaßstab) bestimmt gem. § 87 Abs. 2 SGB V „den Inhalt der abrechnungsfähigen Leistungen". Damit konkretisiert sich der Sachleistungsanspruch (§ 2 Abs. 2 S. 1 SGB V; dazu s. BVerfGE 11, 30, 31 ff.) in den Leistungen, die Vertragsärzte abrechnen können, vgl. Blöcher in: Duttge/Dochow/Waschkewitz/Weber, Recht am Krankenbett – Zur Kommerzialisierung des Gesundheitssystems, 2009, S. 118.
[29] BSG PharmR 2005, 218 ff.; Quaas/Zuck [13], § 11, Rn. 114; Hauck NZS 2007, 461, 464.
[30] Vgl. BSG NZS 1996, 169 ff.; BSG NZS 1998, 331 ff.

[31] BVerfGE 115, 25 ff.; krit. dazu Heinig NVwZ 2006, 771 ff.
[32] Krauskopf in: Wagner/Knittel (Hrsg.), Soziale Krankenversicherung, Pflegeversicherung, 68. EL 2010, § 1 SGB V, Rn. 10 f., zur aktiven Mitwirkung iRd Krankenbehandlung s. dort in Rn. 12 sowie die §§ 60–67 SGB I.
[33] BT-Drs. 7/868, S. 27.
[34] Für Quaas/Zuck [13], § 68, Rn. 76 bereiten prädikative genetische Diagostika im Bereich der gesetzlichen Krankenversicherungen dagegen schon keine besonderen Probleme, weil im Recht der GKV individuelle Risikofaktoren aus systematischen Gründen keine Rolle spielen; Schöffski in: Winter/Fenger/Schreiber (Hrsg.), Genmedizin und Recht, 2001, Rn. 1334 ff. sieht dag. eine Reihe von gesetzlichen Regelungen, die zumindest darauf hinweisen, dass Versicherte dahingehend verpflichtet sein könnten.
[35] Die Regelung beansprucht ihrem Wesen nach auch im Bereich der Sozialversicherung Geltung; a.A. aber Genenger NJW 2010, 113, 116 Fn. 22 (aufgrund der Anknüpfung an den Versicherungs*vertrag*); so auch Stockter in: Prütting, Fachanwaltskommentar Medizinrecht, 2010, § 18 GenDG, Rn. 1.
[36] Zum Recht auf Nichtwissen in der Medizin im Überblick jüngst Duttge DuD 2010, 34 ff.
[37] Vgl. BT-Drs. 16/12000 [8], S. 146.
[38] Vgl. Bürger VersMed 2005, 32; dazu auch Knoepffler in: Förstl/Neumeyer/Wolf (Hrsg.), Patientenorientierte Therapieprinzipien: Ist individualisierte Medizin vorstellbar?, 2006, S. 129, 139; Schöffski in: Winter/Fenger/Schreiber [34], Rn. 1343 ff.; Stockter in: Prütting [35], § 18 GenDG, Rn. 4; § 11 GenDG, Rn. 21.
[39] Vgl. Nationaler Ethikrat Prädiktive Gesundheitsinformationen beim Abschluss von Versicherungen, Stellungnahme, 2007, S. 64 f.; Knoepffler in: Förstl/Neumeyer/Wolf [38], S. 129, 136.
[40] Vgl. BT-Drs. 16/12000 [8], S. 145, 147; Enquete-Kommission „Recht und Ethik der modernen Medizin", Schlussbericht, 2002, BT-Drs. 14/9020, S. 149; Feuerstein/Kollek/Uhlemann, Gentechnik und Krankenversicherung, 2002, S. 196.
[41] Dazu Duttge in: ders./Dochow/Waschkewitz/Weber [28], S. 139 ff.
[42] Vgl. Bürger VersMed 2005, 32, der nach zunächst hohen Kosten mittelfristig mit Kostensenkungen rechnet; differenzierter zur Kosteneffizienz s. BT-Drs. 16/12000 [8], S. 72, 77, 85, 88.
[43] Niederlag E-HealthCOM, 1/2010, 20, 22; weiterführend Dierks/Nitz/Grau, Gesundheitstelematik und Recht, 2003, S. 16 ff.; vgl. auch Dierks in: Duttge/Dochow [20], S. 29; zur sog. Arzneimitteltherapiesicherheitsprüfung s. [21].
[44] BMBF-Medizintechnikstudie, Kap. 10: Innovationspotential von Schlüsseltechnologien, 2005, S. 552 f., www.gesundheitsforschung-bmbf.de.
[45] Dierks in: Duttge/Dochow [20], S. 30; Bales/Dierks u. a. [21], A I. S. 5, Rn. 9.

[46] Gerhardt/Kaeding in: Taeger/Wiebe (Hrsg.), Festschrift für Wolfgang Kilian zum 65. Geburtstag, 2004, S. 206.
[47] Dierks in: Duttge/Dochow [20], S. 29 f.; Hennies ArztR 2001, 64, 65; Pitschas NZS 2009, 177, 178.
[48] BVerfGE 65, 1, 41 u. 43 (Volkszählungsurteil).
[49] BVerfGE 65, 1, 46; BVerfG NJW 2008, 1505, 1516 (Kennzeichenerfassung).
[50] Vgl. Haas in: Wienke/Dierks (Hrsg.), Zwischen Hippokrates und Staatsmedizin, Der Arzt am Beginn des 21. Jahrhunderts, 25 Jahre DGMR, 2008, S. 65; Krauskopf in: Wagner/Knittel [32], § 68 SGB V, Rn. 3.
[51] Koch in: Schlegel/Voelzke/Engelmann (Hrsg.), jurisPK-SGB V, 2008, § 68, Rn. 11.
[52] Vgl. Bartmann in: Duttge/Dochow [20], S. 48; zur Kritik an der eGA s. Schaar bei Krüger-Brand DÄBl. 2009, A-1010; zur vorzugswürdigen – an § 291 a SGB V gekoppelten – Sicherheitsinfrastruktur vgl. Dochow GesR 2009, 221; ders. in: Lohmann/Preusker (Hrsg.), Kollege Computer: Moderne Medizin durch Telematik, 2009, S. 129 f.; Michels in: Becker/Kingreen [23], § 291 a SGB V, Rn. 1.
[53] BVerfG NJW 2010, 833 ff.: „Die Gewährleistung der Datensicherheit sowie die normenklare Begrenzung der Zwecke der möglichen Datenverwendung obliegen als untrennbare Bestandteile der Anordnung der Speicherungsverpflichtung dem Bundesgesetzgeber […]" (amtlicher Leitsatz).
[54] Holland in: Duttge/Dochow [20], S. 14.
[55] Pitschas NZS 2009, 177, 178.
[56] Weichert, Medizinische Telematik und Datenschutz, Beitrag zum 111. Deutschen Ärztetag, 2008, www.baek.de.
[57] Pitschas NZS 2009, 177, 184.
[58] Zur Kritik an diesem Regelungsdefizit Duttge, Kurzstellungnahme zum Entwurf eines Gesetzes über genetische Untersuchungen bei Menschen (Gendiagnostikgesetz – GedDG; BT-Drs. 16/3233), BT-Ausschuss-Drs. 16(14)0288(37), S. 5 f.

Im Gespräch

Steht und fällt die Personalisierte Medizin mit den Möglichkeiten (und Grenzen) der Informationstechnologie?

Teilnehmer
Dr. rer. nat. Bärbel Hüsing (Karlsruhe)
Prof. Dr. rer. nat. Walter Lehmacher (Köln)
Dr. Uwe Oberländer (Mannheim)
Prof. Dr. rer. nat. Ulrich Sax (Göttingen)

Moderation
Prof. Dr.-Ing. Heinz U. Lemke (Berlin, Los Angeles/USA)

4. Dresdner Symposium „Innovationen und Visionen in der medizinischen Bildgebung" am 19. September 2009, Palais im Großen Garten zu Dresden

Heinz U. Lemke: Es ist schön, dass wir jetzt am späten Nachmittag noch so viele Teilnehmer im Saal haben. Deshalb sollte es uns gelingen, in der nächsten halben Stunde zu einem interessanten Abschluss des heutigen Symposiums mit den sehr anregenden Referaten zu kommen. Die Referenten, die uns heute die Rolle der Informationstechnologie (IT) für die Personalisierte Medizin nahegebracht haben, stehen jetzt für die Diskussion zur Verfügung.
Vielleicht darf ich zunächst einmal versuchen, eine Zusammenfassung zu den mir wichtigsten Aussagen des heutigen Tages zu geben. Mir ist aufgefallen, dass die Personalisierte Medizin schwerpunktmäßig mit dem Einsatz von Biomarkern in Verbindung gebracht wird. In den Referaten und insbesondere in dem angesprochenen Bericht des Büros für Technikfolgen-Abschätzung beim Deutschen Bundestag (TAB) zur Individuellen Medizin [1] wurde die Personalisierte Medizin fast ausschließlich über Biomarker definiert. Das ist meines Erachtens eine sehr einseitige Sichtweise, denn die Aussagen in diesem Bericht, die sehr ausführlich beschrieben sowie in entsprechenden Gremien und auch hier intensiv diskutiert wurden, sind letzten Endes bedeutende Meinungsbildner.
Wichtig wäre deshalb, dass wir diese Sicht dahingehend erweitern, dass auch andere Daten und Informationen eines Patienten als wichtige Komponenten für die Personalisierte Medizin berücksichtigt werden. Dies in dem Sinne, dass als Biomarker nicht nur Informationen aus den Bereichen der sogenannten „Omics" (Genomics, Proteomics, Metabolomics usw.) definiert werden, sondern dass beispielsweise auch die Vielfalt aller anderen Biosignale eines Patienten sowie sein allgemeines Erscheinungsbild – wie auch immer detektiert – berücksichtigt werden. In diesem Zusammenhang ist es auch interessant, diese Gedanken mit dem in Europa intensiv geförderten Physiome-Projekt [2], das den Menschen bzw. Patienten in seiner gesamten Vielfalt zu modellieren versucht sowie mit anderen verwandten Projekten in Verbindung zu bringen.
Wenn wir uns in diese Richtung bewegen könnten, wäre das für den heutigen Tag ein großer Erfolg. Wir könnten dann, vielleicht mit der Unterstützung von Frau Hüsing, sollte es zu einer neuen Auflage des Berichtes bzw. zu einer Erweiterung kommen, eine generellere Definition der Personalisierten Medizin entwickeln. Hierdurch könnte sichergestellt werden, dass das derzeit einseitige Meinungsbild, was die Personalisierte Medizin betrifft, vielseitiger und für die weitere Entwicklung der Methoden, Technologien, Produkte und klinischen Anwendungen sowie Dienstleistungen angemessener wird.
Damit schließt sich auch der Kreis zur Informationstechnologie, die meiner Meinung nach eine zentrale Rolle zur patientenspezifischen Modellierung und dem Management der Modelle spielen wird. Nach diesen doch etwas persönlichen Bemerkungen, möchte ich hiermit gerne die Diskussion eröffnen.

Bärbel Hüsing: Da Sie diesen TAB-Bundestagsbericht als eigentlich unvollständig eingeschätzt haben, einige Bemerkungen dazu: Sie rennen bei mir offene Türen ein! Der TAB-Bericht war ein erster Versuch, sich der komplexen Thematik der Personalisierten Medizin zu nähern. Damit sollte die Debatte eröffnet, aber keineswegs abgeschlossen werden.
Ich kann sie eigentlich alle nur dazu ermutigen, dieses Thema weiter als relevant auf die Agenda zu setzen. Wenn man den Bundestag adressieren will, sollte man nach der Bundestagswahl die entsprechenden Abgeordneten triggern, dass sie eine solche „erweiterte" Studie in Auftrag geben. Der Bundestag ist zwar nicht das einzige Gremium dafür, aber ich denke, hier gibt es sicherlich eine hohe Bereitschaft, dieses Thema aufzugreifen und weiterzuführen.

Heinz U. Lemke: Das ist ein sehr interessanter Vorschlag. Wir erarbeiten gerade zusammen mit der Deutschen Gesellschaft für Biomedizinische Technik (DGBMT) ein Positionspapier zur Modellgestützten Therapie im Rahmen der Personalisierten Medizin [3, 4]. Vielleicht sollte man mit diesem Positionspapier nochmals an den Deutschen Bundestag herantreten.
Gibt es weitere Anfragen oder Anmerkungen aus dem Auditorium?

Manfred Zipperer (Zentrum f. Telematik im Gesundheitswesen, Bochum): Meine Frage zielt in eine ganz andere Richtung: Die Personalisierte Medizin wird in den reichen hochindustrialisierten Ländern entwickelt, es sind in den Vorträgen ja einige genannt worden. Wird die Personalisierte Medizin eine Medizin für die reichen Länder, für die Bevölkerung in den reichen Ländern?

Walter Lehmacher: Meiner Meinung nach werden wir beides haben. Die Personalisierte Medizin wird als Hochtechnologiemedizin zunächst teuer sein. Die armen Länder werden sich diese Therapie so nicht leisten können. Das ist aber derzeit auch mit anderen Therapiemöglichkeiten leider so: Bestimmte neuere Herzschrittmachertherapien gibt es beispielsweise in Afrika auch noch nicht. Auf der anderen Seite werden Behandlungsmethoden, wenn sie in der gesamten Breite etabliert sind, auch wieder preiswerter. Die Forschung bis zu einem am Markt etablierten medizinischen Produkt ist extrem teuer. Der Preis eines Produktes wird hauptsächlich durch diese Forschungskosten bestimmt, nicht unbedingt durch die Produktionskosten. Es besteht nun die Frage, wer Interesse an der Forschung haben muss und wer diese Forschungskosten tragen müsste. Da sehe ich die Öffentlichkeit gefordert.
Ich möchte Ihre Frage doppelt beantworten: Hochtechnologiemedizin wird vermutlich zunächst stets in der Ersten Welt bleiben, mit einer gewissen Zeitverzögerung wird aber jeder davon profitieren können.

Uwe Oberländer: Nochmals einige Anmerkungen zur Frage nach dem Zugang zu Innovationen in den Schwellenländern und in der Dritten Welt. Ich denke, es ist uns allen klar, dass solche Länder die aufwendigen neuen Verfahren nicht finanzieren und damit auch nicht anwenden können. Wir im reichen Mitteleuropa ächzen ja auch schon unter der finanziellen Belastung neuer innovativer Verfahren in der Medizin. Das heißt aber nicht, dass solche Verfahren – wenn sie deutliche Behandlungsvorteile ergeben – nicht doch in die Dritte Welt kommen werden. Die HIV-Viruslastbestimmung beispielsweise hat sich – mit einer Verzögerung – auch in der Dritten Welt etabliert. Die Finanzierung erfolgt entweder über lokale Gesundheitssysteme oder – wo das nicht möglich ist – über entsprechende Stiftungen der WHO, der AIDS Foundation oder ähnliche Geldgeber. Es ist letztendlich der Ritterschlag für jede neue Innovation, auch für die Personalisierte Medizin, wenn sie auch in den weniger industrialisierten Ländern angewendet werden kann.

Thomas Becks (Deutsche Gesellschaft für Biomedizinische Technik, Frankfurt am Main): Zunächst einen Kommentar zu den Eingangsbemerkungen von Herrn Lemke in Richtung Personalisierte Medizin und Forschung. Wir haben im letzten Jahr eine Studie zum Thema Innovationshürden [5] gemacht. Da kam in der Tat heraus, dass die deutsche Forschung sehr oft in Richtung Industrie den Vorwurf erhebt, dass die guten Ideen der Forschung von der Industrie nicht aufgenommen werden. Die Industrie beklagt ihrerseits gegenüber der Forschung, dass sie mit ihren Ergebnissen oft nicht so sehr viel anfangen kann. Die Auflösung dieses Konfliktes, die die Studie für die Medizintechnik gebracht hat, liegt darin begründet, dass die deutsche Forschung in „Sprunginnovationen" denkt. Die deutsche Industrie kennt aber die Finanzierung des Gesundheitswesens und weiß, dass es viel einfacher ist, „Schrittinnovationen" in unser Gesundheitswesen einzubringen. Das ist der eine Aspekt. Der andere ist, dass die Forscher sehr oft gegenüber der Industrie sagen: „Wir kommen jetzt mit den Forschungsergebnissen von drei Jahren auf euch zu, das bringt euch doch einen enormen Zeitvorteil in der Entwicklung." Dann sagt die Industrie: „Das ist ganz schön und gut, aber wir haben ein Medizinproduktegesetz (MPG). Das erfordert, dass ihr von Beginn an ein Risikomanagement machen müsst. Habt ihr das gemacht? Habt ihr nicht gemacht? Dann müssen wir eigentlich mit eurer Idee wieder bei Null beginnen." Das Dilemma ist nun, dass wir an vielen Stellen in der deutschen Forschung einfach zu gut sind: Wir sind sehr kreativ bei neuen Innovationen, wir sind sehr gut in der Grundlagenforschung und kommen zu einem sehr frühen Zeitpunkt mit Ideen, die für die Industrie noch viel zu weit entfernt sind. Jetzt kommt das Problem des deutschen Forschers: Er muss natürlich in seinem Projektantrag schreiben, wo er die Anwendungsmöglichkeiten seiner Forschungsergebnisse sieht. Die Politik nimmt das gerne auf und ist später enttäuscht, wenn die Ergebnisse nach drei bis

vier Jahren nicht in der Anwendung sind und bricht die Forschungsförderung an der Stelle einfach ab. Wenn das Thema aber einen gewissen Reifegrad erreicht hat, nehmen andere Länder das Thema gerne auf, bedienen sich dann auch der Ergebnisse der deutschen Forschung und bringen ein entsprechendes Produkt auf den Markt. Ich denke, hier muss unbedingt etwas verändert werden.
Aber jetzt noch zu einer ganz anderen Frage. Wenn Sie sagen, Frau Hüsing, wir kommen jetzt mit unseren neuen Verfahren immer mehr dahin, dass wir Krankheiten noch viel früher erkennen können, dann ist das natürlich etwas, was auch der Patient oder die Bevölkerung draußen wahrnimmt. Auf der anderen Seite muss man ja leider sagen, dass neue Verfahren erst in das Gesundheitswesen übernommen werden, wenn zweifelsfrei nachgewiesen wurde, dass sie medizinische und ökonomische Vorteile bieten. Wie wollen Sie denn dem Patienten demnächst erklären, dass Diagnose- oder Behandlungsmethoden, die der Patient für offensichtlich sinnvoll hält, ihm unter Umständen vorenthalten werden? Das ist doch ein enormer sozialer Sprengstoff, auf den wir da zulaufen.

Bärbel Hüsing: Ja, da ist sozialer Sprengstoff drin. Ich glaube, die niedergelassenen Ärzte sehen schon, dass – auch getriggert durch die Medien – bestimmte Verfahren von den Patienten nachgefragt werden, von denen man von medizinischer bzw. wissenschaftlicher Seite eigentlich abraten müsste. Andererseits können die Ärzte solche Methoden als IGel-Leistungen abrechnen [6]. Der Arzt steht hier meines Erachtens durchaus in einem Interessenskonflikt. Die Patienten sind auch nur begrenzt in der Lage zu erkennen, wann sie wirklich ernsthaft und den Erfordernissen entsprechend beraten und wann sie zu einem Geschäft für den Arzt werden. Ich glaube, wir müssen da sehr auf Vertrauen in diesem Arzt-Patienten-Verhältnis setzen, aber das erfordert Anstrengungen von beiden Seiten. Vor allem muss der Patient besser informiert werden, auch durch neutrale Stellen. Gerade für diese genombasierten Biomarker gibt es praktisch nur firmengeleitete und keine neutralen Informationen, auf die man sich wirklich verlassen kann. Ich denke, da ist ein weites Feld, die Balance zu finden zwischen der Stärkung der Eigenverantwortung des Patienten und dem Schutz vor sinnlosen, ihrer Gesundheit nicht dienlichen Verfahren, die angewendet werden, weil es auch ein „Geschäft" ist.

Walter Lehmacher: Ich kann das eigentlich nur bestätigen. Bleiben wir mal bei der Frührisikoerkennung. Es gibt sicherlich Prognosen, die will man besser gar nicht erst wissen. Das sollte man dann auch nicht propagieren und die Leute damit in Angst und Schrecken versetzen. Ich halte es aber für ethisch geboten, den Menschen aufzuklären. Wie er dann mit der Information umgeht, ob er zum Beispiel bei einem erhöhten Diabetes-Risiko seine Lebensgewohnheiten anpasst, wird man nicht erzwingen können. Es geht meiner Meinung nach zu weit, Sanktionen bei Nichteinhaltung zu fordern, wie das derzeit von manchem Politiker vorgeschlagen wird. Die Informationen zur Risikoermittlung und zur Prävention dem Patienten zur Verfügung zu stellen, halte ich aber für ethisch geboten.

Thomas Becks (Deutsche Gesellschaft für Biomedizinische Technik, Frankfurt am Main): Die Ausgangsfrage war ja: Müssen wir langfristige Studien von fünf Jahren bei Medikamenten oder Verfahren durchführen und diese damit sehr spät in die breite Anwendung bringen, wenn offensichtlich ist, dass sie einen therapeutischen Effekt haben? Dass Fallschirme beim Absprung aus dem Flugzeug vorteilhaft sind, hat man ja auch nicht mit einer randomisierten Studie nachgewiesen, es war einfach offensichtlich.

Walter Lehmacher: Es gibt sicherlich Dinge in der Medizin, die offensichtlich sind. Andererseits erinnere ich daran, dass man Jahrhunderte gebraucht hat, um zu erkennen, dass der Aderlass nichts taugte. Die Antibiotikatherapie ist ein gutes Beispiel, wie Herr Meier-Abt gestern ausgeführt hat: Wenn man monokausale Ursachen hat, den Keim kennt und ein Antibiotikum zur Verfügung hat, das genau diesen Keim „erschlägt" und sonst nichts Böses im Körper anrichtet, dann kommen Sie natürlich mit Studienserien von wenigen Fällen aus. Damit erhalten Sie auch kurze Studiendauern. Andererseits hatten wir aber beispielsweise AIDS-Therapien, die nach Jahren den Leuten eher geschadet haben. Wir hatten Cholesterinsenker, die haben zwar den Cholesterinwert gesenkt, aber die Patienten haben nachher ihren Herzinfarkt noch schneller bekommen. Deswegen halte ich es nach wie vor für zwingend notwendig, dass Medikamente, Medizinprodukte und Diagnostika – bevor sie auf die Bevölkerung „losgelassen" werden – nach allen Regeln der evidenzbasierten Medizin geprüft sind. Sie haben recht, es gibt Ausnahmen, da müssen wir die Prüfung natürlich nicht so aufwendig machen. Wir sollten auch darüber nachdenken, ob wir alles so prüfen müssen. Die Virologen haben es ja jetzt sehr schnell geschafft, einen Impfstoff für die „Schweinegrippe" zu entwickeln und zu produzieren. Wenn wir hier erst langwierige Studien – wie beispielsweise vor der Einführung eines neuen Betablockers – durchgeführt hätten, wären wir womöglich alle an der Schweinegrippe erkrankt!

Benno Herrmann (Compugroup ISPRO GmbH, Koblenz): Zunächst möchte ich betonen, dass sich die Industrie schon sehr intensiv mit der Personalisierten Medizin auseinandersetzt, auch wenn das nicht immer so deutlich wahrgenommen wird. Ich denke, die Beiträge der Herren Oberländer und Achenbach haben das auch gezeigt.
Nun aber meine Frage: Gibt es Überlegungen, für unsere zukünftigen Ärzte die Personalisierte Medizin auch zum Bestandteil ihrer Ausbildung zu machen? Man

braucht hier ja auch einen entsprechenden zeitlichen Vorlauf. Wenn man bedenkt, dass Medizinstudenten bis zu ihrer Tätigkeit als Facharzt in einem Krankenhaus oder einer Niederlassung mehr als zehn Jahre benötigen, sollte man doch heute schon die Personalisierte Medizin in der Ausbildung berücksichtigen.

Heinz U. Lemke: Eine gute Frage! Ich meine, jeder Arzt wird doch schon jetzt in dem Sinne ausgebildet, dass er den Patienten individuell behandelt. Aber im Sinne der Personalisierten Medizin, wie wir sie hier besprochen haben, scheint die Ausbildung noch nicht zufriedenstellend zu sein. Jedenfalls ist mir kein entsprechender Kurs für die Studenten im Medizinstudium oder während der Facharztausbildung bekannt. Aber vielleicht haben Sie andere Erkenntnisse, Herr Lehmacher?

Walter Lehmacher: Direkte Kurse zur Personalisierten Medizin sind mir nur von Göttingen bekannt, die Herren Rienhoff und Sax haben ja davon berichtet. Ich bin aber in einer anderen Hinsicht sehr optimistisch. Unsere jungen Oberärzte sind ja oftmals an beispielsweise onkologischen Studien beteiligt, in denen die Personalisierung der Therapie auch oft forschungsmäßig eine Rolle spielt.
Wir beobachten selbstverständlich auch, dass die jungen Leute heute ganz anders mit dem PC umgehen als das die „älteren" Ärzte tun. Wir haben ja in der Diskussion gestern gehört, dass heutzutage sogar manche Patienten ihre behandelnden Ärzte „rechts überholen", weil sie sich einfach über das Internet informieren. Ich erinnere an die Bemerkung gestern, dass ein begabter Oberstudienrat in drei bis vier Tagen Recherche im Internet zu seinem speziellen medizinischen Problem besser Bescheid weiß, als mancher Oberarzt.
Ich kann mich noch deutlich daran erinnern, wie wir vor zehn Jahren mit der evidenzbasierten Medizin angefangen haben. Sie wurde als „Kochbuchmedizin" abgetan und gegen die Leitlinien hat man stets das Argument vorgebracht, dass jeder Patient doch anders sei. Wir haben damals unheimlich „Prügel gekriegt", als wir die evidenzbasierte Medizin propagiert haben. Herr Lauterbach hat mir damals einen Satz gesagt, für den ich ihn mal loben muss: „Herr Lehmacher, in noch einmal fünf Jahren redet keiner mehr über *evidence-based medicine*, es gibt keine andere mehr." So sehe ich das auch mit der Personalisierten Medizin. Ich erinnere noch einmal an das, was Herr Meier-Abt gesagt hat: „So neu ist die Personalisierte Medizin eigentlich nicht." Wir finden neue Subgruppen für ein Therapieverfahren, das war aber immer schon das Ziel. Früher hatte man Lungenkrebs, jetzt gibt es Kleinzeller, Großzeller und all diese Sorten. Entitäten, die früher eins waren, haben die Ärzte immer schon differenziert. Außerdem frage ich mich: Was wollen wir den jungen Studenten denn heute schon von der pharmakologischen Personalisierten Medizin zeigen? Die vierzehn Medikamente?

Das macht unser klinischer Pharmakologe in Köln doch in fünf Minuten. Also, ich sehe die Ausbildungsseite der Personalisierten Medizin durchaus optimistisch und nicht als ernsthaftes Problem an.

Jörg Kraft (GE Healthcare, München): Ich habe eine Frage zum Thema „Tumorboard Information Systems". Herr Sax, Sie haben in Ihrem Beitrag sehr gut herausgearbeitet, dass ein solches Board eine wesentliche Komponente in einer elektronischen Gesundheitsakte oder Elektronischen Patientenakte sein muss. Meine Frage: Wie wird die gemeinsame Diskussion zielgerichtet zum Beispiel auf eine solche notwendige Datenbank von den verschiedenen teilnehmenden Fakultäten koordiniert?

Ulrich Sax: In unserem Fall war es so, dass von Seiten der Onkologen ein massives Interesse bestand, eine solche elektronische Tumorkonferenz einzurichten. Sie sind mit diesem Anliegen auf uns zugekommen und haben uns genau beschrieben, was diese Tumorkonferenz leisten muss. Es handelt sich in diesem Fall tatsächlich also um eine arzt- bzw. klinikgetriebene IT-Anwendung. So muss es meines Erachtens auch sein. Wir Medizininformatiker müssen noch viel genauer hinhören, was die Kliniker in ihrer täglichen Arbeit brauchen, um die Patientenbehandlung zu erleichtern.

Eckhart Georg Hahn (Universität Witten/Herdecke): Ihre Aussage finde ich sehr interessant und wichtig. Das unterstreicht noch einmal deutlich, dass wir erstens ohne die IT nicht auskommen. Das ist aber eigentlich keine neue Erkenntnis, rudimentäre Ansätze und Ideen zu Krankenhausinformationssystemen gab es sogar schon in meiner Studienzeit vor mehr als 30 Jahren. Es ist aber zweitens aus Ihrem Vortrag und aus dem von Herrn Lemke klar geworden, dass es offensichtlich bisher nicht gelungen ist, die beiden „Welten" – ich will das mal Welten nennen – der IT und der Akteure, die am Patienten tätig sind (Arzt, Krankenschwester) zusammenzubringen. Ich selbst könnte Ihnen aus eigener Erfahrung etliche Projekte in den vergangenen 30 Jahren nennen, die vermutlich daran gescheitert sind, dass eben diese Welten nicht intensiv genug miteinander kommunizierten. Auch die Ärzte müssen sich einfach die Zeit nehmen, konstruktiv, kooperativ und auf Augenhöhe mit den Medizininformatikern und Medizintechnikern zusammen solche Systeme zu konzipieren und zu entwickeln. Umso wichtiger ist diese Kooperation für die noch wesentlich komplexeren Systeme, die für die Personalisierte Medizin erforderlich sind.

Walter Lehmacher: Ich hätte vielleicht eine Erklärung dazu. Wenn man mit Managern der großen Industrieunternehmen spricht, muss man immer wieder feststellen, dass die kapiert haben, wie wichtig ein zentrales Informationsmanagement als wirklich integraler Bestandteil für eine moderne Unternehmensführung ist.

Im deutschen Gesundheitswesen haben die Kliniker die IT bisher immer nur als Abrechnungssystem erlebt, das oft nicht funktioniert und das falsche Zahlen liefert. Diese Systeme sind teuer und bringen der medizinischen Forschung eigentlich nichts. Sie dienen doch in erster Linie der Abrechnung der Leistungen gegenüber den Krankenkassen.
Diagnosen und Therapien sind in diesen Systemen nicht medizinisch, sondern abrechnungsoptimiert. Als klinischer Epidemiologe würde ich von Kassen- und Klinikroutinedaten immer die Finger lassen, weil die Qualität aus den genannten Gründen nichts taugt. Ich denke, dass wir versuchen müssen, die Medizininformatik aus diesem pekuniären Sumpf herauszuholen und den Kollegen in den Kliniken und dem Klinikmanagement noch verständlicher zu machen, welchen Impact die medizinischen Daten für die Wissenschaft und eine moderne ökonomisch orientierte Klinikführung eigentlich haben.

Thomas Becks (Deutsche Gesellschaft für Biomedizinische Technik, Frankfurt am Main): So gut, wie Sie die Industrieunternehmen gerade geschildert haben, sind die meines Erachtens gar nicht. Sie müssen auch hier deutlich trennen zwischen dem reinen Zahlenwerk, das die kaufmännischen Verwaltungen der Unternehmen benötigen. Das ist sicherlich exzellent. Die Unternehmen wissen natürlich genau, wo ihre Kosten auflaufen, sie wissen auch genau, wie sie Kosten reduzieren können. Wir haben aber hier von Systemen gesprochen, über die wir Wissen generieren wollen, also Wissensmanagementsysteme. Die funktionieren in den Unternehmen aber auch nicht so besonders gut. Das Problem liegt hierbei weniger bei den IT-Tools, sondern vielmehr bei Problemen bei der Versorgung dieser Tools mit „Wissen". Die Menschen, die ihr Wissen in solche Systeme eingeben müssten, tun das nicht so gern, weil sie ihr Wissen nicht so gern preisgeben wollen („Wissen ist Macht"). Oft nehmen sie sich auch nicht die Zeit für die Pflege dieser Wissensdatenbanken oder die Zeit wird ihnen vom Unternehmen nicht zugestanden.
Das ist aber genau das Problem, das Herr Hahn gerade noch mal sehr deutlich herausgearbeitet hat. Es kommt darauf an, bei den Mitarbeitern in der Klinik die Überzeugung zu wecken, ihr Wissen für solche Wissensmanagementsysteme zur Verfügung zu stellen. Wir haben ja von Herrn Rienhoff gehört, dass die Mayo-Klinik in den USA schon seit 1930 ihr Wissen in standardisierter Form gespeichert hat. Damals war von IT überhaupt noch nicht die Rede. Es war einfach die Unternehmensphilosophie, das Wissen so zu speichern.

Heinz U. Lemke: Damit sind wir am Ende unserer Podiumsdiskussion angelangt. Ich bedanke mich bei allen Referenten und Diskutanten aus dem Auditorium für die aktive Mitarbeit. Bevor ich Herrn Niederlag um sein Resümee bitte, noch ein Hinweis in eigener Sache: Wir werden die Referate und die Diskussionen beider Veranstaltungen zusammen mit zusätzlichen Beiträgen wieder als Buchpublikationen in der Serie Health Academy veröffentlichen [7]. Damit werden wir zu dem heute oft genannten TAB-Zukunftsreport bald eine angemessene Ergänzung haben.

Wolfgang Niederlag: Ich möchte nun keine umfassende Zusammenfassung der letzten beiden Tage geben, trotzdem aber einige Erkenntnisse herausheben in der Hoffnung, dass Sie diese mit mir teilen können. Meiner ganz persönlichen Meinung nach ist die Individualisierung der Gesellschaft wie auch der Medizin ein Trend, der ganz erhebliche Potenziale auch für die Gesundheitsversorgung aufweist. Und darin haben mich die Vorträge und Diskussionsbeiträge trotz aller Kontroversen eher noch bestärkt. Ich würde ihr (der Individualisierung der Medizin bzw. der Personalisierten Medizin) sogar den Charakter eines Megatrends zusprechen wollen.
Es ist auch deutlich geworden, dass sich die Personalisierte Medizin nicht nur auf die Pharmakogenomik beschränkt, sondern dass das Spektrum der Personalisierten Medizin wesentlich weiter zu fassen ist.
Greifbare praxiserprobte Ergebnisse sind bisher noch rar (sie gibt es aber schon!), der Zeithorizont für die meisten angedachten Anwendungen liegt zwischen 10 und 40 Jahren, wie wir heute gelernt haben. Das ist ein langer Zeitraum. Wir brauchen zum einen die nötige Geduld, wie Herr Holsboer gestern in der Diskussion ausdrücklich betont hat. Zum anderen müssen wir diese Zeit aber nutzen, nicht nur um die Forschung und Entwicklung voranzutreiben, sondern auch um die gesellschaftlichen Voraussetzungen für die Umsetzung dieser personalisierten Ansätze zu schaffen und die politischen, ethischen und rechtlichen Aspekte auszuloten. Ein breiter gesellschaftlicher Diskurs über Personalisierte Medizin ist erforderlich.
Es ist insbesondere in den Diskussionen heute klar herausgearbeitet worden, dass die Personalisierte Medizin ohne hochwertige, innovative Medizin- und Informationstechnologie nicht denkbar ist. Das bezieht sich nicht nur auf den jeweils erreichten Stand, sondern ganz besonders auch auf die zukünftige Weiterentwicklung. Die Personalisierte Medizin fungiert einerseits als Treiber für die Medizin- und Informationstechnologie, allerdings wird die Personalisierte Medizin selbst auch durch neue Innovationen der Medizin- und Informationstechnologie „getrieben". Mit Bedacht hatten wir deshalb ja die enge Kopplung zwischen Personalisierter Medizin und IT auch zum Thema für unsere Podiumsdiskussion gemacht.
Eines ist aber doch wohl auch klar geworden: Auf dem Boden der derzeitigen Organisation und Finanzierung des Gesundheitswesens in Deutschland wird sich die noch zarte Pflanze „Personalisierte Medizin" wohl nicht zu einem Baum mit reichen Früchten entwickeln. Also zweifellos: Hier sind Politik und Gesellschaft in ganz besonderem Maße gefragt.

Anmerkungen

[1] Hüsing B, Hartig J, Bührlen B, Reiß T, Gaisser S: Individualisierte Medizin und Gesundheitssystem. Büro für Technikfolgen-Abschätzung beim Deutschen Bundestag, TAB-Arbeitsbericht Nr. 126, Berlin 2008. http://dip21.bundestag.de/dip21/btd/16/120/1612000.pdf (12.06.2010).

[2] http://www.physiome.org/ (12.06.2010).

[3] Lemke HU, Dössel O, Niederlag W, Meixensberger J (Hrsg.): DFG-SSP-Positionspapier zur Modellgestützten Therapie. Frankfurt am Main 2008.

[4] Niederlag W, Lemke HU, Meixensberger J, Baumann M (Hrsg.): Modellgestützte Therapie. Health Academy, Band 01/2006, Dresden 2008.

[5] Schlötelburg C, Weiss C, Becks T: Identifizierung von Innovationshürden in der Medizintechnik. Studie im Auftrag des BMBF, Frankfurt am Main 2008.

[6] Die Individuellen Gesundheitsleistungen (IGel) sind Leistungen, die die Ärzte ihren gesetzlich krankenversicherten Patienten gegen Selbstzahlung anbieten können. IGel-Leistungen gehen über das vom Gesetzgeber vereinbarte Maß einer ausreichenden und notwendigen Patientenversorgung hinaus und sind deshalb von den Gesetzlichen Krankenversicherungen nicht gedeckt.

[7] Niederlag W, Lemke HU, Golubnitschaja O, Rienhoff O (Hrsg.): Personalisierte Medizin. Health Academy, Band 14, Dresden 2010.

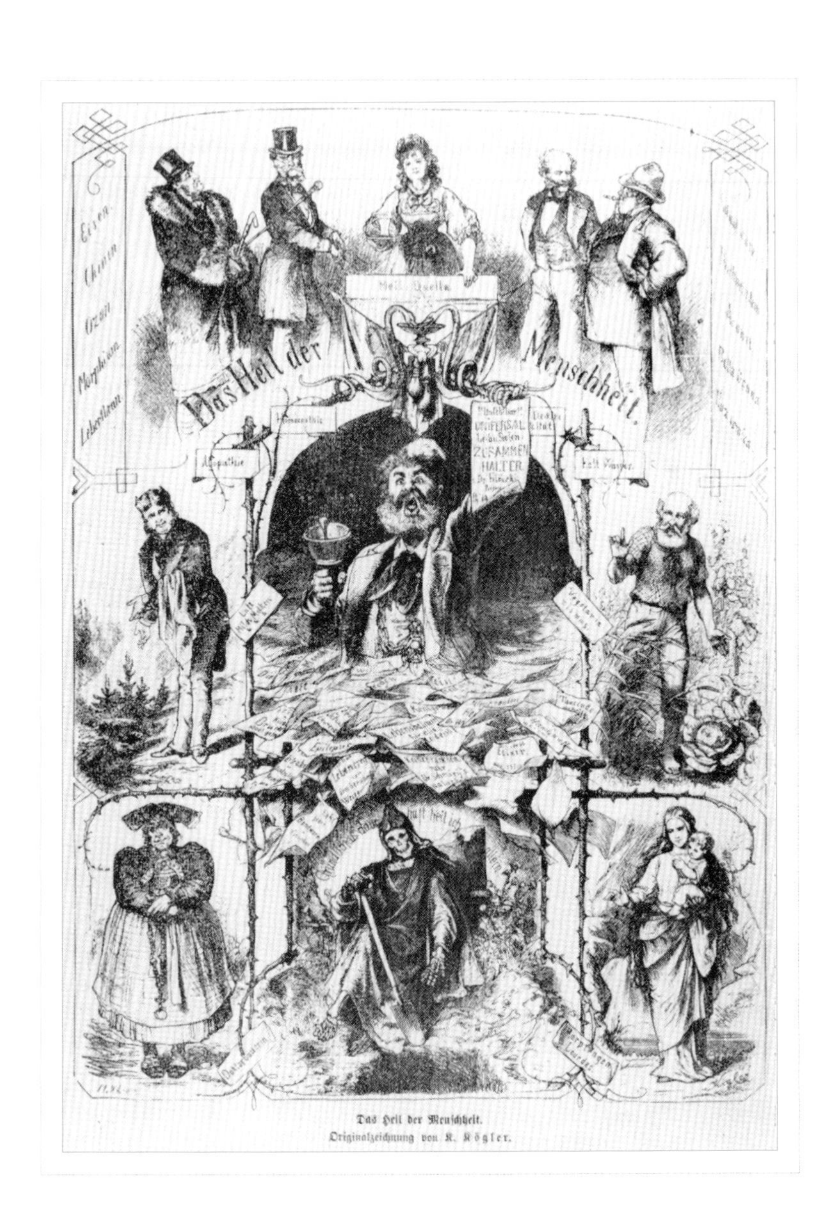

Das Heil der Menschheit.
Originalzeichnung von K. Kögler.

Contra Punctus

Individualmedizin – Ein vieldeutiger Begriff

R. Jütte

Institut für Geschichte der Medizin der Robert Bosch Stiftung, Straußweg 17,
D-70184 Stuttgart

Mitte der 1920er Jahre fand sich eine Gruppe von Ärzten zusammen, die von der Notwendigkeit überzeugt war, die verschiedenen therapeutischen Richtungen „im Sinne einer naturwissenschaftlich begründeten und zur Kunst entwickelten Heilkunde" zu vereinigen (Abb. 1). Ihr Motto war: „Ars una, species mille." (Eine Kunst, tausend Unterarten). Das Sprachrohr bzw. die publizistische Plattform dieser Bewegung war die Zeitschrift Hippokrates, die 1928 begründet wurde. Ihr programmatischer Untertitel lautete: „Zeitschrift für Einheitsbestrebungen der Gegenwartsmedizin". Der Herausgeber, Georg Honigmann (1863–1930), machte in der ersten Nummer dieser Zeitschrift die Zielsetzung deutlich: „Die Medizin darf in ihrer Entwicklung nicht an das letzten Endes zufällige, ihr durchaus nicht adäquates Neben- und Nacheinander naturwissenschaftlicher Entdeckungen allein gebunden sein, wenn sie auch der Befruchtung durch sie keineswegs entraten soll. Sie muss von einer einheitlichen Entwicklungsidee geleitet und durchwaltet werden, in deren Aufbau sie dazu gelangt, den Sinn der menschlichen Krankheitserscheinungen zu verstehen." [1]. Weiter findet sich dort das Plädoyer, die Ergebnisse der „mechanistisch-generalisierenden Methodik durch andere Erwägungen" [1] zu ergänzen und zu verbessern. Damit knüpfen Honigmann und seine zahlreichen Mitstreiter, darunter auch einige medizinische Koryphäen, an das an, was Bismarcks Leibarzt Professor Ernst Schweninger 1906 in seinem populären Buch „Der Arzt" in kämpferischer Manier und deshalb auch ein wenig überspitzt so formulierte: „Zerschlagt das, was in unziemlicher Vordringlichkeit die Herren Gelehrten Euch zum Richtscheid aufsetzen wollen. Macht Euch selbst eine Pathologie, die eine Lehre von den kranken Menschen ist; werft der Wissenschaft ihre Schablonentherapie hin, die den Menschen in Teil zerschnitzelt, um sie Fachleuten zur Bearbeitung auszuliefern." [2].

Heute, mehr als hundert Jahre später, richtet sich die Kritik gegen eine „Schablonentherapie ", wie sie sich beispielsweise in der unkritischen Anwendung von Leitlinien,

◄ Illustration „Das Heil der Menschheit" aus: Die Gartenlaube (1878). © Foto: Bildarchiv des Instituts für Geschichte der Medizin der Robert Bosch Stiftung.

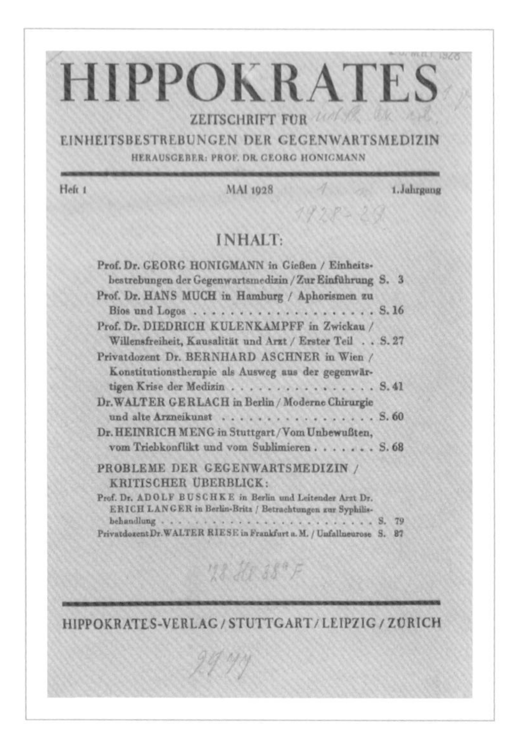

HIPPOKRATES

ZEITSCHRIFT FÜR
EINHEITSBESTREBUNGEN DER GEGENWARTSMEDIZIN
HERAUSGEBER: PROF. DR. GEORG HONIGMANN

Heft 1 MAI 1928 1. Jahrgang

INHALT:

HIPPOKRATES-VERLAG / STUTTGART / LEIPZIG / ZÜRICH

Abb. 1
Titelblatt der ersten Ausgabe der Zeitschrift „Hippokrates".

in Disease Management-Programmen oder im Leistungskatalog des gemeinsamen Bundesausschusses manifestiert. Dabei fällt auf, dass Patienten vehementer als früher das Recht auf eine individuelle Behandlung einfordern [3, 4].

In diesem medizinkritischen Zusammenhang taucht gelegentlich der Terminus „Individualmedizin" auf. Dieser ist nicht mit dem Begriff einer „Personalisierten" Medizin, wie er in diesem Band verwendet wird, identisch. Er wird vielmehr in der gesundheitspolitischen Debatte häufig antithetisch zur sogenannten „Staatsmedizin" gebraucht. Aber auch als Gegenbegriff zur „Sozialmedizin" findet sich der Terminus „Individualmedizin", wie noch gezeigt werden wird, in der medizinischen Fachliteratur und in der gesundheitspolitischen Diskussion.

Auch für die Medizin gilt, dass Sprachregelungen oder sprachliche Konventionen soziale Realitäten schaffen, indem etwa wichtige semantische Felder emotional besetzt oder Begriffe benutzt werden, um tief sitzende individuelle und kollektive Ängste entweder zu schüren oder zu zerstreuen. Vor allem für die Sprachregelungen in der Gesundheitspolitik gilt laut Alfred Cassebaum, dass die dort benutzten Begriffe,

Schlagworte oder Worthülsen nicht unbefangen verwendet werden können und dass ihr bloßer Gebrauch bereits die ihnen zugrunde liegende Ideologie festigen hilft [5]. Es ist daher nötig, sich über die Verwendung bestimmter Begriffe in gesundheitspolitischen Debatten Klarheit zu verschaffen.

Der Begriff „Staatsmedizin" als Antithese zur „Individualmedizin" scheint nirgendwo präzise definiert, sondern meist bewusst vage gehalten. Am nächsten kommt der gesundheitspolitischen Bedeutung dieses Begriffs die semantische Umschreibung, die man in der Onlineenzyklopädie Wikipedia findet. Hiernach umfasst „Staatsmedizin" Vorstellungen und Konzepte, „die den Wettbewerb im Gesundheitswesen reduzieren oder abschaffen, dem Staat eine zu große Einflussmöglichkeit im Gesundheitswesen sichern, einheitliche Leistungen für alle einführen, das Niveau der gesundheitlichen Versorgung senken oder eine Rationierung von medizinischen Dienstleistungen nötig machen" [6]. Im Unterschied dazu wurde der Begriff „Staatsmedicin" im 19. Jahrhundert noch ganz anders gebraucht. In einer Besprechung von Neuerscheinungen auf dem Gebiet der Homöopathie für die Zeitschrift „Jahrbücher für wissenschaftliche Kritik" heißt es 1833: „Der Staatszweck verlangt durch die Staatsmedicin eine Garantie für möglichst vollkommene objektive, nicht von Zufälligkeiten und Subjektivitäten abhängige Ausübung der Medicin zum Zweck des Gesundheitswohls seiner Bürger." Die „Staatsmedicin" wurde vom Verfasser dieser auch heute noch lesenswerten Rezension mit dem „positiven Recht" gleichgesetzt. Dagegen funktioniere „eine rein wissenschaftliche oder Naturmedicin (...) nach den reinen, nicht gesetzlich gemachten, Regeln der Wissenschaft" [7].

Doch schon damals hat die Rechtsprechung die Therapiefreiheit hochgehalten und die „Staatsmedicin", die angeblich nichts Subjektives in sich aufnehme, in die Schranken gewiesen. Als wegweisend kann hier ein Gutachten der Juristischen Fakultät der Universität Leipzig aus dem Jahr 1830 angesehen werden, worin dem Staat jedes „Wissenschaftsrichtertum" mit folgenden Worten abgesprochen wird: „Es muss dem Arzte (also noch mehr dem Kranken) die Wahl des Systems der Medicin freibleiben, schon deshalb, weil mit der Verwerfung derselben jede Fortbildung der Wissenschaft für unzulässig erklärt werden würde. Das sogenannte homöopathische Heilverfahren beruht auf Ansichten, die, gleichviel, ob sie materiell richtig oder unrichtig sind (welche Frage nicht zur Kompetenz des Richters gehört), dennoch in formell-wissenschaftlicher Hinsicht soweit ausgebildet sind, dass ihnen der Name eines Systems nicht abgesprochen werden kann." (zitiert nach Haehl [8]).

Der zweite Begriff, die Individualmedizin, war dagegen im 19. Jahrhundert noch unbekannt; denn bevor der Staat und die Krankenkassen zu wichtigen, nach mancher Auffassung inzwischen bereits dominierenden Akteuren im Gesundheitswesen wurden, war die medizinische Praxis im wahrsten Sinne des Wortes „Individualmedizin", nämlich eine Arzt-Patient-Beziehung, die vom Kranken, und nicht vom Heiler gesteuert wurde, sodass Medizinhistoriker in diesem Zusammenhang von einem Patronage-System sprechen, in dem der Patient die Behandlung bestimmt [9, 10]. Erstmals taucht dieser Begriff im Zusammenhang mit der Entstehung einer neuen medizinischen Fachrichtung, der Sozialmedizin, zu Beginn des 20. Jahrhunderts auf. So schreibt der Arzt und sozialdemokratisch gesinnte Gesundheitspolitiker Julius Wolf im Jahr 1911 in der Zeitschrift für Sozialwissenschaft: „Soziale Medizin ist der Gegensatz von Individualmedizin. Ihr Objekt ist nicht das Individuum, sondern eine gleichartige Gruppe von Individuen …" [11]. Ähnlich formulierte es ein Sammelband über die „Deutsche Klinik am Eingange des zwanzigsten Jahrhunderts", der noch kurz vor dem Ersten Weltkrieg (1913) erschien [12]. In diesem Sinne wird der Begriff auch heute noch in der Sozialmedizin bzw. in der Public Health-Forschung gebraucht (z. B. [13]). Ein Klassiker der Sozialmedizin, das Handbuch von Hans Schaefer und Maria Blohmke aus dem Jahre 1978 benutzt den Terminus „kurative Individualmedizin", um diesen Gegenstandsbereich der Medizin von der auf die Prävention abzielenden Sozialmedizin zu unterscheiden [14].

Dieser Gegenbegriff zur Sozialmedizin geriet schon früh von anderer Seite in die Kritik, nämlich von Seiten der Naturheilbewegung. Diese warf den Vertretern der Individualmedizin vor, einseitig zu sein und die „Ganzheit von Leib, Seele, Geist und Kosmos" in der Medizin zu ignorieren [15]. Zur selben Zeit kam die Individualmedizin von Vertretern der Rassenhygiene unter Beschuss, da sie sich nicht an dem „höheren Ziel", der Volksgesundheit orientiere [16].

Wenn heute in der medizinsoziologischen Fachliteratur von Individualmedizin die Rede ist, dann wird meist zwischen einer eher personenorientierten und einer eher technikorientierten Variante unterschieden. „Die personenorientierte Medizin", so Bircher und Wehkamp, „stützt sich in der Diagnostik und in der Therapie primär auf die Anwendung medizinischen Wissens und Könnens, während die technikorientierte Medizin vorwiegend Leistungen aus den hoch entwickelten Bereichen der labordiagnostischen, der bildgebenden und der operativen Verfahren anbietet." [17].

Es wäre zweifellos wünschenswert, wenn sich die Kooperation zwischen diesen beiden Arten der Individualmedizin an den jeweiligen Stärken orientieren würde und keine Richtung einen Alleinvertretungsanspruch für sich durchzusetzen versuchte. Die Patienten, so zeigen Umfragen, wollen beides. Sie haben durchaus Vertrauen in eine technikorientierte Medizin. Und es wird auch nicht so sein, dass der Gentest in Zukunft die Anamnese ersetzen und dem Arzt die Entscheidung über die beste Therapie abnehmen wird.

So meint beispielsweise die Tübinger Bioethikerin Lilian Marx-Stölting zu der Art Individualmedizin, von der Forscher auf dem Gebiet der Pharmakogenetik und Pharmakogenomik reden und träumen: „Der genetische Aspekt ist immer nur ein Aspekt, und er kann auf keinen Fall die Gespräche zwischen Arzt und Patient ersetzen. Viele

Nebenwirkungen gehen auf die mangelnde Mitwirkung von Patienten an der Therapie zurück, die etwa Einnahmevorschriften nicht beachten." (zitiert nach DocCheck Newsletter [18]).
Damit kommt man zu einem Phänomen, das der Lübecker Medizin- und Wissenschaftshistoriker Cornelius Borck [19] treffend als „das Leiden an der Unübersichtlichkeit der modernen Medizin" umschrieben hat. Diese Diagnose scheint denjenigen Aufwind zu geben, die gern neudeutsch vom „Disease Management" sprechen und den Patienten möglichst ohne große Umwege und auf möglichst kostengünstige Art in Kompetenzzentren lenken würden, wo dem Patienten angeblich das geboten wird, was inhaltlich (Stichwort: evidenzbasierte Medizin, Leitlinien) und ökonomisch (Stichwort: Budgetierung, Fallpauschalen) sowie sachlich geboten und angemessen zu sein scheint.
Doch die Patienten beweisen durchaus Eigensinn, wie nicht nur der wachsende Markt für individuelle Gesundheitsleistungen (IGeL), der inzwischen auf eine Milliarde Euro Umsatz pro Jahr geschätzt wird, zeigt [20]. Wie aus neueren Studien hervorgeht, ist die Entscheidung vieler kranker Menschen für komplementärmedizinische Verfahren – häufig zusätzlich, seltener alternativ – durchaus sachorientiert und nicht irrational. Allerdings scheint sich die immer größer werdende Zahl der Patienten, die Komplementärmedizin in Anspruch nehmen, in Hinblick auf sozialdemographische, krankheitsbezogene und psychologische Merkmale vom Rest der ärztlichen Klientel zu unterscheiden. Sie weisen beispielsweise einen höheren Bildungsgrad auf und pflegen einen gesünderen Lebensstil.
Allgemein gilt jedoch: Für viele kranke Menschen ist die sogenannte Schulmedizin oder wissenschaftliche Medizin, deren Handlungsspielräume durch staatliche Vorgaben und gesundheitsökonomische Zwänge immer enger zu werden scheinen, längst zu einem Angebot unter vielen geworden. Das mag man aus unterschiedlichen Gründen beklagen. Doch auch diese Entwicklung – das soll hier ausdrücklich betont werden – ist ein Zeichen von Mündigkeit.
Die Ärzte, die für sich gern die Therapiefreiheit in Anspruch nehmen, werden auf Dauer nicht darum herumkommen, auf die Erwartungshaltung der Patienten angemessen zu reagieren und das Gespräch mit ihnen zu suchen. Wie eine neue Studie zeigt, hat es übrigens keinerlei Einfluss auf die Zufriedenheit der Patienten, ob der Arzt ihren Wünschen nachgegeben hat oder nicht.
Aufklärung ist also ein wichtiger Bestandteil der Individualmedizin. Ärzte, so die Autoren der genannten Studie, müssen lernen, „Alternativen vorzuschlagen und die Gründe für solche Entscheidungen darzulegen, die nicht mit den Vorstellungen der Patienten konform gehen" (zitiert nach Gesundheitszeitung [21]). „Eine Individual-Medizin", wie sie das „Dialogforum Pluralismus in der Medizin", ein Zusammenschluss von gesprächsbereiten Vertretern der naturwissenschaftlich orientierten Medizin

sowie der sogenannten Komplementärmedizin, programmatisch vertritt und die sich schon in der ungewöhnlichen Schreibweise unverwechselbar gibt, fordert ein therapeutisches Handeln, das auf wissenschaftlich begründetem Wissen fußt, aber gleichzeitig die Individualität des Patienten (nicht nur in seiner Genomstruktur) in seiner Ganzheitlichkeit respektiert und für die Arzt-Patienten-Beziehung daraus Nutzen zieht [22, 23].

Zusammenfassung

In der aktuellen gesundheitspolitischen Debatte werden Begriffe wie „Individualmedizin", „Staatsmedizin" und „Personalisierte Medizin" zum Teil synonym, zum Teil auch antithetisch verwendet, ohne sich über die Bedeutung und die Konnotation dieser Termini immer im Klaren zu sein. Häufig ist die Vagheit dieser Begriffe sogar gewollt. Zudem gerät meist in Vergessenheit, dass diese Begriffe im Laufe der Zeit auch eine Bedeutungsänderung erfahren haben. Insofern lohnt sich auch ein Rückgriff auf die historische Semantik, um sprachliche Unklarheiten und Sprachwandel zu erklären. Vor allem geht es darum, auch den nicht nur in semantischer Sicht wichtigen Unterschied zwischen einer „Personalisierten Medizin", der zurzeit eine große Zukunft vorausgesagt wird, und der häufig mit ihr verwechselten „Individualmedizin" mit einem völlig anderen Ansatz zu unterscheiden.

Schlüsselwörter: Individualmedizin, Sozialmedizin, Staatsmedizin, Personalisierte Medizin, Therapiefreiheit, Komplementärmedizin

Literatur

[1] Honigmann G: Einheitsbestrebungen der Gegenwartsmedizin. Zur Einführung. Hippokrates 1 (1929), 3–15.
[2] Schweninger E: Der Arzt. Literarische Anstalt Rütten & Loening, Frankfurt am Main 1906.
[3] Herbert S: Diagnose: unbezahlbar. Aus der Praxis der Zweiklassenmedizin. Kiepenheuer & Witsch, Köln 2006.
[4] Hartwig R: Der verkaufte Patient. Wie Ärzte und Patienten von der Gesundheitspolitik betrogen werden. Pattloch Verlag, München 2008.
[5] Cassebaum A: Eine Rose ist eine Rose ist eine Rose. Über Sprachregelungen in der Gesundheitspolitik. Dr. med. Mabuse 10 (1985), 24–25.
[6] http://www.wikipedia.org/wiki/Staatsmedizin (03.01.2008).

[7] Schultz CH: Rezension zweier homöopathischer Schriften. Jahrbücher für wissenschaftliche Kritik 1833, 500–501.
[8] Haehl R: Samuel Hahnemann, Bd. 2. Dr. Willmar Schwabe, Leipzig 1922.
[9] Jewson ND: Medical Knowledge and the Patronage System in 18th Century England. Sociology 8 (1974), 369–385.
[10] Stolberg M: Homo patiens. Krankheits- und Körpererfahrung in der Frühen Neuzeit. Böhlau, Wien-Köln-Weimar 2003.
[11] Zeitschrift für Sozialwissenschaft 2 NF (1911), 422–423.
[12] Leyden E, Klemperer F (Hrsg.): Deutsche Klinik am Eingang des zwanzigsten Jahrhunderts, Bd. 14. Urban & Schwarzenberg, Berlin 1913.
[13] Fuchs R: Sport, Gesundheit und Public Health. Hogrefe, Göttingen 2003.
[14] Schaefer H, Blohmke M: Sozialmedizin: Einführung in die Ergebnisse und Probleme der Medizin-Soziologie und Sozialmedizin. Georg Thieme Verlag, Stuttgart 1972.
[15] Steiner O: Ist die Naturheilkunde eine Lehrmeisterin der Mund-, Zahn- und Kiefernheilkunde? Deutsche Zahn-, Mund- und Kieferheilkunde 4 (1937), 132–138.
[16] Tirala LG: Rasse, Geist und Seele. J. F. Lehmann, München 1935.
[17] Bircher J, Wehkamp KH: Das ungenutzte Potential der Medizin. Analyse von Gesundheit und Krankheit zu Beginn des 21. Jahrhunderts. Rüffer & Rub, Zürich 2006.
[18] DocCheck Newsletter 07.51 (20.12.2007).
[19] Borck C: Leiden an der Unübersichtlichkeit der modernen Medizin. In: Wessel KF (Hrsg.): Herkunft, Krise und Wandlung der modernen Medizin. Kulturgeschichtliche, wissenschaftsphilosophische und anthropologische Aspekte. Kleine, Bielefeld 1994, 285–288.
[20] Bartens W: Praxis als Basar. Süddeutsche Zeitung vom 11.06.2007.
[21] Gesundheitszeitung 2007, 8, 3.
[22] Girke M, Hoppe JD, Matthiessen PF, Willich SN (Hrsg.): Medizin und Menschenbild. Das Verständnis des Menschen in Schul- und Komplementärmedizin. Dt. Ärzteverlag, Köln 2006.
[23] Jütte R (Hrsg.): Die Zukunft der IndividualMedizin. Autonomie des Arztes und Methodenpluralismus. Dt. Ärzteverlag, Köln 2009.

Anhang

Glossar

Abstoßung: Gegen transplantierte Organe, Gewebe oder Zellen gerichtete Reaktion des Immunsystems, die in schweren Fällen zum Verlust des Transplantats führen kann.

Alternative Medizin: Medizin, die diagnostische sowie therapeutische Konzepte und Methoden verfolgt, deren Wirksamkeit nicht bzw. noch nicht wissenschaftlich nachgewiesen worden ist.

Antigen: Körperfremde Substanz, die eine Immunreaktion hervorruft und zur Bildung von spezifischen Antikörpern führt, die diese Substanz neutralisieren können.

Antikörper: Teil des Immunsystems, welcher der spezifischen Erkennung und dem Unschädlichmachen körperfremder Stoffe (Antigene) dient.

Authentifizierung: Überprüfung der Identität eines Benutzers in einem elektronischen Netzwerk. Das kann auf der Basis von Besitz (u. a. Smart Card, biometrische Verfahren) und/oder Wissen (Passwort, PIN) erfolgen.

Autoimmunreaktion: Reaktion des Immunsystems gegen körpereigene Merkmale. Vom Körper gebildete Antikörper dienen dabei als Nachweis.

Autorisierung: Vorgang zur Erteilung der Nutzungsrechte für bestimmte Funktionen und Daten an den Benutzer eines Anwendungssystems.

Bestrahlungsplanung: Festlegung der Bestrahlungsparameter mit dem Ziel, das Tumorvolumen mit der notwendigen Strahlendosis für dessen Zerstörung zu versehen und das gesunde Gewebe bestmöglich zu schonen.

Bioinformatik: Interdisziplinäres Forschungsgebiet an der Schnittstelle zwischen Biologie und Informatik, das sich mit den Grundlagen sowie Anwendungen der Organisation, Analyse und Speicherung von biologischen Daten befasst.

Bruttoinlandsprodukt (BIP): Maß für die wirtschaftliche Leistung einer Volkswirtschaft. Das BIP ergibt sich aus der Summe aller Bruttoproduktionswerte der

Wirtschaftseinheiten einer Volkswirtschaft abzüglich der Bruttowerte der entsprechenden Vorleistungsimporte.

CardioPACS: Abkürzung für Cardiological Picture Archiving and Communication System. Digitales Bildarchivierungs- und Kommunikationssystem für die Kardiologie.

Computertomographie (CT): Bildgebendes röntgendiagnostisches Untersuchungsverfahren, bei dem der menschliche Körper Schicht für Schicht durchstrahlt wird und die erhaltenen digitalen Informationen durch einen Computer zu zwei- oder dreidimensionalen Bildern verrechnet werden.

Contrast Enhanced MRT: Kontrastmittelverstärkte Magnetresonanztomographie.

Cyborg: Abkürzung für „cybernetic organism". Integrierung technischer Systeme (z. B. Herzschrittmacher) in den menschlichen Körper als Ersatz oder zur Unterstützung von nicht ausreichend leistungsfähigen Organen.

DICOM: Abkürzung für Digital Imaging and Communications in Medicine. Internationaler Standard zum Austausch und zur Archivierung von Bildern in der Medizin.

Digitale Signatur: Eine mit kryptographischer Verschlüsselung und geheimem Schlüssel erstellte elektronische Zeichenfolge, die seinem Ersteller eindeutig zuzuordnen ist und einen Datensatz als vollständig ausweist.

DIMDI: Abkürzung für Deutsches Institut für medizinische Information und Dokumentation. Fachinformationszentrum für die Medizin in Deutschland.

DNA: Abkürzung für deoxyribonucleic acid. In Form einer rechtsgängigen Doppelhelix aufgebautes Polymer aus Desoxyribonukleotiden (vgl. Gene).

DNS: Abkürzung für Desoxyribonukleinsäure (vgl. DNA).

DRG: Abkürzung für Diagnosis Related Groups. Abrechnung von Krankenhausleistungen nach fallbezogenen und leistungsbezogenen Kriterien.

e-Health: Sammelbegriff für alle auf die patientenorientierte und gesundheitliche Versorgung bezogenen Anwendungen von Informations- und Kommunikationstechnologien.

Elektronenstrahltomographie (EBT): Bildgebendes röntgendiagnostisches Untersuchungsverfahren, bei dem der menschliche Körper Schicht für Schicht durchstrahlt wird und die erhaltenen digitalen Informationen durch einen Computer zu zwei- oder dreidimensionalen Bildern verrechnet werden. Im Unterschied zur Computertomographie wird die Röntgenstrahlung nicht in einer um den Patienten rotierenden Röntgenröhre erzeugt, sondern direkt durch einen Elektronenstrahl, der durch elektromagnetische Felder direkt auf einen Target-Ring um den Patienten gelenkt wird. Dadurch werden wesentlich kürzere Untersuchungszeiten erreicht.

Elektronische Gesundheitsakte: Digitales Informations-, Dokumentations- und Archivierungssystem, das alle Krankheitsbehandlungen und den gesamten Gesundheitsverlauf des Patienten enthält, verwaltet sowie präsentieren kann.

Elektronische Patientenakte (EPA): Digitales Informations-, Dokumentations- und Archivierungssystem, das administrative und strukturierte medizinische Daten des klinischen Prozesses sowie daraus resultierende Dokumente patientenbezogen verwaltet, verteilt und multimedial präsentieren kann. Die Elektronische Patientenakte löst die herkömmliche, papierbasierte Patientenakte ab. Die Bezeichnung ist irreführend, da die elektronische Version viele Möglichkeiten eröffnet, die eine Papierakte nie bieten könnte.

Enzyme: Biologische Makromoleküle (z. B. Proteine), die biochemische Reaktionen im Organismus (z. B. Stoffwechselvorgänge) katalysieren und steuern.

Ethikkodex: Sammlung von ethischen Normen und Regeln eines Sachgebietes, an denen sich eine gesellschaftliche Gruppe orientiert.

Ethikkommission: Unabhängiges, multidisziplinär zusammengesetztes Gutachtergremium z. B. aus Medizinern, Naturwissenschaftlern, Theologen, Philosophen, Juristen, Politikern und anderen Wissenschaftlern sowie Laien mit der Aufgabe, die ethische Vertretbarkeit wissenschaftlicher Versuche an Menschen zu beurteilen. Ethikkommissionen werden von den Ärztekammern bzw. den Medizinischen Fakultäten an Universitäten berufen.

Ethische Reflexion: Prüfendes und vergleichendes Nachdenken über Hintergründe, Anlass und Auswirkungen eines Sachverhaltes oder einer Handlung. Ziel ist es, durch Vergleichen, Abwägen und Bewerten zu neuen Erkenntnissen zu kommen. Eine Reflexion ist nicht vorrangig handlungsorientiert, sondern dient vor allem dem Erkenntnisgewinn.

Ethischer Diskurs: Gemeinschaftliche Reflexion von Problemen mit normativem, weltbezogenem Hintergrund, die von Einzelnen oder einer einzelnen Fachdisziplin nicht ausreichend durchschaut werden können. Ziel ist es, in einer fachübergreifenden Kommunikation Erkenntnis- und Verständnisgrenzen zu überwinden, Vorurteile zu hinterfragen und dieses aus anderen Positionen heraus zu überprüfen.

FDG: Abkürzung für Fluordesoxyglukose. Radioaktiv markierter Traubenzucker, der vor allem bei PETs zur Untersuchung von Stoffwechselvorgängen angewendet wird.

Funktionelle Bildgebung: Bildgebungsverfahren, die vorrangig Informationen über physiologische bzw. mechanische Parameter (z. B. Blutfluss) liefern (Beispiel: fMRT, Echokardiographie).

Gene: Nukleotidsequenz innerhalb der DNA, die die Information für ein Genprodukt (Polypeptid) enthält. Gene sind die Träger der Erbanlagen.

Genom: Gesamtheit der genetischen Informationen eines Organismus.

Genomik: Wissenschaft von der Erforschung des Genoms eines Organismus und der Wechselwirkung der im Genom enthaltenen Gene.

Gentherapie: Behandlung oder Vorbeugung von (Erb-)Krankheiten durch Einfügen von „nichtgestörten" Genen in Zellen oder Gewebe.

Geriatrie: Lehre von den Krankheiten des alten Menschen.

Gerontologie: Teilgebiet der medizinischen Wissenschaften, das sich mit den Alterungsvorgängen des Menschen befasst.

Gläserner Patient: Häufig gebrauchte Metapher für die Möglichkeiten der modernen bildgebenden Verfahren, die mittlerweile den Menschen „fast" schon bis in den Zellbereich „durchsichtig" erscheinen lassen. Im übertragenden Sinne auch verwendet für die „vermeintliche bzw. gefürchtete" Offenlegung der sensiblen Patientendaten in öffentlichen Netzen. Der Begriff geht auf den sogenannten „Gläsernen Menschen" zurück, der im Deutschen Hygiene-Museum Ende der 1920er Jahre gefertigt und zum ersten Mal 1930 anlässlich der 2. Internationalen Hygiene-Ausstellung in Dresden der Öffentlichkeit präsentiert wurde, später u. a. auf den Weltausstellungen in Chicago (1933) und Paris (1936). Der „Gläserne Mensch" war ein Anschauungsmodell, das alle wesentlichen Bestandteile des menschlichen Körpers in originaler Lage, im funktionellen Zusammenhang und integriert in einen vollständigen Körper aus durchsichtigem Kunststoff zeigte.

Glykomik: Wissenschaft von der Erforschung der Modifikation von Proteinen mit speziellem Bezug zur Variation von Zuckermolekülen.

GPRS: Abkürzung für General Packet Radio Services. Erweiterung des GSM durch Bündelung der Daten (short packets) vor ihrer Übertragung.

GPS: Abkürzung für Global Positioning System. Satellitengestütztes System zur exakten Positionsbestimmung von Personen oder Gegenständen.

Grid-Computing: Zusammenfassung aller Methoden, die durch Zusammenschaltung vieler Computer in einem Netzwerk die Leistungsfähigkeit jedes einzelnen erhöhen, um rechenintensive Probleme zeitgerecht und kostengünstig zu lösen.

GSM: Abkürzung für Global System for Mobile Communication. Derzeitiger Standard für die Mobilfunknetze.

Herzinsuffizienz: Unfähigkeit des Herzens, eine für den Organismus ausreichende Pumpleistung in Ruhe und bei Belastung zu erbringen. Ursachen können Herzmuskelschwäche oder Herzrhythmusstörungen sein.

Herzschrittmacher: In den menschlichen Körper implantierter (intrakorporaler) bzw. außerhalb des Körpers zu tragender (extrakorporaler) Impulsgeber, der über Elektroden mit dem Herzmuskel verbunden ist und diesen periodisch mit entsprechenden elektrischen Reizimpulsen versorgt. Der Herzschrittmacher wird bei Reizbildungs- und Erregungsleitungsstörungen sowie bei Herzinsuffizienz eingesetzt und ist oft lebenserhaltend.

HL-7: Abkürzung für Health Level 7. Internationaler Standard als Kommunikationsprotokoll zum Austausch von digitalen Daten in der Medizin.

Holistische Medizin: Richtung in der Medizin, die Körper, Geist und Psyche eines Menschen als Einheit betrachtet („Ganzheitliche Medizin") und Methoden der Schulmedizin mit verschiedenen Methoden der alternativen Medizin kombiniert.

ICD: Abkürzung für Implantable Cardioverter Defibrillator. In den menschlichen Körper implantierter Impulsgeber, der lebensbedrohliche tachykarde Herzrhythmusstörungen erkennt und automatisch und zeitgerecht einen elektrischen Impuls zu ihrer Terminierung über spezielle Elektroden an das Herz abgibt.

IHE: Abkürzung für Integrating the Healthcare Enterprise. Zusammenschluss von international agierenden Medizingeräte- und Medizin-Software-Firmen, um auf der Grundlage von Industriestandards patienten- und prozessorientierte Szenarien abzubilden.

Immunsuppressiva: Medikamente, die die Immunabwehr des Menschen unterdrücken. Transplantatempfänger müssen diese lebenslang einnehmen, um zu verhindern, dass das Transplantat aufgrund von Reaktionen des Immunsystems abgestoßen wird. Immunsuppressiva führen bei längerfristigen Anwendungen zu einer erhöhten Anfälligkeit des Körpers gegen Infektionen.

Internet: Zusammenschluss unabhängiger Computernetze, die über ein gemeinsames Datenkommunikationsprotokoll miteinander kommunizieren können.

Interoperabilität: Fähigkeit von Anwendungssystemen, mit anderen Systemen (z. B. über standardisierte Schnittstellen) zu kommunizieren.

Intranet: In der Regel auf ein Unternehmen begrenztes Computernetzwerk, das bezüglich Navigation und Oberfläche auf der Technik des Internets basiert und über eine Firewall auch Kontakt zu diesem haben kann.

KIS: Abkürzung für Krankenhaus-Informationssystem. Sammelbegriff für eine (möglichst) einheitliche Softwarearchitektur in einem Krankenhaus – heute oft ersetzt durch die Begriffe KKS (Krankenhaus-Kommunikationssystem) oder KAS (Klinisches Arbeitsplatzsystem). Während KIS und KKS weitgehend deckungsgleiche Begriffe sind, beinhaltet der Begriff KAS zwar das Patientenmanagement im weitesten Sinne, aber nicht das Hospital-Management.

Koronarangiographie: Röntgenkontrastdarstellung der Koronargefäße des Herzens mit Hilfe spezieller Kathetertechnik. Sie erlaubt eine anatomische und funktionelle Beurteilung der Gefäße.

Künstliche Intelligenz (KI): Interdisziplinärer Zweig der Computerwissenschaften, der versucht, abstrakte, berechenbare Aspekte menschlicher Erkenntnis- und Denkprozesse mit Hilfe des Computers nachzubilden und mittels Computer Problemlösungen anzubieten, die (eigentlich) Intelligenz voraussetzen. Die KI verfolgt dabei zwei Ansätze: die Simulation kognitiver Prozesse durch elektronische Kopien der menschlichen Hirnzellen („künstliche neuronale Netze") bzw. die Simulation intelligenten Verhaltens auf der Basis komplexer Computerprogramme.

Kunstfehler: Diagnostische oder therapeutische ärztliche Maßnahme, die entweder nicht indiziert war oder nicht nach dem aktuellen Stand der medizinischen Wissenschaften erfolgte, und durch die ein Schaden beim Patienten entstanden ist.

Kunstherz: Implantierbare oder tragbare künstliche Herzprothese, die die natürlichen Aufgaben eines kranken oder versagenden Herzens teilweise oder vollständig übernehmen soll.

Ligand: Molekül oder Ion, das sich an die Andockstellen von aus Proteinen aufgebauten Rezeptoren binden kann.

Luziferase: Enzyme, die die Biolumineszenz katalysieren.

Magnetresonanztomographie (MRT): Bildgebendes medizinisches Verfahren, das den physikalischen Effekt der Kernresonanz zur Erzeugung von Querschnittbildern des menschlichen Körpers ausnutzt. Dazu wird der Körper einem Magnetfeld hoher Feldstärke ausgesetzt. Die Wasserstoffatomkerne des Gewebes richten sich in diesem Feld entsprechend aus und werden über ein Hochfrequenzfeld zu Schwingungen angeregt. Die Resonanzfrequenz hängt von der chemischen Umgebung des Wasserstoffkerns ab und wird zusammen mit anderen Informationen mittels Computertechnik zu zwei- bzw. dreidimensionalen Bildern verrechnet.

Mechatronik (Kunstwort aus Mechanik und Elektronik): Ist ein interdisziplinäres Gebiet der Ingenieurwissenschaften, das auf Maschinenbau, Elektrotechnik und Informatik aufbaut. Produkte und Systeme der Mechatronik nehmen Signale aus ihrer Umgebung auf (Sensorik), verarbeiten diese (Elektronik und Informatik) und führen damit Aktionen aus (Mechanik, Informatik). Beispiele aus der Medizin: Medizinische Roboter, medizinische Telemanipulationen.

Menschenwürde: Anspruch des Menschen, als Träger geistig-sittlicher Werte von der Gesellschaft, insbesondere der staatlichen Gewalt, geachtet zu werden.

Mensch-Maschine-Interaktion: Die Gesamtheit der Wechselwirkungen (Interaktionen) zwischen Mensch und Maschine in sogenannten Mensch-Maschine-Systemen, die für deren bestimmungsgemäße und fehlerfreie Funktion notwendig sind, insbesondere bei Systemen, in denen die automatische Informationsverarbeitung eine Rolle spielt (Mensch-Computer-Interaktion). Die Interaktion erfolgt über Ein- und Ausgabevorrichtungen im weitesten Sinne, dazu gehören prinzipiell auch die natürlichsprachige Kommunikation sowie die direkte Kopplung von Computersystem und Nervensystem (z. B. Chip-Implantate im Gehirn).

Metabolische Bildgebung: Bildgebungsverfahren, die vorrangig Stoffwechselprozesse im Körper (z. B. im Tumor) darstellen (Beispiele: PET, SPECT).

Molekulare Bildgebung: Sammelbegriff für alle nichtinvasiven Methoden zur Sichtbarmachung und Untersuchung normaler und krankhafter biologischer Prozesse an lebenden Organismen auf zellulärer und molekularer Ebene.

Morphologische Bildgebung: Bildgebungsverfahren, die vorrangig Struktur und Form von Objekten im Körper (z. B. von Tumoren) darstellen (Beispiele: CT, MRT).

Organersatz: Medizintechnische Vorrichtungen, die Funktionen von Organen temporär oder dauerhaft unterstützen oder übernehmen können.

Pathogenese: Gesamtheit der Faktoren, die zur Entstehung und Entwicklung einer Krankheit beitragen.

PDA: Abkürzung für Personal Digital Assistant. Kleiner, leichter und deshalb mobiler Computer, der für die Verarbeitung von kleineren Datenmengen geeignet ist und in W-LANs eingebunden werden kann.

Personalisierte Medizin: Eine auf den individuellen Patienten abgestellte und optimierte Medizin bzw. Gesundheitsversorgung.

PET: Abkürzung für Positronenemissionstomographie. Funktionelles bildgebendes medizinisches Untersuchungsverfahren, bei dem die in den Organismus eingebrachten und an den Stoffwechsel gekoppelten radioaktiven Isotope Positronen aussenden, die mit Elektronen wechselwirken (Positronenvernichtung) und jeweils zwei Photonen einer Energie von 511 keV im Winkel von 180° aussenden. Diese Photonenpaare werden über Ringdetektoren gemessen und mittels Computertechnik zu zwei- bzw. dreidimensionalen Bildern bzw. Bildsequenzen verrechnet.

Prädiktive Medizin: Eine auf die Vorhersage des individuellen Krankheitsverlaufes eines einzelnen Patienten bezogene Medizin.

Präventive Medizin: Eine auf Maßnahmen zur Krankheitsvorbeugung und Gesundheitsförderung gerichtete Medizin.

Proteine: Makromoleküle, die aus Aminosäuren bestehen und strukturelle, enzymatische und regulative Funktionen im Organismus wahrnehmen.

Proteom: Gesamtheit aller in einem Organismus oder einer Zelle unter definierten Bedingungen und zu einem definierten Zeitpunkt vorliegenden Proteine.

Proteomik: Wissenschaft von der Erforschung des Proteoms.

Regenerative Medizin: Eine auf die Wiederherstellung funktionsgestörten biologischen Gewebes (Zellen, Organe) durch Ersatz mit gezüchtetem Gewebe (Zellen, Organe) gerichtete Medizin.

Salutogenese: Gesamtheit der Faktoren, die zur Gesundheit und Gesundung des Menschen beitragen.

Schulmedizin: Medizin, die an Hochschulen und Universitäten nach wissenschaftlichen Grundsätzen gelehrt und beforscht wird.

SPECT: Abkürzung für Single Photon Emission Computed Tomography. Funktionelles bildgebendes medizinisches Untersuchungsverfahren, bei dem von in den Organismus eingebrachten und an den Stoffwechsel gekoppelten radioaktiven Isotopen die emittierenden Photonen mit rotierenden Detektoren gemessen und zu zwei- bzw. dreidimensionalen Bildern bzw. Bildsequenzen verrechnet werden.

Stammzellen: Noch nicht ausdifferenzierte Körperzellen, aus denen differenzierte Zelltypen hervorgehen bzw. erzeugt werden können.

Strahlentherapie: Medizinisches Fachgebiet für alle Anwendungen von (ionisierender) Strahlung zur Therapie von gutartigen (benignen) und bösartigen (malignen) Tumoren.

Technikfolgenabschätzung (TA): Interdisziplinäre Forschungsrichtung, welche die Chancen und Risiken von technischen Neuentwicklungen sowie deren gesellschaftliche Folgen untersucht. Mit der TA sollen Entscheidungsträgern, insbesondere aus Politik und Wirtschaft, Kriterien bei der Förderung, Einführung bzw. Anwendung von neuen Technologien in die Hand gegeben werden.

Tele Home Care: Ist die ärztliche und pflegerische Betreuung von Patienten in ihrem häuslichen Umfeld mittels telemedizinischer Szenarien, also mit den entsprechenden technischen Hilfsmitteln von der Ferne aus.

Telekardiologie: Gesamtheit der auf das Fachgebiet der Kardiologie bezogenen telemedizinischen Anwendungen.

Telemedizin: Ist die Überwindung von räumlichen (und zeitlichen) Entfernungen zwischen den Partnern im Gesundheitsprozess durch die technischen Werkzeuge der Telekommunikation und der Informatik.

Telemetrie: Drahtlose Fernübertragung von biologischen Messwerten, z. B. über implantierte intrakorporale Sensorik nach außen.

Telemonitoring: Ist die kontinuierliche oder diskontinuierliche Fernüberwachung von vitalen Parametern von chronisch kranken oder vital gefährdeten Patienten.

TIMMS: Abkürzung für Therapy Imaging and Model Management System. IT-Infrastruktur, die alle für eine Therapie benötigten Informationen (Bilder, physiologische Parameter, Atlanten usw.) in Modellen sowie entsprechende Dienstleistungen integriert und dem Therapeuten zur Verfügung stellt.

Tissue Engineering: Nachzüchtung von natürlichem Gewebe unter Laborbedingungen.

TMF: Abkürzung für Telematikplattform für Medizinische Forschungsnetze. Verein der medizinischen Forschungsnetze mit Sitz in Berlin. Erfüllt seit 1999 ähnliche Aufgaben in der Forschung wie gematik in der Patientenversorgung.

Tracer: Radioaktiv markierte körpereigene oder körperfremde Substanz, die in geringen Mengen in den Organismus eingebracht an den Stoffwechselvorgängen teilnimmt und damit unterschiedlichste Untersuchungen ermöglicht oder erleichtert.

Tumorablation: Zerstörung von Tumorgewebe mittels Hitze. Diese wird dabei mittels Katheter über Radiofrequenz (Radiofrequenzablation – RFA) oder Laser (Laserinduzierte Thermotherapie – LITT) direkt und kontrolliert in den Tumor eingebracht.

Virtuelle Elektronische Patientenakte (VEPA): Eine Elektronische Patientenakte, bei der die Daten dezentral auf unterschiedlichen Servern im Netz verteilt sind und sich vorzugsweise dort befinden, wo sie erzeugt wurden. Der Zugriff auf diese Daten wird durch eine Zugriffsrechteverwaltung geregelt.

Virtuelle Endoskopie: Zusammenfügen von tomographisch aufgenommenen Bildern (CT, MRT) mittels Computertechnik zu einer dreidimensionalen Darstellung von Hohlorganen (z. B. Magen-Darm-Trakt, Luftröhre, Lunge). Die virtuelle Endoskopie simuliert die reale Endoskopie, die mit Katheter oder Endoskop durchgeführt wird, und vermittelt dem Untersucher den Eindruck als „bewege er sich durch das Organ".

Virtuelle Realität (VR): Ist die interaktive Simulation eines künstlich erzeugten Szenarios in einem dreidimensionalen „künstlichen" Raum mittels komplexer Hard- und Software sowie spezieller elektronischer Geräte (z. B. Monitorbrille, Datenhandschuh). Die in die Monitorbrille eingespeisten Bilder vermitteln dem Anwender den Eindruck, selbst Teil des „künstlichen" Szenarios zu sein. Anwendungen insbesondere in der Technik (u. a. Simulation von technischen Systemen, Gebäuden, Flügen) und in der Medizin (u. a. Virtuelle Endoskopie).

Wachstumsfaktor: Körpereigene Substanzen, die das Zell- bzw. Körperwachstum stimulieren.

Wearable Computing: In die Kleidung integrierte Computertechnik.

Wearable Sensors: In die Kleidung integrierte intelligente Sensorik, die vitale Parameter aufnehmen, verarbeiten und an ein externes Aufnahmegerät drahtgebunden oder drahtlos übertragen kann.

Workflow: Vordefinierte Abfolge von Arbeitsabläufen in einer Organisationseinheit (z. B. Operationssaal).

Workflow-Managementsystem: Abbildung, Verwaltung und Steuerung von Arbeitsabläufen in einer Organisationseinheit mit Mitteln der Informationstechnologie.

Zugriffsrechte: werden in einem Computernetzwerk vom Administrator vergeben und regeln die Befugnisse jedes Benutzers im System. Die Verwaltung von Zugriffsrechten in Netzwerken mit verschiedenen Anwendungssystemen ist sehr aufwendig. In Zukunft sollen die elektronische Gesundheitskarte und der elektronische Heilberufsausweis die Verwirklichung leistungsfähiger Zugangsregelungen unterstützen.

Autorenverzeichnis

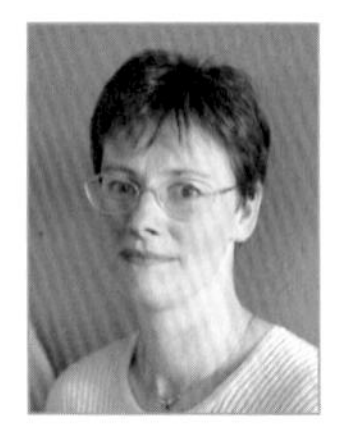

Dr. rer. nat. Bärbel Hüsing

Jahrgang 1962,
ist Leiterin des Geschäftsfelds „Biotechnologie und Lebenswissenschaften" am Fraunhofer ISI.
1981–1986 Studium der Biologie an der Universität Hannover (UH), 1991 Promotion an der Universität Düsseldorf. 1987–1990 Wissenschaftliche Mitarbeiterin am Institut für Mikrobiologie der UH und am Institut für Biotechnologie des FZ Jülich GmbH, seit 1991 Wissenschaftliche Mitarbeiterin am Fraunhofer ISI, seit 1996 in verschiedenen leitenden Positionen. Arbeitsschwerpunkte: wissenschaftl. Politik- und Strategieberatung, Zukunftsstudien und Innovationsanalysen zu neuen wissenschaftl.-techn. Entwicklungen in Biotechnologie und Lebenswissenschaften. Projektleiterin und Hauptautorin des Zukunftsreports „Individualisierte Medizin und Gesundheitssystem".

Fraunhofer-Institut für System- und Innovationsforschung
Breslauer Straße 48, D-76139 Karlsruhe
Phone +49. 721. 68 09 0 E-Mail b.huesing@isi.fraunhofer.de
Internet http://www.isi.fraunhofer.de

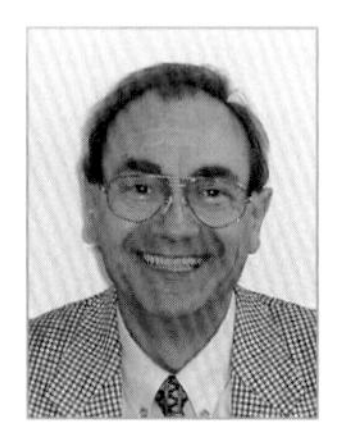

Prof. Dr. rer. nat. Walter Lehmacher

Jahrgang 1949,
ist Direktor des Instituts für Medizinische Statistik, Informatik und Epidemiologie (IMSIE) der Universität zu Köln.
1968–1973 Studium der Mathematik an der Universität Bonn, 1977 Promotion am Fachbereich Statistik der Universität Dortmund. 1977–1979 Wissenschaftlicher Mitarbeiter im Rechenzentrum der Universität Düsseldorf, 1979–1990 Arbeitsgruppenleiter im Institut für Medizinische Informatik und Systemforschung des GSF-Forschungszentrums für Umwelt und Gesundheit in München. 1987 Habilitation für Biostatistik an der Medizinischen Fakultät der Universität München. 1990–1995 Professor und Direktor des Instituts für Biometrie und Epidemiologie der Tierärztlichen HS Hannover. Seit 1995 Professor für Medizinische Statistik, Informatik und Epidemiologie in Köln.

Universität zu Köln, IMSIE
Kerpener Straße 62, Geb. 22, D-50931 Köln
Phone +49. 221. 478 65 00/01 E-Mail walter.lehmacher@uni-koeln.de
Internet http://imsieweb.uni-koeln.de

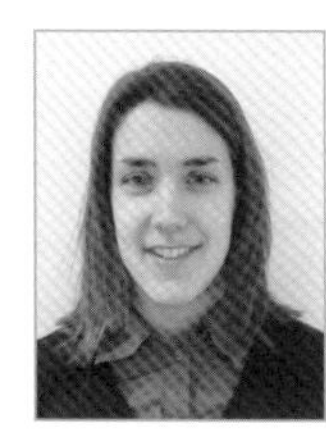

Dr. rer. nat. Sara Yasemin Demiroglu

Jahrgang 1982,
ist Wissenschaftliche Mitarbeiterin in der Arbeitsgruppe ClOffice Forschungsnetze der Abteilung Medizinische Informatik der Georg-August-Universität Göttingen.
2002–2005 Studium der Molekularbiologie im Bachelorstudiengang International Course Biology an der Fachhochschule Bonn-Rhein-Sieg. 2004–2005 Studienaufenthalt an der University of Aberdeen in Schottland mit Abschluss Bachelor of Honours in Molecular Biology. 2005–2009 Promotion zum Dr. rer. nat. in der Abteilung Zelluläre und Molekulare Immunologie der Universitätsmedizin der Georg-August-Universität Göttingen und im Rahmen des DFG-Graduiertenkollegs 1034. Seit 2009 Wissenschaftliche Mitarbeiterin in der Arbeitsgruppe ClOffice Forschungsnetze in der Abteilung Medizinische Informatik der Universitätsmedizin. Dort seitdem verantwortlich für das Thema Biobanken.

Georg-August-Universität Göttingen, Universitätsmedizin, Abteilung Medizinische Informatik
Robert-Koch-Straße 40, D-37075 Göttingen
Phone +49. 551. 39 69 84 E-Mail sara.demiroglu@med.uni-goettingen.de
Internet http://www.mi.med.uni-goettingen.de

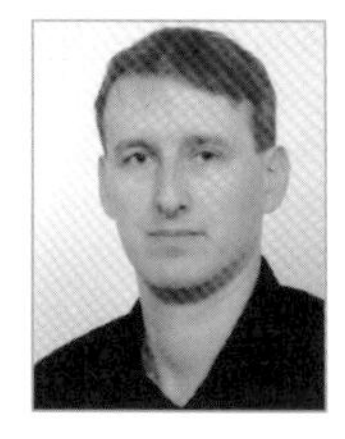

RNDr. Mgr. Marko Kapalla

Jahrgang 1971,
ist Qualitätsmanager bei Alpha Medical und CEO bei Negentropic Systems, Ltd.
1989–1994 Studium der Naturwissenschaften an der Comenius Universität in Bratislava (Slovakei). 1994–1995 Studienaufenthalt an der Universität Wien (Österreich) zur Erlangung praktischer Erfahrungen mit molekularbiologischen Techniken. 2001 Promotion zum RNDr. (Rerum Naturalis Doctor) an der Universität Bratislava. Seit 1998 Tätigkeit auf dem Gebiet der klinischen Labordiagnostik in verschiedenen Positionen. Derzeit Tätigkeit als Qualitätsmanager bei der Alpha Medical und seit 2007 als CEO bei der Negentropic Systems, Ltd. mit der Entwicklung innovativer Labor-Informationssysteme befasst. Zahlreiche wissenschaftliche Publikationen und Buchpublikationen. 2008 Gründungsmitglied der European Association for Predictive, Preventive and Personalised Medicine (EPMA), seit 2010 im Editorial Board der Zeitschrift The EPMA Journal.

Negentropic Systems, Ltd.
Š. Moyzesa 43, Ružomberok, Slovakia
E-Mail marko.kapalla@gmail.com
Internet http://www.epmanet.eu

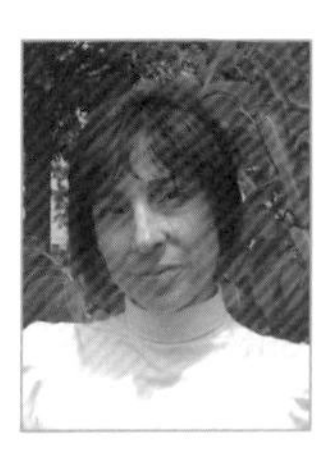

Dipl.-Ing. Vania Spiridonov

Jahrgang 1961,
ist Wissenschaftliche Mitarbeiterin im Rechenzentrum des Klinikums rechts der Isar der Technischen Universität München (TUM).
1984–1988 Studium der Technischen und Medizinischen Informatik an der Technischen Universität Ilmenau (TUI). 1988–1993 Wissenschaftliche Mitarbeiterin an der TUI im Bereich der Biomedizinischen Informatik. 1994–1996 Projektleitung im Bereich der Medizinischen Informatik am Institut für Medizinische Statistik und Epidemiologie der TUM. Seit 1997 in den Bereichen Netzwerkdienste, Datensicherheit und Storage im Rechenzentrum des Klinikums rechts der Isar der TUM tätig. Publikationen zur Medizinischen Informatik und zur Telemedizin.

Technische Universität München, Klinikum rechts der Isar, Rechenzentrum
Ismaninger Straße 22, D-81675 München
Phone +49. 89. 41 40 43 43 E-Mail vania.spiridonov@mri.tum.de
Internet http://www.med.tu-muenchen.de

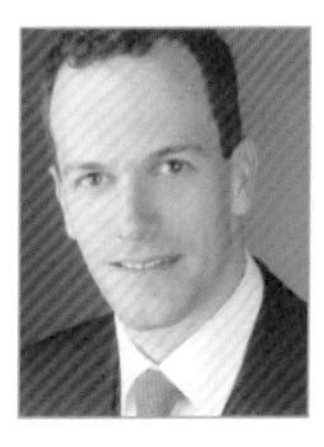

Dr. med. Steffen Achenbach, MME

Jahrgang 1967,
ist Physician Executive Europe der Microsoft Health Solutions Group.
1987–1995 Studium der Medizin an der Justus-Liebig-Universität Gießen und der Universitá degli Studi Bologna (I), 1995–2000 Assistenzarzt, Wissenschaftlicher Mitarbeiter, IT-Koordinator der Abteilung für Strahlendiagnostik am Klinikum der Philipps-Universität Marburg. 1987–2000 IT-Trainer und Vertriebsunterstützung bei Biodata Gesellschaft für naturwissenschaftliche Datenverarbeitung mbH, seit 2000 Geschäftsführer Samara Academy GmbH, 2003–2007 Abteilungsleiter und Produktmanager für semantische Suchtechnologien bei InterActive Systems GmbH/Semgine GmbH. Seit 2007 Physician Executive EMEA/Europe der Microsoft Health Solutions Group. Master of Medical Education der Universität Bern (CH). Vorträge, Projekte und Publikationen zum Thema IT im Gesundheitswesen, Vortragender an privaten und öffentlichen Hochschulen, Mitglied der Jury des Life Science Venture Cup „Science4Life". Microsoft HSG FY08 Star Award 2008, Certificate of Merit der Radiological Society of North America (RSNA) 1998, Science4lLife Venture Cup – Gewinner der Konzeptphase 1998, Certificate of Merit der RSNA 1997.

Microsoft Health Solutions Group, Microsoft Deutschland GmbH, Geschäftsstelle Hamburg
Gasstraße 6a, D-22761 Hamburg
Phone +49. 160. 589 23 41 E-Mail steffen.achenbach@microsoft.com
Internet www.microsoft.de/amalga

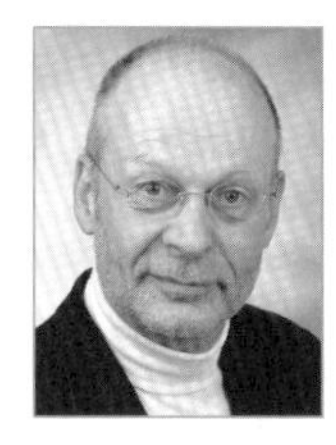

Prof. Dr. rer. nat. Klaus Pommerening

Jahrgang 1946,
ist Professor für Mathematik und Leiter der Arbeitsgruppe Medizinische Informatik am Institut für Medizinische Biometrie, Epidemiologie und Informatik (IMBEI) der Universitätsmedizin der Johannes-Gutenberg-Universität Mainz.
1966–1970 Studium der Mathematik an der Freien Universität Berlin, 1972 Promotion. 1970–1980 wissenschaftlicher Assistent am Fachbereich Mathematik an der Johannes-Gutenberg-Universität in Mainz. 1980–1987 Professur für Mathematik an den Universitäten in Mainz und Heidelberg. Seit 1987 Professur am Institut für Medizinische Biometrie, Epidemiologie und Informatik der Universität Mainz. 1992–2005 Leiter der AG „Datenschutz" der Deutschen Gesellschaft für Medizinische Informatik, Biometrie und Epidemiologie (GMDS), seit 1999 Sprecher der AG „Datenschutz" der Telematikplattform für medizinische Forschungsnetze e. V. (TMF). Zahlreiche Publikationen zu Datenschutz und IT-Sicherheit, wissensbasierten Systemen und mathematischen Grundlagen von Algorithmen.

Johannes-Gutenberg-Universität Mainz, Institut für Medizinische Biometrie, Epidemiologie und Informatik (IMBEI)
Obere Zahlbacher Straße 69, D-55131 Mainz
Phone +49. 6131. 17 31 06
E-Mail klaus.pommerening@unimedizin-mainz.de
Internet http://www.staff.uni-mainz.de/pommeren/

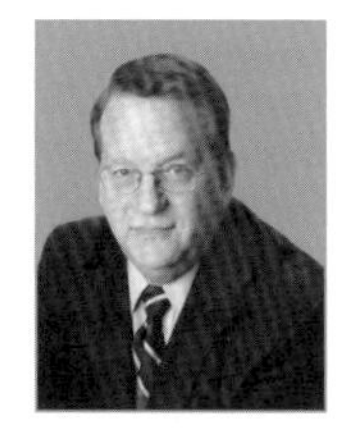

Prof. Dr. Leonard Berliner, MD

Jahrgang 1950,
ist Leiter der Interventionellen Radiologie der Radiologischen Abteilung im New York Methodist Hospital.
1972–1976 Studium der Humanmedizin an der State University New York, 1977 Medical Degree vom Downstate Medical Center New York. 1977–1980 Tätigkeit in der Radiologischen Abteilung des New York University Medical Centers (NYMC). 1981 Facharzt für Diagnostische Radiologie. 1981–2005 im Staten Islands University Hospital in verschiedenen Funktionen tätig, zuletzt als Vizedirekor im Image Guided Surgery Program. 2005 Leitung der Interventionellen Radiologie im St. John's Queens Hospital. Seit 2005 Leiter der Interventionellen Radiologie am New York Methodist Hospital. Deputy Editor des International Journal of Computer Assisted Radiology and Surgery.

New York Methodist Hospital, Department of Radiology
506 Sixth Street, Brooklyn, N. Y. 11215, USA
Phone +1. 718. 780 58 25 E-Mail leonardb@aol.com
Internet http://www.nym.org

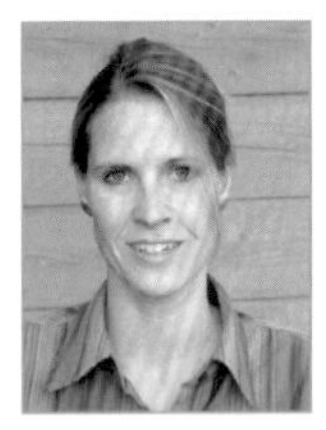

Dr. rer. nat. Berit Hamer

Jahrgang 1968,
ist Managerin für die internationale Weiterbildung bei der Otto Bock Healthcare GmbH.
1987–1994 Studium der Biologie an den Universitäten Köln und Göttingen. 2009 Promotion an der Universität Göttingen. 1998–2003 tätig für verschiedene Medienagenturen mit Schwerpunkt Bildung und Edutainment. 2003–2008 Wissenschaftliche Mitarbeiterin in der Abteilung Medizinische Informatik der Universitätsmedizin Göttingen. 2005–2006 Koordinatorin eines Graduiertenkolleges zur „Bedeutung genetischer Polymorphismen in der Onkologie" in der Abteilung Klinische Pharmakologie der Universitätsmedizin Göttingen. Entwicklung und Organisation einer interdisziplinären Veranstaltung zum Thema „Personalisierte Medizin". Seit 2008 Managerin für die internationale fachliche Weiterbildung der Otto Bock Healthcare GmbH.

Otto Bock HealthCare GmbH
Max-Naeder-Straße 15, D-37115 Duderstadt
Phone +49. 5527. 848 0 E-Mail berit.hamer@ottobock.de
Internet http://www.ottobock.de

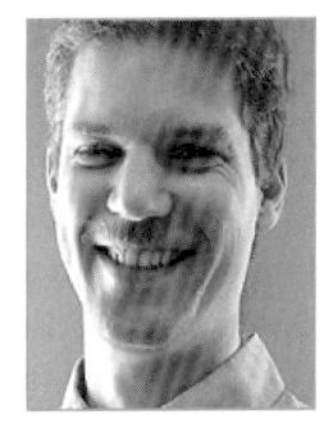

Prof. Dr. rer. nat. Ulrich Sax

Jahrgang 1969,
ist Juniorprofessor für Medizinische Informatik an der Georg-August-Universität Göttingen.
1990–1995 Studium der Medizinischen Informatik an der Universität Heidelberg. 1995–1998 Medizininformatiker; Abteilungsleiter EDV und Organisation im Krankenhaus St. Josef, Akademisches Lehrkrankenhaus der Universität Regensburg. 1999–2003 Wissenschaftlicher Mitarbeiter im Medizinischen Rechenzentrum der Georg-August-Universität Göttingen, 2002 Promotion in Medizinischer Informatik an der Georg-August-Universität Göttingen, Zertifikat „Medizinische Informatik" von GI, GMDS. 2003–2005 Postdoctoral Research Fellow, Children's Hospital Informatics Program, Harvard-MIT Division of Health Sciences & Technology und Harvard Medical School, Boston, MA, USA. 2005–2008 Leiter des CIOffice Medizinische Forschungsnetze, Göttingen. 2005 Juniorprofessur in Medizinischer Informatik an der Georg-August-Universität Göttingen. Seit 2009 Leiter Informationstechnologie der Universitätsmedizin Göttingen.

Georg-August-Universität Göttingen, Universitätsmedizin Göttingen, G3-7 Informationstechnologie
Robert-Koch-Straße 40, D-37075 Göttingen
Phone +49. 551. 39 82 16 E-Mail usax@med.uni-goettingen.de
Internet http://www.mi.med.uni-goettingen.de

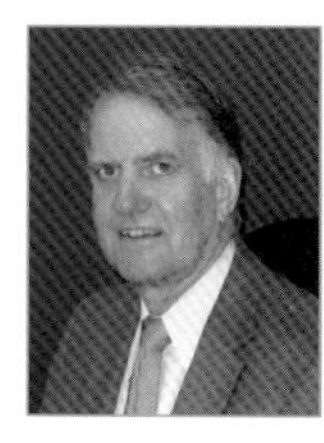

Prof. Dr. C. Peter Waegemann

Jahrgang 1944,
ist Vice President der mHealth Initiative, Boston/USA.
Geboren in Deutschland, lebt seit über 35 Jahren in den USA. Vor 25 Jahren einer der Initiatoren der Patientenkarte in Deutschland. Seit den 1980er Jahren hat er weltweit als Vordenker der Elektronischen Patientenakte ein gutes Dutzend amerikanischer und internationaler Normenausschüsse geleitet. Heute ist er Vice President der mHealth Initiative, die in Boston/USA ihren Sitz hat und Gesundheitsreformen durch neue Kommunikationsmethoden unterstützt. Arbeitet an Participatory Health, d. h. an einer Neuordnung des Gesundheitssystems durch weniger Arztbesuche, mehr digitale Kommunikation und eine Rollenverschiebung aller Teilnehmer im Krankenhaus- und Gesundheitswesen. Autor mehrerer Bücher, über 300 Artikel in der internationalen Fachpresse. Vom HealthLeader Magazin als einer der 20 einflussreichsten Persönlichkeiten im amerikanischen Gesundheitswesen gewählt.

mHealth Initiative
398 Columbus Avenue, Suite 295, Boston, MA 02116, USA
Phone +1. 617. 642 00 10 E-Mail peter@mobih.org
Internet http://www.mobih.org

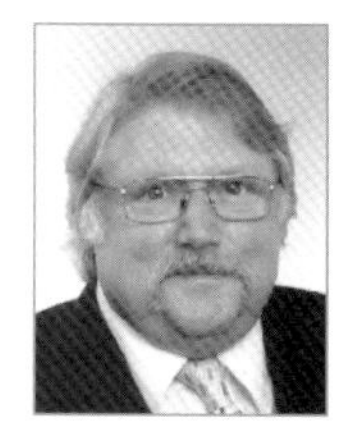

Prof. Dr. phil. Dr. theol. Bernhard Irrgang

Jahrgang 1953,
Professur für Technikphilosophie am Institut für Philosophie der Technischen Universität Dresden.
1973–1982 Studium der Philosophie, der katholischen Theologie, der Germanistik und der Indologie an der Universität Würzburg, 1983–1986 Studium der katholischen Theologie und Philosophie an den Universitäten in Passau und München. 1979 Erstes Staatsexamen Lehramt Gymnasien, 1982 Promotion in Philosophie an der Universität Würzburg, 1985 Zweites Staatsexamen in Landshut. 1986–1991 Akademischer Rat auf Zeit am Institut für Moraltheologie der Universität München. 1991 Promotion in Theologie an der Universität Würzburg. 1992–1993 Wissenschaftlicher Mitarbeiter am Institut für Systematische Theologie der Universität Siegen und Lehrbeauftragter des Gen-Zentrums in München. Seit 1993 Professur für Technikphilosophie an der Technischen Universität Dresden. 1996 Habilitation in Philosophie an der Universität Bamberg. Zahlreiche Publikationen zur Technikphilosophie.

Technische Universität Dresden, Institut für Philosophie
Zellescher Weg 17, D-01069 Dresden
Phone +49. 351. 46 33 26 89
E-Mail Bernhard.Irrgang@mailbox.tu-dresden.de
Internet http://www.tu-dresden.de

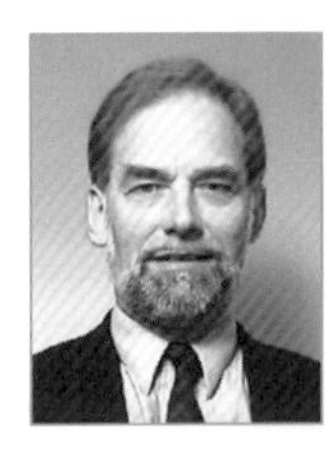

Prof. Dr. med. Otto Rienhoff

Jahrgang 1949,
ist Professor für Medizinische Informatik und Leiter der Abteilung Medizinische Informatik an der Georg-August-Universität Göttingen.
1967–1973 Studium der Humanmedizin an der Universität Münster, 1973 Promotion. 1982–1985 C2-Professur am Institut für Medizinische Informatik der Medizinischen Hochschule Hannover. 1985–1994 C4-Professur für Medizinische Informatik an der Philipps-Universität Marburg. Seit 1994 Leitung der Abteilung Medizinische Informatik der Georg-August-Universität Göttingen. 1980–1990 Datenschutzbeauftragter der Kassenärztlichen Vereinigung Niedersachsen, 1987–1989 Berater für die Weltgesundheitsorganisation (WHO), 1993–1995 Präsident der Deutschen Gesellschaft für Medizinische Informatik, Biometrie und Epidemiologie (GMDS). 1995–1998 Präsident der International Medical Informatics Association (IMIA). Seit 1999 Sprecher, stellv. Vorsitzender und Sprecher des Beirates der Telematikplattform für medizinische Forschungsnetze (TMF). Langjähriges Mitglied der Rechnerkommission der DFG. Mitglied des Expertenrates AAL des BMBF.

Georg-August-Universität Göttingen, Bereich Humanmedizin, Abteilung Medizinische Informatik
Robert-Koch-Straße 40, D-37075 Göttingen
Phone +49. 551. 39 34 31 E-Mail haegar@med.uni-goettingen.de
Internet http://www.mi.med.uni-goettingen.de

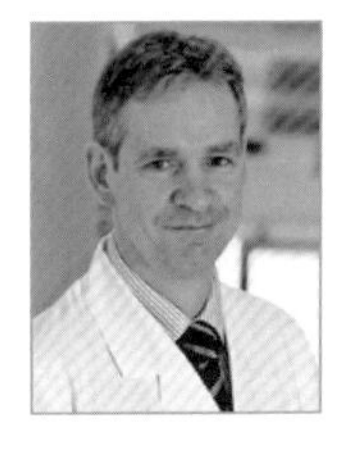

Prof. Dr. med. Mark Dominik Alscher

Jahrgang 1963,
ist Ärztlicher Direktor des Robert-Bosch-Krankenhauses in Stuttgart.
1884–1990 Studium der Humanmedizin an der Albrecht-Ludwigs-Universität Freiburg, 1990 Promotion zum Dr. med., Tätigkeit am Robert-Bosch-Krankenhaus in Stuttgart. 1992–1997 Facharztausbildung, 1997 Facharzt für Innere Medizin. Seit 1998 Oberarzt in der Abteilung für Allgemeine Innere Medizin und Nephrologie, seit 2003 Leitender Oberarzt. 2004 Habilitation an der Universität Tübingen. Seit 2008 Chefarzt der Abteilung für Allgemeine Innere Medizin und Nephrologie und seit 2009 Ärztlicher Direktor des Robert-Bosch-Krankenhauses in Stuttgart. Studienaufenthalte an der Harvard Medical School in Boston (USA) und an der University of Colorado Health Science Center in Denver (USA). Zahlreiche Publikationen zur Inneren Medizin und zur computergestützten Medizin.

Robert-Bosch-Krankenhaus
Auerbachstr. 110, D-70376 Stuttgart
Phone +49. 711. 81 01 34 96 E-Mail dominik.alscher@rbk.de
Internet http://www.rbk.de

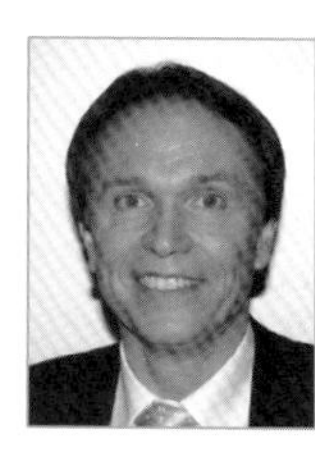

Dipl.-Ing. Thomas Norgall

Jahrgang 1954,
ist Senior Engineer am Fraunhofer-Institut für Integrierte Schaltungen in Erlangen und stellvertretender Sprecher der Fraunhofer-Allianz Ambient Assisted Living.
1974–1980 Studium der Werkstoffwissenschaften und der Elektrotechnik an der Universität Erlangen-Nürnberg. 1993–2000 Wissenschaftlicher Mitarbeiter bei der Siemens AG. 2001–2006 Gruppenleiter Medizinische Kommunikations- und Sensorsysteme am Fraunhofer-Institut für Integrierte Schaltungen in Erlangen, seit 2006 Koordinator für das Geschäftsfeld Personal Health, seit 2009 stellvertretender Sprecher der Fraunhofer-Allianz Ambient Assisted Living. 1994–2001 Mitglied diverser CEN Project Teams für die Entwicklung von ENV 13734/13735 (VITAL/INTERMED) und ENV13728 (CALM). Seit 2001 deutscher Delegierter in ISO TC215 Health Informatics, 2004–2006: Co-Chair of HL7 LAPOCT (Laboratory and Point-of-Care-Testing) Special Interest Group, 2006–2008 Co-Chair of HL7 PCD (Patient Care Devices) Special Interest Group Group, seit 2005 Co-Chair ISO TC215/WG7 Health Informatics/ Devices, 2007–2009 Vorsitzender der HL7-Benutzergruppe Deutschland.

Fraunhofer-Allianz AAL, c/o Fraunhofer IIS
Am Wolfsmantel 33, D-91058 Erlangen
Phone +49. 9131. 776 73 05 E-Mail nor@iis.fraunhofer.de
Internet http://www.aal.fraunhofer.de, http://www.iis.fraunhofer.de

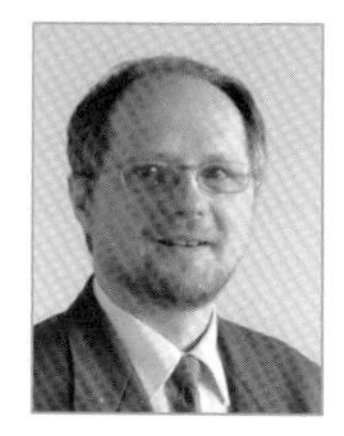

Dr. rer. nat. Bernd Herpichboehm

Jahrgang 1951,
ist Leiter Gesundheitsökonomie im Marketing Labordiagnostik der Roche Diagnostics GmbH in Mannheim.
1973–1978 Studium der Chemie und Betriebswirtschaft an der Technischen Universität München (TUM). 1981 Diplom-Wirtschaftschemiker (MBA), 1982 Promotion zum Dr. rer. nat. 1982–1987 Produktmanager Diabetes bei Boehringer Mannheim. 1987–1990 Director Product Planning bei Boehringer Mannheim in Indianapolis (USA). 1990–1995 Leiter Global Product Management Urinalysis bei Boehringer Mannheim. 1996–2007 Global Business Development Point of Care bzw. Molecular Diagnostics bei Roche Diagnostics. Seit 2008 Leiter Gesundheitsökonomie und Medizinisches Qualitätsmanagement im Vertrieb Deutschland der Roche Diagnostics GmbH in Mannheim.

Roche Diagnostics GmbH, Abt. Gesundheitsökonomie,
Marketing Labdiagnostics
Sandhofer Straße 116, D-68305 Mannheim
Phone +49. 621. 759 35 79 E-Mail BLHBoehm@aol.com
Internet http://www.roche.com

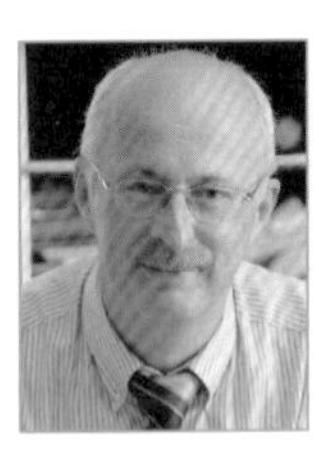

Prof. Dr. phil. Robert Jütte

Jahrgang 1954,
ist Leiter des Instituts für Geschichte der Medizin der Robert Bosch Stiftung.
Studium der Geschichte, Germanistik und Politikwissenschaften an den Universitäten in Marburg, London und Münster. 1982 Promotion zum Dr. phil. an der Universität Münster, 1990 Habilitation an der Universität Bielefeld. 1983–1989 Dozent und später Professor für Neuere Geschichte an der Universität Haifa/Israel. Seit 1990 Leiter des Instituts für Geschichte der Medizin der Robert Bosch Stiftung in Stuttgart und seit 1991 Honorarprofessor an der Universität Stuttgart. Gastprofessuren an den Universitäten in Insbruck/Österreich und Zürich/Schweiz. Seit 2006 Honorarprofessor am Pandit Jawaharlal Nehru Institute of Homeopathic Medical Sciences in Amravati/Indien. Seit 2001 Vorstandsmitglied des Wissenschaftlichen Beirats der Bundesärztekammer und seit 2007 Vorsitzender der Gesellschaft zur Erforschung der Geschichte der Juden e.V. Forschungsschwerpunkte: Sozialgeschichte der Medizin, Wissenschaftsgeschichte, vergleichende Stadtgeschichte, Alltags- und Kulturgeschichte der Frühen Neuzeit, jüdische Geschichte.

Robert Bosch Stiftung, Institut für Geschichte der Medizin
Straußweg 17, D-70184 Stuttgart
Phone +49. 711. 46 08 41 71 E-Mail robert.juette@igm-bosch.de
Internet http://www.igm-bosch.de

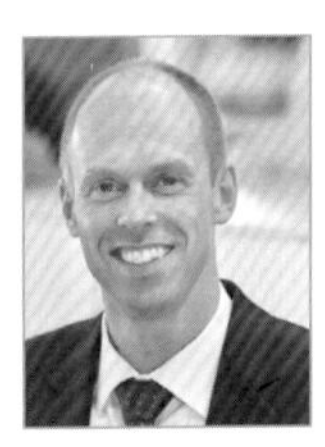

Dr. rer. nat. Uwe Oberländer

Jahrgang 1966,
ist Leiter Marketing Labordiagnostik der Roche Diagnostics GmbH in Mannheim.
Studium der Biologie an der Universität Hohenheim, 1996 Promotion zum Dr. rer. nat. 1996–1998 im Außendienst von DiaSorin Deutschland. 1998–1999 Produktmanager Molekulardiagnostik bei Organon Teknika in Eppelheim, 2000–2003 Produktmanager Molekulardiagnostik bei Roche Diagnostics in Penzberg. 2003–2006 Global Marketing Director von Roche Molecular Diagnostics (Pleasanton, CA, USA). 2006 Leiter des Vertriebs Molekulardiagnostik der Roche Diagnostics GmbH in Mannheim. Seit 2006 dort Leiter des Marketing Labordiagnostik. Seit 2006 Mitglied im Ausschuss für Öffentlichkeitsarbeit des Verbandes der Diagnostika-Hersteller (VDGH) Deutschland.

Roche Diagnostics GmbH, Marketing Labdiagnostics
Sandhofer Straße 116, D-68305 Mannheim
Phone +49. 621. 759 47 95 E-Mail uwe.oberlaender@roche.com
Internet http://www.roche.com

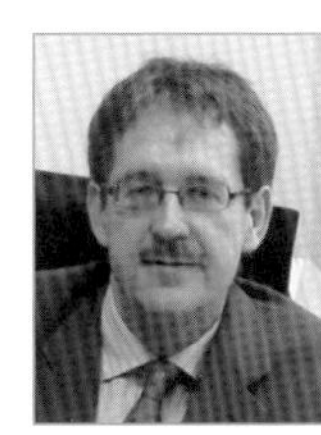

Prof. Dr. jur. Gunnar Duttge

Jahrgang 1966,
ist Leiter der Abteilung für strafrechtliches Medizin- und Biorecht an der Juristischen Fakultät und Geschäftsführender Direktor des Zentrums für Medizinrecht der Georg-August-Universität Göttingen.
1987–1994 Studium der Rechtswissenschaften an der Universität Würzburg und der Hochschule für Verwaltungswissenschaften in Speyer. 1995 Promotion. 1995–1999 Wissenschaftlicher Assistent am Lehrstuhl für Strafrecht und Strafprozessrecht der Ruhr-Universität Bochum, 2000 Habilitation, 2001 Universitätsprofessor (C3) für Strafrecht und Rechtsphilosophie an der Ludwig-Maximilians-Universität München. 2004 Berufung an die Georg-August-Universität Göttingen auf einen Lehrstuhl für Strafrecht und Strafprozessrecht. Seit 2006 Geschäftsführender Direktor des Zentrums für Medizinrecht in Göttingen. Seit 2005 Mitglied der Ethikkommission der Universitätsmedizin Göttingen und seit 2009 Vorsitzender der AG Datenschutz dieser Ethikkommission. 2007 und 2009 Gutachtliche Stellungnahmen zum Gendiagnostikgesetz vor dem Gesundheitsausschuss des Deutschen Bundestages sowie zur Änderung des Schwangerschaftskonfliktgesetzes. Zahlreiche Publikationen sowie Stellungnahmen und Rechtsgutachten im Medizin- und Gesundheitsrecht sowie dem Recht der Biomedizin.

Georg-August-Universität Göttingen, Zentrum für Medizinrecht
Goßlerstraße 19, D-37073 Göttingen
Phone +49. 551. 39 74 35 E-Mail gduttge@gwdg.de
Internet http://zentren.jura.uni-goettingen.de/medizinrecht

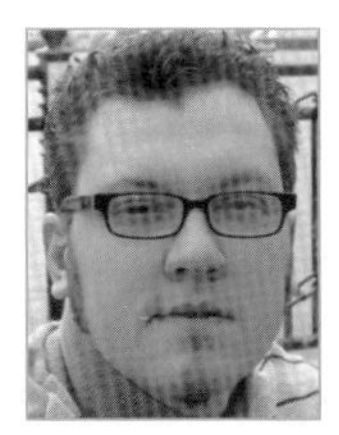

Dipl.-Jur. Carsten Dochow

Jahrgang 1980,
ist Wissenschaftlicher Mitarbeiter in der Abteilung für strafrechtliches Medizin- und Biorecht sowie am Zentrum für Medizinrecht an der Georg-August-Universität Göttingen.
2001–2002 Studium der Politikwissenschaften und Neueren Geschichte an der Universität Potsdam, 2002–2008 Studium der Rechtswissenschaften an den Universitäten Bielefeld und Göttingen. Seit 2008 Wissenschaftlicher Mitarbeiter in der Abteilung für strafrechtliches Medizin- und Biorecht am Institut für Kriminalwissenschaften der Juristischen Fakultät der Georg-August Universität Göttingen. Publikationen zu rechtlichen Fragestellungen der Telematik im Gesundheitswesen und zum Medizinrecht.

Georg-August-Universität Göttingen, Zentrum für Medizinrecht
Goßlerstraße 19, D-37073 Göttingen
Phone +49. 551. 39 79 33 E-Mail cdochow@uni-goettingen.de
Internet http://zentren.jura.uni-goettingen.de/medizinrecht

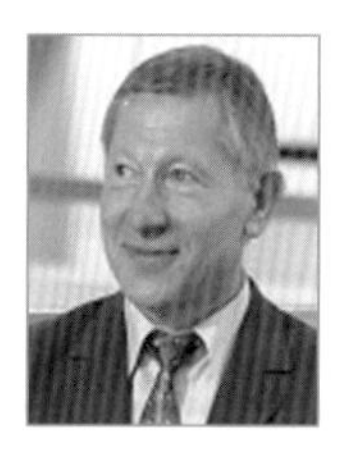

Prof. Dr.-Ing. Heinz U. Lemke

Jahrgang 1941,
ist Research Professor für Radiologie an der USC in Los Angeles und Gastprofessor für Computerassistierte Chirurgie an der Universität Leipzig.
1966–1970 Studium der Computer Science an den Universitäten London und Cambridge, 1970 Promotion. 1974–2006 Professur für Informatik (Computer Graphics and Computer Assisted Medicine) an der TU Berlin. Mitgründer und Vorstandsmitglied der „International Society of Computeraided Surgery (ISCAS)" und der „Deutschen Gesellschaft für Computer- und Roboter-Assistierte Chirurgie (CURAC)". Mitherausgeber bzw. im Wissenschaftlichen Beirat folgender Fachzeitschriften: Journal of Digital Imaging, Diagnostic Imaging Europe, IEEE Transactions on Information Technology in Biomedicine, Academic Radiology, IJCARS. Gastprofessuren in den USA, Japan, China, Ägypten und der Schweiz. Ehrenmitgliedschaft verschiedener internationaler Gesellschaften, u. a. des British Institute of Radiology. Gründer und Organisator der Kongress-Serie „CARS". Seit 2006 Research Professor of Radiology an der University of Southern California, Los Angeles/USA.

University of Southern California Los Angeles (USA) and IFCARS Office
Im Gut 15 , D-79790 Kuessaberg
Phone +49. 7742. 914 40 E-Mail hulemke@cars-int.de
Internet http://www.cars-int.de / http://www.iccas.de

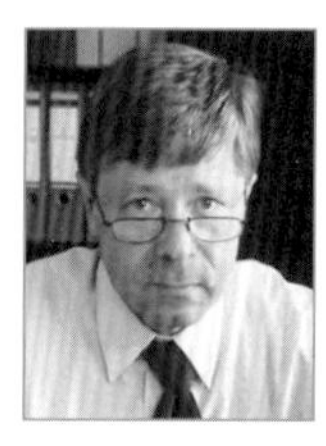

Prof. Dr. rer. nat. Wolfgang Niederlag

Jahrgang 1945,
ist Abteilungsleiter im Krankenhaus Dresden-Friedrichstadt.
1964–1969 Studium der Physik an der Technischen Universität Dresden (TUD), 1969–1972 Forschungsstudium, 1973 Promotion, 1972–1976 Wissenschaftlicher Mitarbeiter. 1984 Fachphysiker für Medizin. Seit 1976 im Krankenhaus Dresden-Friedrichstadt tätig, 1976–1979 Klinikphysiker, 1979–1990 Leiter der Forschungsgruppe Biosignalgewinnung, seit 1990 Aufbau und Leitung der Abteilung Zentraler Klinikservice. Lehraufträge an der TUD, der Hochschule Mittweida, der Dresden International University und der BA Bautzen. 2010 Honorarprofessur an der Hochschule Mittweida. Gründung und Sprecher der Fachausschüsse Telemedizin sowie Medizintechnik und Gesellschaft der Deutschen Gesellschaft für Biomedizinische Technik (DGBMT), seit 2010 im Vorstand der DGBMT. Mitglied im Expertenrat AAL beim BMBF. Mitherausgeber bzw. im Editorial Board mehrerer wissenschaftlicher Fachzeitschriften.

Krankenhaus Dresden-Friedrichstadt
Friedrichstraße 41, D-01067 Dresden
Phone +49. 351. 480 43 00 E-Mail wolfgang.niederlag@khdf.de
Internet http://www.health-academy.org

Contents / Abstracts

Personalized medicine bears the potential of improved quality of health care delivery without increasing costs. To realize this potential in the coming 20 years, significant incentives must be given for transferring newly identified biomarkers of complex diseases from bench to bedside and for their clinical validation. Business models for joint development of new applications by research institutions, biotechnology companies, pharmaceutics, and medical device companies are required. Translational instruments and the existing regulatory framework should be evolved in order to strike an appropriate balance between incentives for bringing innovative applications quickly to the bedside while ensuring high quality, clinical utility, patient safety and consumer protection. Direct to consumer tests which promise to predictively assess personal risk profiles for common diseases require consumer protection to ensure test quality and to avoid misleading claims.
Keywords: personalized medicine, foresight, biomarker, translational research, policy options

The future development of clinical systems can be estimated by considering the development of the last 50 years. Assuming similar development, it can be expected that the development will be gradual and not revolutionary. A new generation of clinical systems is expected: one which is primarily orientated towards decision support. Education, training, financing, and legal requirements have to be adapted prior to an implementation of such system into the care processes. Without more research focusing on clinical decision support systems the development of individualized medicine might not be possible.

Keywords: Clinical decision support systems, knowledge management, electronic patient records, medical documentation

Technical Requirements

The data structure, as described above, allows the development of a unique way of accumulating statistically valid medical knowledge, which is the base of a Model-Based Medical Evidence. MBME may be considered an approach to accumulating and validating medical evidence, which will be accrued by TIMMS, from the individual and collective evaluation of the PSMs (each of which represents a statistically valid experimental model). It is in the nature of Bayesian Networks to increase in accuracy as new evidence is processed and incorporated, therefore Model-Based Medical Evidence has the potential to increase in accuracy over time as well. MBME is seen as an addition to and not a replacement for Evidence Based Medicine. The PSM that we have described thus far will provide insights into the interaction of numerous factors and medical conditions within a single individual. When sufficiently large numbers of Patient-Specific Model records are collected, the cumulative data will provide insights into the disease processes themselves, epidemiological, treatment responses, and health information regarding large patient populations. MEBNs and database functions can be developed to extract this information and to allow the generation of statistically valid Disease-Specific Models and Population-Specific Models.
Keywords: personalized medicine, model-guided therapy, patient-specific model, therapy imaging and model management system

There is no exact definition for Personalized Medicine. Mostly Personalized Medicine involves different approaches to individualize the therapy of a certain disease. Fostered by the enormous progress in molecular biology, the field of genomic medicine is emerging. In order to make use of these methods, a solid basic data stock is key. As genotyping gets cheaper in a high quality, this is not the case for the phenotype side. Therefore we envision some very important roles for electronic health records in personalized medicine: (1) base for feasi-

bility studies, (2) patient driven comparison with other cases, (3) doctor driven search for similar cases and (4) the role of the patient as a data provider for multi morbidity studies using their longitudinal health record.
Keywords: electronic patient record, personalized medicine, gentyping, phenotyping, single source

58 C. P. Waegemann

Internet and EHR-based Communication between Patients and Clinicians

Healthcare is changing due to new communication patterns. The Internet has had a profound impact on healthcare as it provides new functionality enables the scientific body of medicine to be accessible to people, clinicians, and others. In addition, it enables online collaboration and better communication. New patient web sites serve as "health accounts" and enable patient participation in their health affairs.. The electronic medical record (EMR) has been considered the new communication center for all practitioners. Successful implementations are enterprise-wide. To overcome EMR interoperability problems beyond the enterprise, the personal health record (PHR) is being used by patients to inform their clinicians about health issues. These new communication patterns are enabled by both the Internet and new mobile phone systems. Together they represent mHealth that requires restructuring of the overall healthcare system.
Keywords: Electronic Medical Records, mHealth, Personal Health Record, new communication patterns in healthcare, patient card

70 W. Lehmacher

Implications of Personalized Medicine for Clinical Research – How do the Future Statistics look?

The future clinical research will go along the successful way: basic research, large epidemiological studies for the discovery of relevant biomarkers or even practical-minded reasoning will deliver plausible ideas for new targeted therapies. In the sense of evidence-based medicine, they must be proven by controlled clinical trials like in actual therapeutical research, but the studies are much larger because for each biomarker a subgroup analysis has to be performed. Modern adaptive multiple designs can arrange these complex studies in an optimal manner. A development of phase IV research with large clinical-epidemiological studies and registers for further evaluation after marketing or certification is necessary. Structures for the analysis of routine data are missing in Germany. This comprehensive research for an effective personalized medicine is of public interest and needs public funding and organization.

Keywords: clinical trials, targeted therapies, subgroup analysis, adaptive designs

83 M. Kapalla

Healthcare Information Complexity and the Role of Informatics in Predictive, Preventive and Personalized Medicine

Predictive, preventive and personalized medicine (PPPM) has emerged as the advanced concept for which processing of complex healthcare information is an inevitable tool and a corner stone that provides reliable knowledge for predictions, prevention and consequent medical decisions related to the individual patient. The vast number of clinical data stored in the computers of clinical laboratories and hospitals, as well as vast number of scientific data in the numerous databases worldwide, may provide new valuable knowledge. This requires the latest information technology to be more actively engaged in data mining, text mining, knowledge semantics and knowledge structuring, computer assisted diagnostics, model-based prediction, decision making, prevention and treatment. In parallel, the investigation of the predictive and preventive potential of the new in-vitro and in-vivo diagnostic tools, and their evaluation and implementation in the daily healthcare must progress. Continually increasing complexity of medical information in healthcare, and the rising impact of the PPPM, clearly catalyzes closer cooperation between medicine, informatics, mathematics, statistics, complexity science, ethics and other the related fields, thus giving rise to the new frontier science tool of PPPM which may, perhaps, be named "medinmatics".

Keywords: informatics, complexity, predictive, personalized medicine, healthcare, perspectives

109 V. Spiridonov, R. Koppelstetter, U. Poth, W. Swoboda

Data Storage Concepts for Personalized Medicine

To master the growing challenges in the personalized medical sector, hospitals need to have access to a modern IT infrastructure. The key task of such an infrastructure is mainly to provide relevant medical data for research, tuition and patient care. Above-average storage growth, long retention periods and high availability are characteristic for this environment. This requires the deployment of new methods and technologies, such as centralized data storage with storage virtualization, to provide the various storage services in the form of virtualized storage pools. Moreover, these services can be established across faculties, as demonstrated in the scope of the long-term archiving approaches at the "Klinikum Rechts der Isar" hospital (part of Technische Universität München) and the Munich University Hospital (Klinikum der Universität München).

Keywords: Data storage concept, storage virtualization, storage services, storage pool, long-term archiving, content archive storage

Potential Applications

129 B. Herpichboehm, U. Oberlaender

Personalized Medicine and Information Technology – A Perspective from the Pharmaceutical and Diagnostics Industry

Personalized pharmacotherapy offers clinically differentiated medicines to biomarker-stratified patient sub-populations. It promises superior clinical efficacy with lower side-effects and improved patient compliance. While this concept is established in a few indications, several developments are needed in order for it to become mainstream. More biomarkers must be developed and evaluated alongside pre-clinical and clinical studies for new medicines. The infrastructure of data regarding treatments, and access by drug developers must be improved. This is only possible if also educational efforts about biomarkers and new drug targets reach patients and gain acceptance. Furthermore, reimbursement for therapies, including the diagnostics component, must be established.
Personalized therapy promises significant improvements both for individual patients and for the healthcare system as a whole.

Keywords: personalized medicine, biostatistics, biomarkers, biomarker stratified treatment

147 S. Achenbach

Personalized Medicine and Information Technology

Complexity, time pressure and of course the huge amount of information in personalized medicine call for new approaches in healthcare IT. Fragmentation and insecurity about what meta data may be relevant for interpretation require a higher data liquidity, real-time analysis and more flexibility for researchers. The established Data warehouse is complemented by mighty data aggregation platforms which address these demands for clinical care and research. Innovation in personalized medicine consists more and more of a mix of biomedical and IT research. For the citizen, a new generation of health platforms is available to transfer this innovation into the everyday live and studies show a high interest. The actual medical outcome of this personalized prevention is now the subject of long-term studies.

Keywords: Data aggregation, exponential data growth, data liquidity, personal health platform, acceptance

156 S. Y. Demiroglu, O. Rienhoff

Role of IT-supported Biobanks within Personalized Medicine

In individualized medicine biomedical analytics play a pivotal role. For confirmation of diagnosis in research and health care it is essential to have very well conserved and annotated bio-material. IT-supported biobanks allow both high quality conservation and extensive annotations. On the one hand, annotations concerning storage, asservation, quality, and patient informed consent can be stored centrally in a bio-material database in compliance with data protection guidelines. On the other hand, it can be ensured that samples are stored accurately and that they are traceable with IT-support. To achieve this, the identification as well as all logistic processes must be widely automated. Thus, IT-supported biobanks are a necessary prerequisite for a confirmed diagnosis within individualized medicine.

Keywords: biomaterials, biobank, research, health care, personalized medicine, information technology

170 M. D. Alscher

Computer Assisted Individual Medicine

Due to the chancing patterns for the practice of medicine, the physicians have increasingly problems to assure high quality in the care of the individual patient. Quality is fixed to the amount of the invested time with the individual patient. Constrains are the economic environment, the growing knowledge base and the increasing number of elderly patient with multimorbidities. Therefore, to ascertain the standard of high-quality medicine is under pressure. We have built a Computer driven expert-system, which nowadays already is superior regarding the traditional history taking by doctors in summary, Computers will be in the near future essential to enable high quality individual practice of medicine for the single patient.

Keywords: individual medicine, computer, heuristic, expert systems

181 T. Norgall, R. Wichert

Ambient Assisted Living and Personal Health – Activities, Structures and Outlook of the Fraunhofer-Gesellschaft

Technical and sociodemographic factors motivated a sequence of developments during the last decade within the Fraunhofer-Gesellschaft that were based on concepts characterized by the terms „Smart Home", „Personal Health" and „Ambient Assisted Living". Resulting structures, in particular the „inHaus"-Center, the Innovation Cluster „Personal Health", the designation of „Assisted Personal Health" as a Future Topic and the Alliance „Ambient Assisted Living" with its sub-domains „Assisted Living" und „Personal Health" are dominantly influencing recent and ongoing developments of the Fraunhofer-Gesellschaft in the area of ambient personalized and health-related assistance systems and services.

Keywords: ambient assisted living, ambient intelligence, domotics, Fraunhofer Alliance AAL, Fraunhofer-Gesellschaft, inHaus-Center, personal health

Sociological Implications

197 B. Hamer

Model-Based Methods for the Training of Surgeons in Ophthalmology

In personalized medicine new diagnostic procedures such as high-throughput technologies will lead to the increasing integration of genomic data in clinical decision making. Thus the disciplines of bioinformatics and medical informatics converge. A Delphi study analyzed the impact of gene and molecular diagnostic technologies on German health care infrastructures and their management. The underlying question was how the curriculum for medical informatics at the University of Goettingen can be adapted to these new developments.

In the Delphi study 360 experts were questioned, in which time frame sixteen theses from the fields of diagnostics and therapy, medical documentation, clinical decision making and public health developments might be realized and what could hamper them. From the results the consequences for the curriculum for medical informatics at University of Goettingen were derived.

The results demonstrate that the integration of genomic data in daily clinical practice will considerably impact on the health care IT infrastructures. Due to the development of personalized medicine new aspects in IT management have to be considered. Data management as well as analysis and retrieval of clinical information have to be prepared for high data volumes and complex linking of heterogeneous information in clinical care and research requiring specific ethical and legal consideration.

It is concluded that in future IT-Manager are needed with comprehensive knowledge in bioinformatics and medical informatics. These topics should be addressed in education at university as well as in further education. This means for the curriculum for medical informatics at the University of Goettingen that it should be immediately developed further to prepare IT manager in health care for the future challenges.

Keywords: medical informatics, bioinformatics, education, IT management, personalized medicine

The purpose of the Human Genome Project was rather basic research. But the Personal Genome Project is reported to have major practical consequences. First of all the pharmacogenomics shall benefit and therefore enhance the impact of medicine in individual patients.
Next step ought to be the combination of knowledge about the individual genome with case history and additional knowledge to create a health card. This card shall balance individual treatment, prevention and economic rationality of the public health sector. The advantages are doubtful – for example optimism concerning prevention and problems and data protection are bigger than anticipated.
Keywords: genome analysis, personalized medicine, prevention, health card, cost reduction in health care

Modern quality management of clinical services had a major breakthrough in many countries of the western hemisphere in the 1970ties and 1980ties. This is also true for Germany. However, experience with the issue led to successive changes of methodology leading to different approaches to a "total quality management". Germany has seen few developments in the last decade. The impact of individualized medicine is somehow unclear – but it seems to be necessary to address the issue by methodological research. Some possible major impacts are described.
Keywords: quality management, individualized medicine, clinical studies, registries

Actual advancements in medical research lead to personalization of health care: Custom-tailored therapy based on pharmacogenetics, and assistive technologies. These generate large sets of individual data. We propose approaches to data handling that respect privacy requirements without hindering the benefits of the new technologies.
Keywords: personalized medicine, pharmacogenomics, assistive technology, ambient assisted living, privacy, TMF data protection scheme

Panel Discussion

Contra Punctus

Appendix

Reminiszenzen zum 4. Dresdner Symposium „Personalisierte Medizin und Informationstechnologie"

Fotos: S. Hunger, Dr. B. Theilig

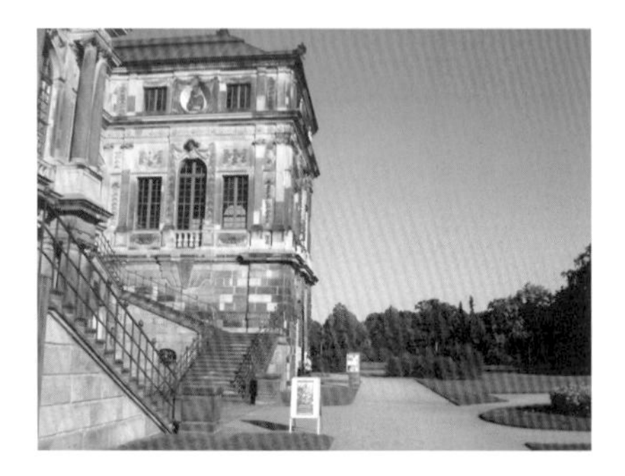

Palais im Großen Garten zu Dresden

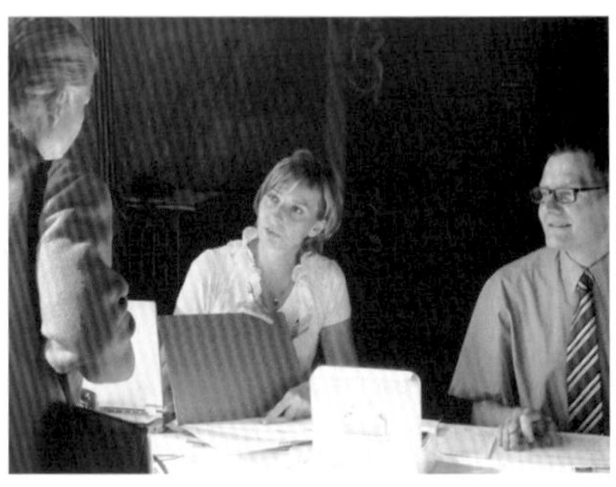

Empfang: Frau Teschke und Herr Dr. Graf

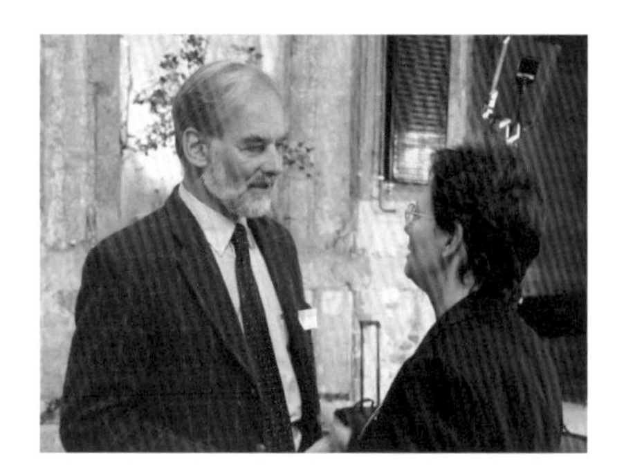

Im Gespräch: Prof. Rienhoff und Dr. Hüsing

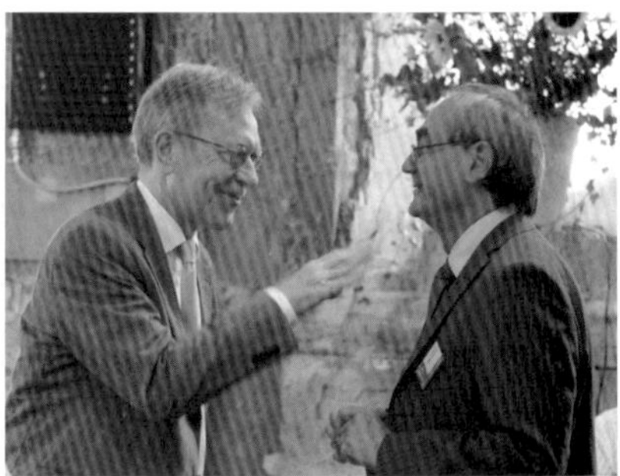

Im Gespräch: Prof. Hahn und Prof. Lehmacher

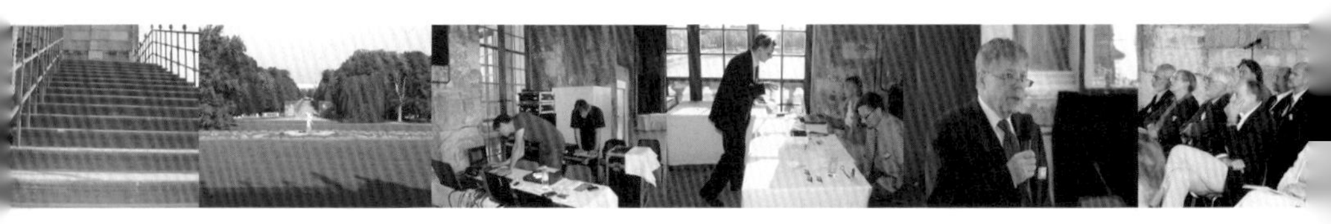

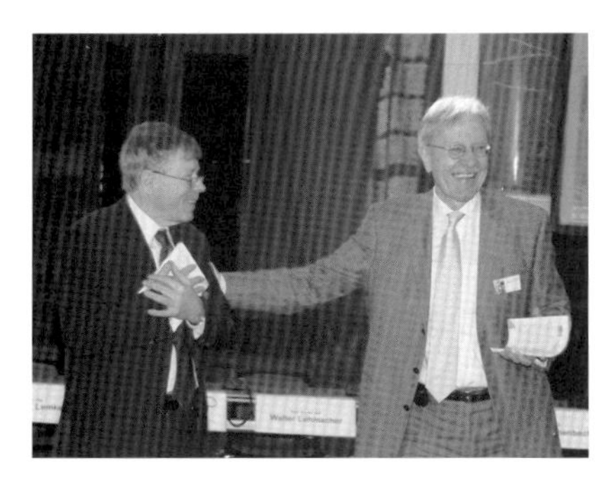

Dr. Niederlag und Prof. Hahn

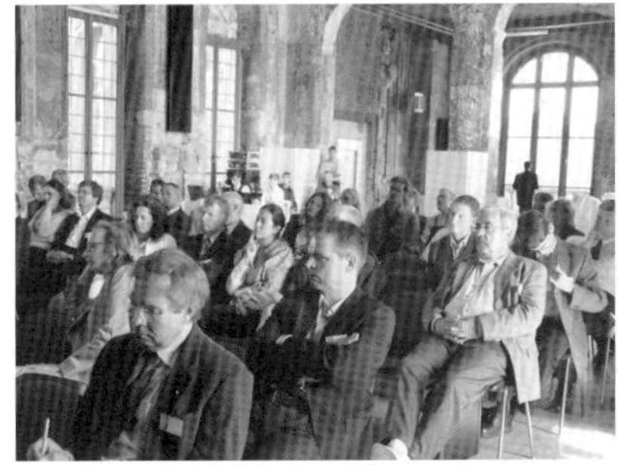

Blick in den Tagungsraum

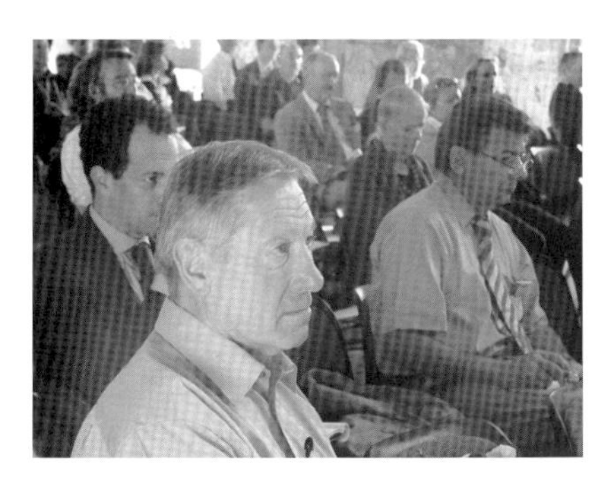

Blick in den Tagungsraum (Prof. Lemke im Vordergrund)

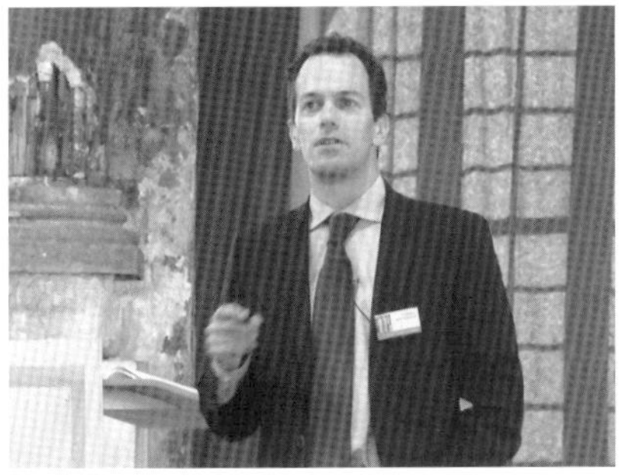

Vortrag: Dr. Achenbach

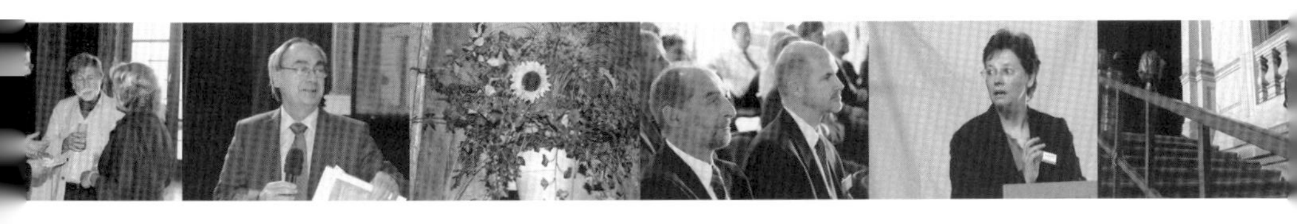

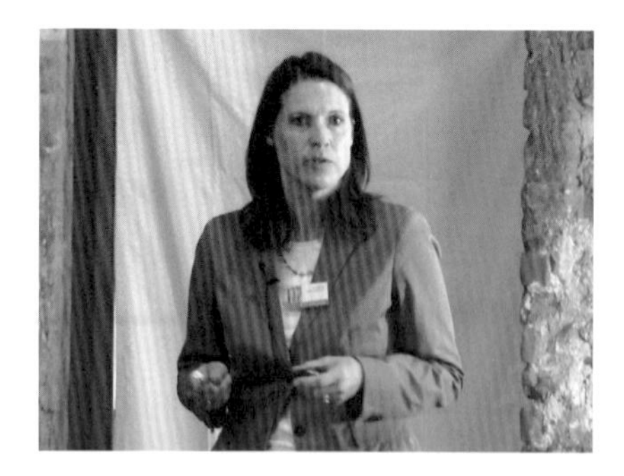

Vortrag: Dr. Hamer

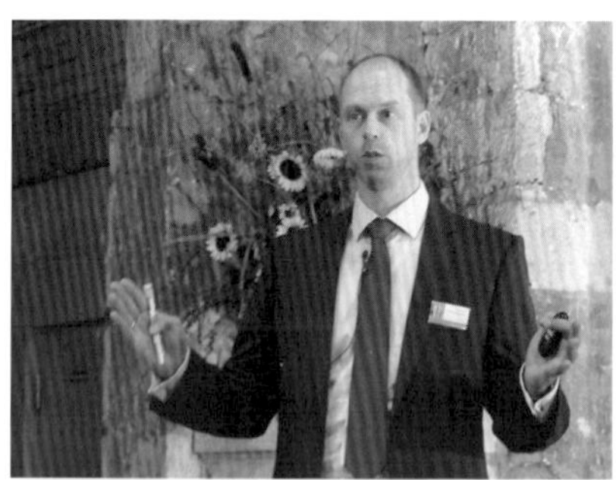

Vortrag: Dr. Oberländer

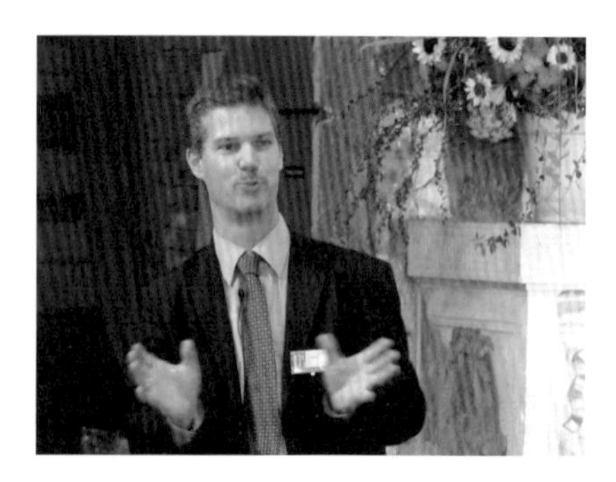

Vortrag: Prof. Sax

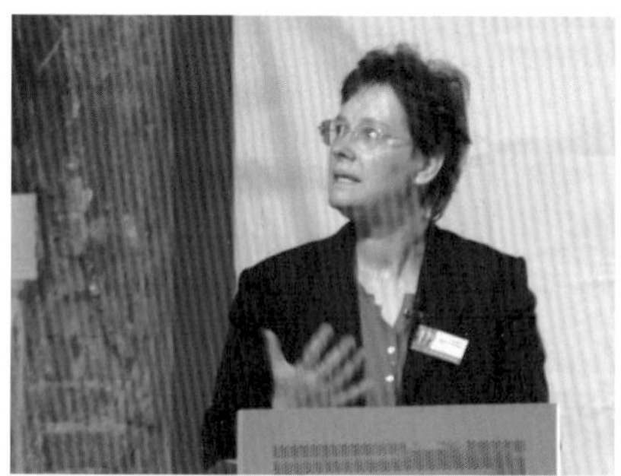

Vortrag: Dr. Hüsing

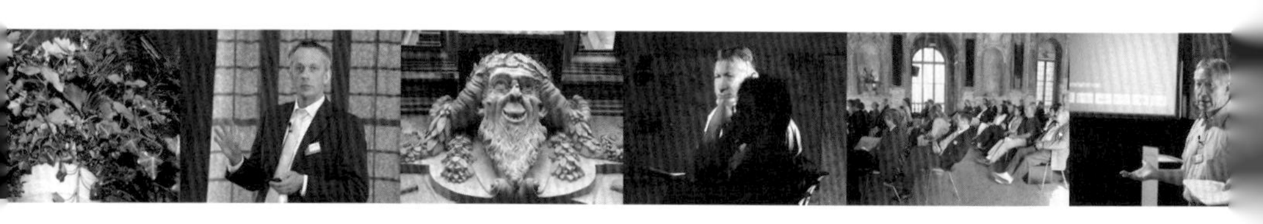

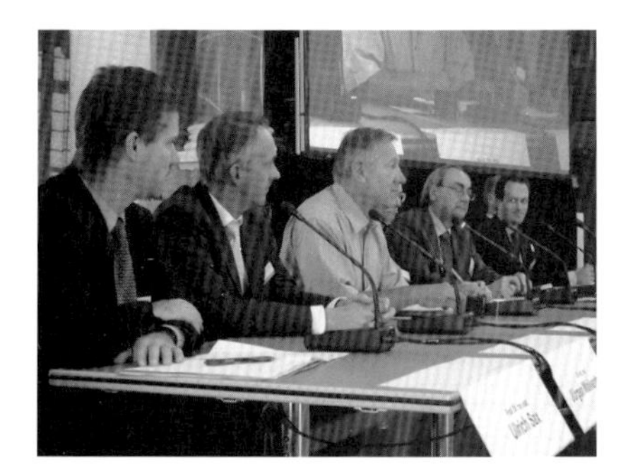

Podiumsdiskussion: Prof. Sax, Dr. Walkenhorst, Prof. Lemke, Prof. Lehmacher, Dr. Achenbach (v. l. n. r.)

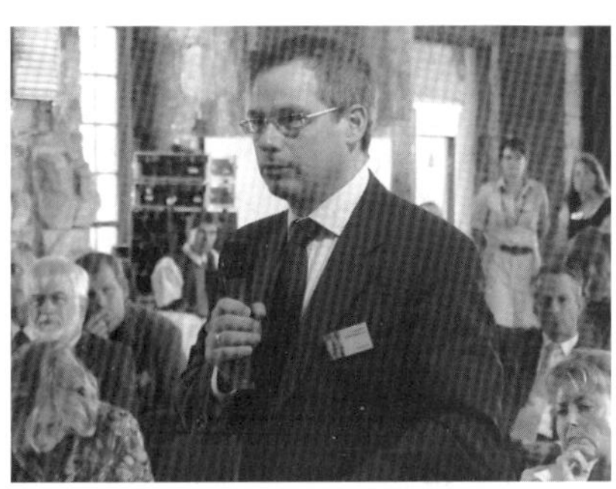

Podiumsdiskussion: Dr. Becks

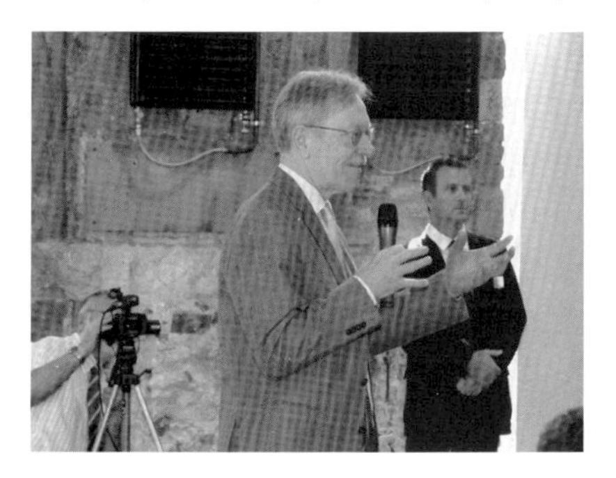

Podiumsdiskussion: Prof. Hahn

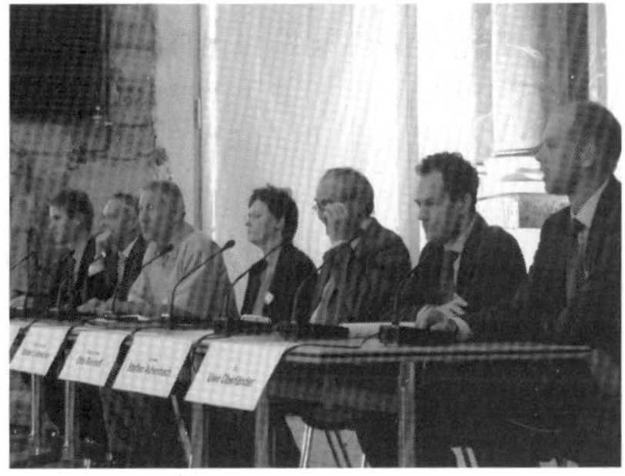

Podiumsdiskussion: Dr. Oberländer, Dr. Achenbach, Prof. Lehmacher, Dr. Hüsing, Prof. Lemke, Dr. Walkenhorst, Prof. Sax (v. r. n. l.)

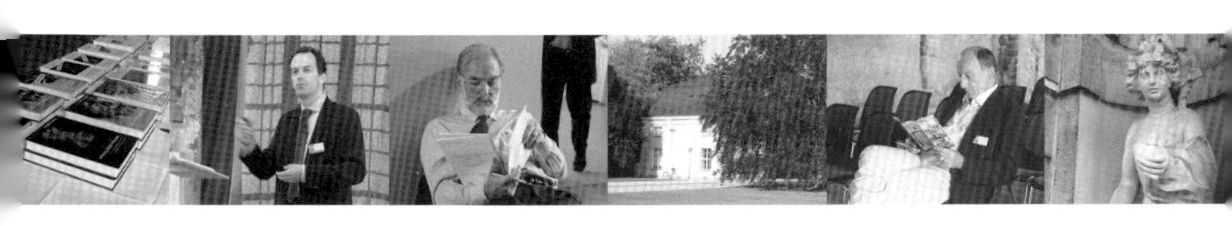

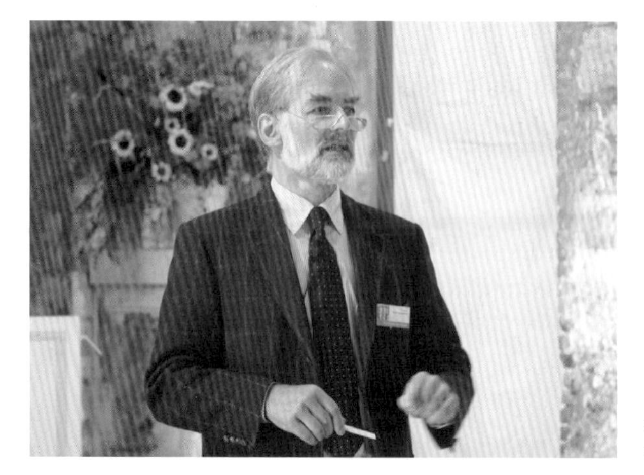

Vortrag:
Prof. Rienhoff

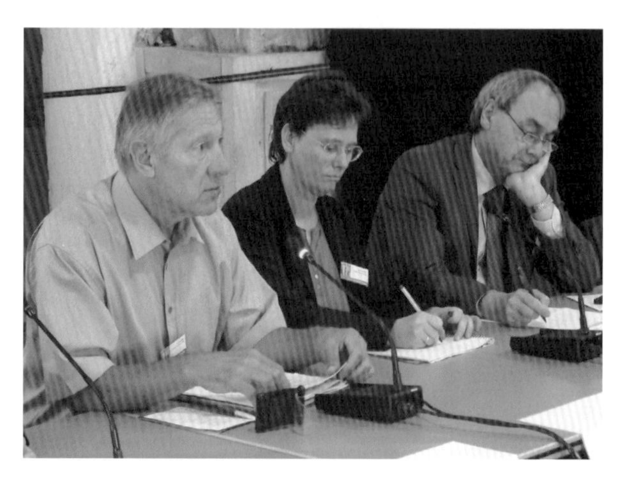

Podiumsdiskussion:
Prof. Lemke, Dr. Hüsing,
Prof. Lehmacher (v. l. n. r.)

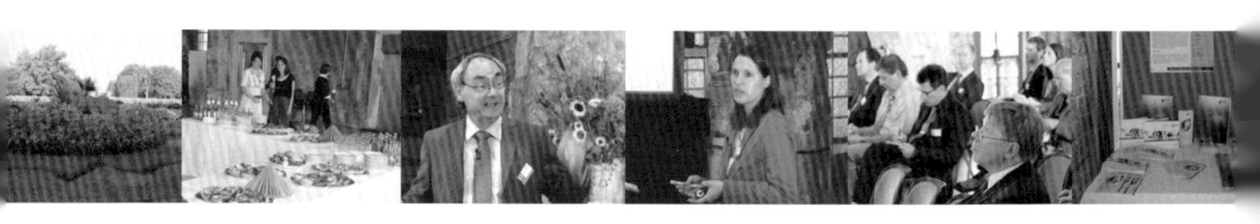

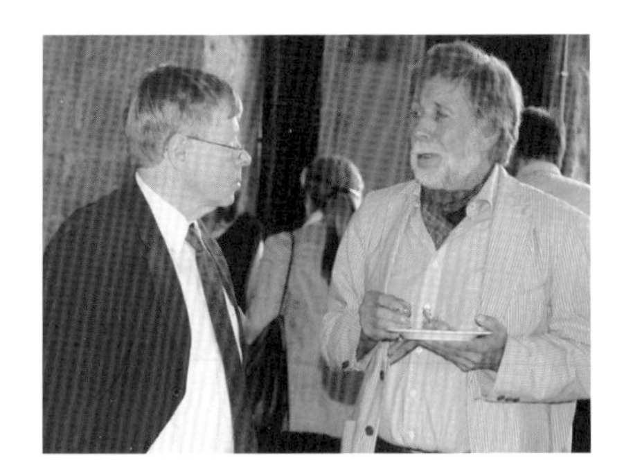

Im Gespräch: Dr. Niederlag und Prof. Dickhaus

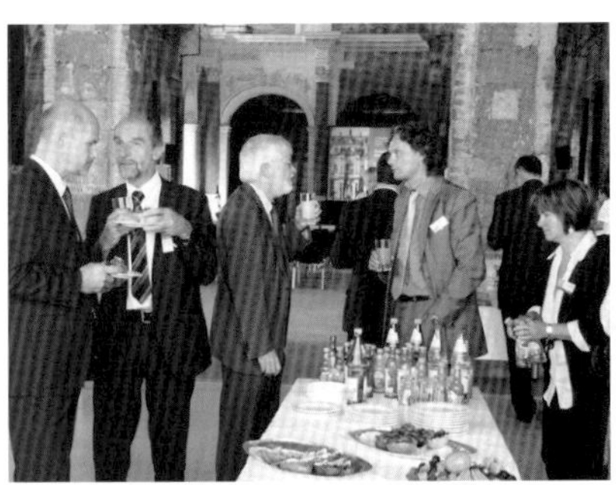

Pausenbuffet

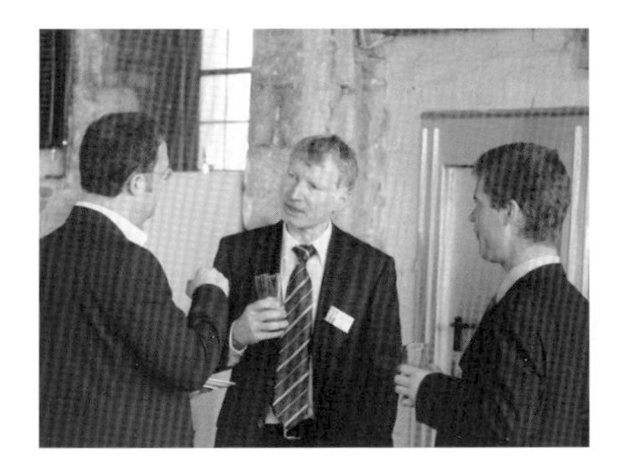

Gespräche in der Pause

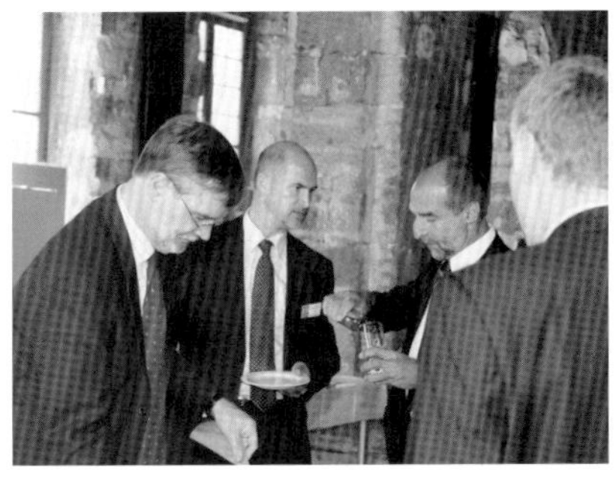

Gespräche in der Pause

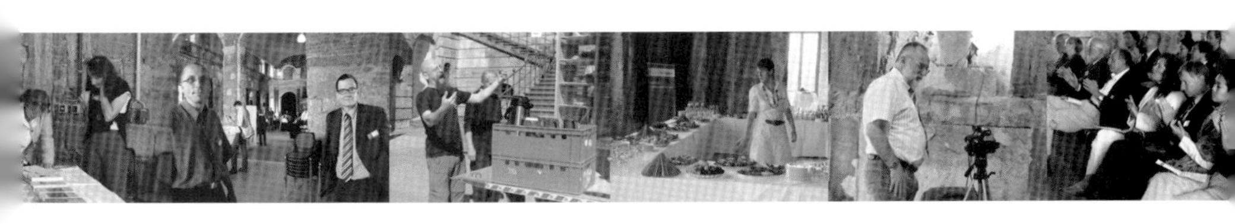

Danksagung

Wir bedanken uns bei folgenden Gesellschaften und Unternehmen, welche die Veranstaltung und die Buchpublikation maßgeblich unterstützt haben:

VDE Frankfurt am Main

DGBMT Frankfurt am Main

Krankenhaus Dresden-Friedrichstadt Dresden

IFCARS Küssaberg

DIU Dresden International University Dresden

GE Healthcare München

STAMM GmbH Riesa

Varian Medical Systems Darmstadt

Biotronik Vertriebs GmbH Berlin

Sicotron GmbH Berlin

TMS Gottfried Schmidt Chemnitz

pdv-systeme Sachsen GmbH Dresden

Strahlentherapiepraxis Prof. Schorcht Dresden

E-Health-Com Frankfurt am Main

In der Schriftenreihe Health Academy (HA) sind bisher folgende Publikationen erschienen:

HA 1/2001 **Verbesserung der radiologischen und kardiologischen Bildgebung durch digitale großflächige Flachbild-Detektoren**
Herausgeber: W. Niederlag (Dresden), H. U. Lemke (Berlin)
64 Seiten, Broschüre, Preis: 5 Euro

HA 2/2001 **Digital Imaging and Image Communication between Hospitals in the Free State of Saxony, Germany (SaxTeleMed Reference Model Program)**
Editors: W. Niederlag (Dresden), H. U. Lemke (Berlin)
64 Seiten, Broschüre, Preis: 5 Euro

HA 1/2002 **Telemonitoring & Tele Home Care – Methodische Grundlagen, technische Voraussetzungen, organisatorische Konzepte, praktische Erfahrungen, medizintechnische Produkte**
Herausgeber: W. Niederlag (Dresden), A. Bolz (Karlsruhe), H. U. Lemke (Berlin)
160 Seiten, Broschüre, Preis: 15 Euro

HA 2/2002 **Advances in Medical Imaging (I)**
Editors: W. Niederlag (Dresden), H. U. Lemke (Berlin)
90 Seiten, Broschüre, Preis: 10 Euro

HA 1/2003 **Telemedizin & Ökonomie – Ökonomische Effekte, Abrechnungsmodalitäten, Geschäftsmodelle**
Herausgeber: W. Niederlag (Dresden), H. Burchert (Bielefeld), H. U. Lemke (Berlin)
160 Seiten, Broschüre, Preis: 15 Euro

HA 2/2003 **Ethik und Informationstechnik am Beispiel der Telemedizin**
Herausgeber: W. Niederlag (Dresden), H. U. Lemke (Berlin), A. Bondolfi (Lausanne/Schweiz), O. Rienhoff (Göttingen)
240 Seiten, Hardcover, Preis: 20 Euro

HA 1/2004 **Telekardiologie – Methodische Grundlagen, technische Lösungen, praktische Erfahrungen, integrierte Versorgungskonzepte**
Herausgeber: W. Niederlag (Dresden), B. Lüderitz (Bonn), A. Hempel (Dresden), H. U. Lemke (Berlin)
400 Seiten, Hardcover, Preis: 25 Euro

HA 2/2004 **Smart Cards in telemedizinischen Netzwerken**
Herausgeber: W. Niederlag (Dresden), O. Rienhoff (Göttingen), H. U. Lemke (Berlin)
304 Seiten, Hardcover, Preis: 25 Euro

HA 1/2005 **Hochtechnologiemedizin im Spannungsfeld zwischen Ökonomie, Politik, Recht und Ethik**
Herausgeber: W. Niederlag (Dresden), H. U. Lemke (Berlin), L. A. Nefiodow (St. Augustin), D. H. W. Grönemeyer (Bochum)
240 Seiten, Hardcover, Preis: 20 Euro

HA 1/2006 **Molecular Imaging – Innovationen und Visionen in der medizinischen Bildgebung**
Herausgeber: W. Niederlag (Dresden), H. U. Lemke (Berlin), W. Semmler (Heidelberg), C. Bremer (Münster)
312 Seiten, Hardcover, Preis: 25 Euro

HA 2/2006 **Rechtliche Aspekte der Telemedizin**
Herausgeber: W. Niederlag (Dresden), C. Dierks (Berlin), O. Rienhoff (Göttingen), H. U. Lemke (Berlin)
328 Seiten, Hardcover, Preis: 25 Euro

HA 12 **Gesundheitswesen 2025 – Implikationen, Konzepte, Visionen**
Herausgeber: W. Niederlag (Dresden), H. U. Lemke (Berlin), E. Nagel (Augsburg, Bayreuth), O. Dössel (Karlsruhe)
2008, 376 Seiten, Hardcover, Preis: 25 Euro

HA 13 **Modellgestützte Therapie – Technische Möglichkeiten, potenzielle Anwendungen, gesellschaftliche Auswirkungen**
Herausgeber: W. Niederlag (Dresden), H. U. Lemke (Berlin), J. Meixensberger (Leipzig), M. Baumann (Dresden)
2008, 376 Seiten, Hardcover, Preis: 25 Euro

HA 14 **Personalisierte Medizin – Sind wir auf dem Weg zu einer individualisierten Gesundheitsversorgung?**
Herausgeber: W. Niederlag (Dresden), H. U. Lemke (Berlin), O. Golubnitschaja (Bonn), O. Rienhoff (Göttingen)
2010, 464 Seiten, Hardcover, Preis: 25 Euro

HA 15 **Personalisierte Medizin & Informationstechnologie – Innovative Konzepte, realisierte Anwendungen, gesellschaftliche Aspekte**
Herausgeber: W. Niederlag (Dresden), H. U. Lemke (Berlin, Los Angeles), O. Rienhoff (Göttingen)
2010, 336 Seiten, Hardcover, Preis: 25 Euro

Die Ausgaben sind über folgende Stellen zu beziehen:

Geschäftsstelle der DGBMT im VDE
Internet http://www.vde.com/dgbmt

Homepage der Buchreihe Health Academy
Internet http://www.health-academy.org

Die Preise verstehen sich inklusive Mehrwertsteuer zuzüglich Versandkosten.

Arbeitsgebiete

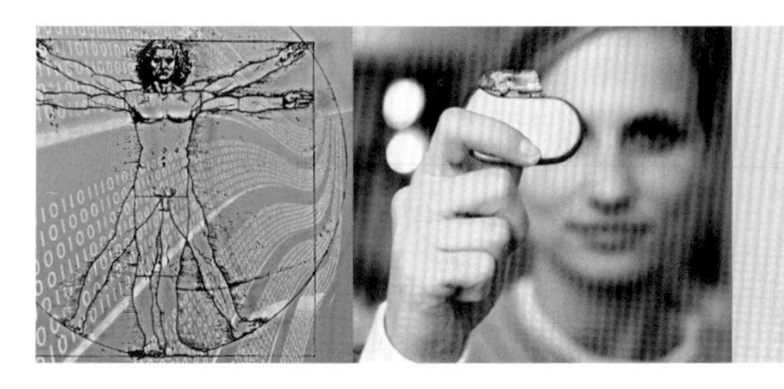

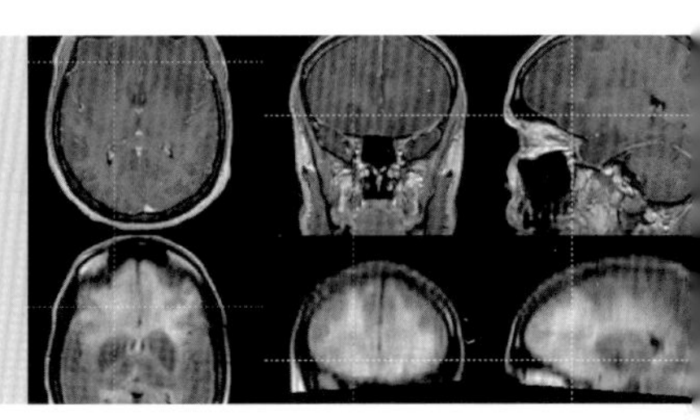

Die **DGBMT** befasst sich mit aktuellen Themen der Biomedizinischen Technik in vielfältiger Art und Weise. Dabei haben sich 20 Arbeitsgebiete herauskristallisiert, die gegenwärtig im engeren Fokus sowohl bei Forschern und Entwicklern als auch bei Anwendern stehen.

- Medizintechnik im Operationssaal
- Ergonomie und Gebrauchstauglichkeit
- Medizintechnik in der Intensivstation
- Robotik und Navigation
- Bildgeführte Intervention
- Minimal-invasive Medizintechnik
- Bildgebende Verfahren
- Bioengineering
- Aktive und passive Implantate
- Neuroprothetik
- Medizintechnik und IT
- E-health und Telemonitoring
- Medizintechnische Interoperabilität
- Modellgestützte Diagnose und Therapie
- Medizintechnik am Point-of-Care
- Medizintechnik für die Prävention
- Patientensicherheit
- Krankenhaus der Zukunft
- Personalisierte Medizin
- Schlüsseltechnologien

Die Arbeitsgebiete werden von der Arbeit der **DGBMT**-Mitglieder in den einzelnen Fachausschüssen, Arbeitsgruppen, Fokusthemen, Initiativen und Projekten getragen.

Die DGBMT ist nah am politischen Entscheider.

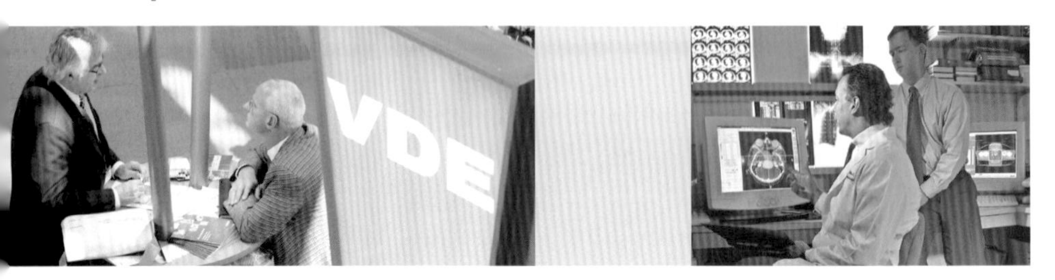

Bildungs-, Technologie- und Standortpolitik sind die Pfeiler des VDE.

Im Dialog mit Regierungen, Ministerien, Parlamenten und Parteien auf Bundes- und Länderebene vertritt der Verband die Interessen seiner Fachgesellschaften und ihrer Mitglieder. So bringt die **DGBMT** über die Plattform des VDE ihre Expertise mit Studien, Analysen und Empfehlungen in die Politik ein, etwa durch Studien und Projekte für das Bundesministerium für Bildung und Forschung (BMBF), Beispiele sind:

- „Studie zur Situation der Medizintechnik in Deutschland im internationalen Vergleich"
- Standardisierung im Projekt „OrthoMIT Minimal-invasive Orthopädische Therapie" im Rahmen der Leitinnovation „Schonendes Operieren mit innovativer Technik (SOMIT)"
- „Studie zur Identifizierung von Innovationshürden in der Medizintechnik"

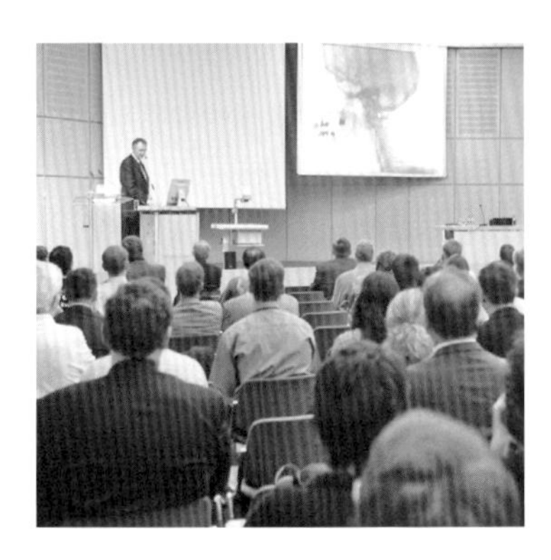

Ebenso berät die **DGBMT** das BMBF und seine Projektträger fachlich bei der Konzeption neuer Fördermaßnahmen.